陈宗宁云南省万人计划名医专项支撑材料

丽江市人民医院全科医学住院医师规范化培训辅助用书

丽江市人民医院胸痛中心建设参考用书

基层医疗可适宜技术培训手册
——胸痛中心建设

主　编：陈宗宁　　　杨志勤　　　和玉欣

副主编：和凌志　　　郭雪权　　　李君鑫　　　张先竹
　　　　徐　磊　　　和　旭　　　黄　飞　　　尹　浩
　　　　何永福　　　吴启凡　　　赵　渊　　　李琳娜
　　　　茶丽珠　　　高东莲　　　黄　鹏　　　陈联芬
　　　　陈　静　　　王晓芳

主　审：孙　林

U0299148

丽江市人民医院胸痛中心

丽江市人民医院科研教学部

丽江市古城区人民医院

大理州剑川县人民医院

丽江市华坪县人民医院

云南出版集团

云南科技出版社

·昆　明·

图书在版编目（ＣＩＰ）数据

基层医疗可适宜技术培训手册.胸痛中心建设／陈
宗宁,杨志勤,和玉欣主编.-- 昆明：云南科技出版社,
2021.10

ISBN 978-7-5587-3850-0

Ⅰ.①基… Ⅱ.①陈… ②杨… ③和… Ⅲ.①胸痛-
诊疗-技术培训-教材 Ⅳ.①R

中国版本图书馆 CIP 数据核字（2021）第 215004 号

基层医疗可适宜技术培训手册——胸痛中心建设

JICENG YILIAO KESHIYI JISHU PEIXUN SHOUCE——XIONGTONG ZHONGXIN JIANSHE

陈宗宁　杨志勤　和玉欣　主编

出 版 人：温　翔

责任编辑：唐　慧　　王首斌

封面设计：丽江印刷有限责任公司

责任校对：张舒园

责任印制：蒋丽芬

书　　号：ISBN 978-7-5587-3850-0

印　　刷：丽江印刷有限责任公司

开　　本：880mm×1230mm　　　1/16

印　　张：14.25

字　　数：343 千字

版　　次：2021 年 10 月第 1 版

印　　次：2021 年 10 月第 1 次印刷

定　　价：180.00 元

出版发行：云南出版集团　云南科技出版社

地　　址：昆明市环城西路 609 号

电　　话：0871-64192760

编委会成员名单

主　编：陈宗宁　　杨志勤　　和玉欣

副主编：和凌志　　郭雪权　　李君鑫　　张先竹　　徐　磊　　和　旭
　　　　黄　飞　　尹　浩　　何永福　　吴启凡　　赵　渊　　李琳娜
　　　　茶丽珠　　高东莲　　黄　鹏　　陈联芬　　陈　静　　王晓芳

编　委：赵普海　　赵春仙　　和盛花　　杨惠芳　　官俊峰　　阮凌英
　　　　和冬兰　　史丽香　　丁相钰　　赵春仙　　和建秀　　许文玉
　　　　杨丽花　　贺旭宏　　和盛花　　李晓菊　　和春珍　　黄　俊
　　　　张重琴　　和清华　　和丽云　　杨美英　　和春叶
　　　　葛　恒（上海交通大学附属仁济医院）
　　　　赵丽芳（上海复旦大学附属中山医院徐汇医院）
　　　　和晓燕（丽江市妇女儿童医院）
　　　　罗　艳（华坪县人民医院）
　　　　张俊华（剑川县人民医院）
　　　　杨　旭（剑川县人民医院）
　　　　张志烽（剑川县人民医院）
　　　　木文姬（丽江市古城区人民医院）
　　　　木　瑾（丽江市古城区人民医院）
　　　　和嘉鹏（丽江市古城区西安社区卫生服务中心）
　　　　陈萧羽（丽江市古城区西安社区卫生服务中心）

主　审：孙　林（昆明医科大学第二附属医院）

内　容　简　介

一、胸痛中心建设的紧迫性及瓶颈

根据《中国心血管健康与疾病报告 2019》显示[1]：中国心血管病患病率仍然处于持续上升阶段。推算心血管病现患人数 3.30 亿，其中脑卒中 1300 万，冠心病 1100 万，肺源性心脏病 500 万，心力衰竭 890 万，风湿性心脏病 250 万，先天性心脏病 200 万，下肢动脉疾病 4530 万，高血压 2.45 亿。2017 年，心血管病死亡率仍居首位，农村和城市心血管病分别占死因的 45.91% 和 43.56%。心血管病死亡占慢性病死亡原因首位，高于肿瘤及其他疾病，心血管疾病的防治是关乎国民健康和生活质量的重大问题。

农村心血管病死亡率从 2009 年起超过并持续高于城市水平。2017 年数据显示，不论心脏病（154.40/10 万 VS141.61/10 万）、脑血管病（157.48/10 万 VS126.58/10 万），死亡率均是农村高于城市。

全球心血管负担调查显示[2]：心血管死亡发生率最高的国家是中国，其次是印度、俄罗斯联邦、美国和印度尼西亚。2014 年 6 月 24 日 Lancet 在线发表了"冠心病医疗结果评价和临床转化研究（China PEACE）"的主要结果。研究发现，2001—2011 年十年间，我国 STEMI 住院患者的人数翻了两番；与此同时，冠脉造影等检查手段和氯吡格雷等新药的使用比率显著增加，但患者预后改善情况具体如何？普遍存在的诊疗不规范现象要如何改进？都应引起我们的高度重视。十年间 STEMI 患者的院内治疗结局未见明显改善，包括静脉溶栓和急诊 PCI 在内的再灌注治疗是挽救 STEMI 患者生命的关键手段，但十年间，接受再灌注治疗的患者比例没有明显提高。

未来十年心血管病患病人数仍将快速增长。由于急性冠脉综合征（ACS），尤其是急性心肌梗死发病率高、致死致残率高，早期识别和早期治疗可明显降低死亡率、改善远期预后，成为急性胸痛患者需要鉴别诊断的主要疾病。急性心肌梗死的救治，每延迟 1 小时，死亡率随之增加 10%，全国 95% 心梗患者错过黄金救治时间。正是由于急性心肌梗死有效救治的时间相关性，特别是区域内早期再灌注治疗对于急性心肌梗死就可以使死亡率从原来的 30% 降到 5% 以上，在区域网络救治的基础上，"胸痛中心"理念的推广和实际运行势在必行。近年来，农村人口向城市流动趋势明显，但留守人群老龄化明显，农村心血管病死亡率从 2009 年起超过并持续高于城市水平，尤其是 AMI 死亡率已大幅超过城市水平。除此以外，数据表明心梗患者发病后最早就诊的 70% 都在基层医院，并且很多城市患者发病后也会首先就诊于基层医院。因此，基层已成为急性心肌梗死救治的主战场。目前，很多基层医院可以基本掌握心梗救治的手段，但距离熟练应用诊疗流程（再灌注治疗和规范药物治疗）和建立规范的救治体系仍有一段距离，在基层开展胸痛中心建设，任重而道远。主要是因为基层医疗机构医疗资源较为匮乏，医生专业救治能力较差、救治理念更新较慢，对胸痛疾病的快速诊断和专业救治能力不足，导致基层在救治 ACS 尤其是急性心肌梗死上普遍存在延迟问题。首先是存在在院救治时间的延误，研究表明接受溶栓的患者 D2N 时间在 30min 内的只有 7%，而接受急诊介入治疗的患者 D2B 时间小于 90min 的比例仅在 22%，而患者发病至首次医疗接触的时间平均为 140min，以上均是严重影响血管开通时间的关键因素。其次转运时机的延误也是整体救治时间延误的原因之一，患者救诊于 1 级医院或乡村医生后转诊至 2 级医院需 5h，而转诊至 3 级医院则需要 8h,大大延长了患者获得最有效的救治时间。而为期十年的"China PEACE 研究"显示,尽管 2001 年至 2011 年十年间我国介入诊疗水平大幅度提高,急性心肌梗死患者接受急诊介入治疗的比例明显升高,但由于溶栓比例特别是基层溶栓比例的降低,导致我国急性心肌梗死患者死亡率并未出现降低,急性心肌梗死救治质量并未得到明显改善。由此可见,基层胸痛中心建设在整个心血管网络救治体系中至关重要,势在必行。

目前丽江市各医疗机构胸痛中心建设取得了一定的成绩,全市胸痛中心建设稳步推进,目前已经有丽江市人民医院胸痛中心通过标准版的认证、玉龙县人民医院、古城区人民医院及宁蒗县人民医院通过了胸痛中心基层版的认证。各医联体联盟单位逐步架设起一座绿色的桥梁桥,从预防、急救、诊疗、康复全流程进行规范整合,逐步增强院前、院内救治的衔接。下一步,将逐步打造"全域覆盖、全员参与、全程质控"区域协同救治体系的"丽江模式",最大程度地救治胸痛患者的生命,为丽江区域百姓的心血管健康提供坚强的后盾。下一步胸痛中心的建设,除了持续推进华坪县及永胜县医院胸痛中心的建设外,还将推动中医医院胸痛中心建设及胸痛中心县域救治单元建设,是丽江市医疗卫生系统的医疗体制改革的重要环节,打通百姓胸痛救治"最后一公里"的里程碑,也是全面落实紧密型医共体建设的重要时刻。

目前丽江市整个区域内胸痛病人的救治工作取得了不俗成效,患者的就诊时间、救治时间大大缩短,特别是急性心肌梗死病人开通闭塞血管的时间显著缩短。但是,一个客观情况是,这种有救治能力的医院多分布在主城区,对于偏远地区患者来说,心肌抢救时间仍然紧迫。所以,我们现在要推动胸痛中心建设向基层胸痛救治单元建设延伸及加强中医医院胸痛中心建设,这样,不仅能提升医疗救治网络和体系的运行和救治效率,增加救治的成功率,也可以借此向基层医疗机构加强宣教,增强病人的自我保护意识。

二、基层医院救治现状分析

我国医疗资源主要集中在地级以上城市,根据国家卫健委统计的中国医疗卫生费用城乡构成数据显示,大部分医疗消费在大城市。其中城市总医疗费用为 15508.6 亿元,人均为 2315.5 元;农村总医疗费用为 4471.8 亿元, 人均为 666.3 元。我国省级医院 AMI 死亡率为 2.50%, 市级为 4.10%,县级为 8.30%。基层医院的救治,在时间、转运以及手段三个方面可能存在延误。首先,STEMI 急诊救治现状的多中心研究发现,只有 7%接受溶栓的患者 D2N 时间<30 min;其次,中国急性冠脉综合征临床路径研究结果提示,转诊时间方面,转诊至二级医院需 5 h,转诊至三级医院需 8 h;China PEACE 研究提示我国存在诊断及治疗不规范、联诊及转诊制度不完善、基层医院诊治条件较差等问题。显而易见,我国基层医疗存在患者人口多、发病率高、高危因素多、防治手段少、治疗水平差、治疗更新慢、配备条件差、病患思想落后、延迟就诊、转诊延迟等发生率较高的问题,虽然基层胸痛中心建设面临诸多困难,但却大有可为。

三、编撰本手册的目的

聚焦基层医疗能力短板,创新适宜技术。

(一)党的十九大提出"健康中国"战略,对基层县域五大中心建设进行了细化的要求和定位

其中,基层胸痛救治能力是一个地区救治急危重症能力的缩影,是医改惠民政策落实的重要策略,是提升百姓就医获得感的具体行动。霍勇教授在 2019 年 6 月 21 日天津市胸痛中心建设 4.0 版讨论会上总结道,70%的急性心肌梗死患者死在院外,大部分病人到不了大医院,越是基层越有作为。要通过大医院推动基层医院胸痛中心建设,形成医联体,构建急性心肌梗死的体系。霍教授指出:要通过我们的工作,为政府提出更合理的方案,目前全国再灌注比例约为 30%,我们应以积

极提高基层医院再灌注比例作为工作重点,将溶栓与急诊PCI相结合,做好基层的救治工作。胸痛中心建设是个逐步发展的过程,二级医院和三级医院,都应被纳入胸痛中心建设体系中来。为此,霍教授提议在四个层从基层逐步推进胸痛中心建设:①是从急救到预防;②是从急病到慢病;③从大医院到基层医院;④是以疾病为中心到以健康为中心。

相信在政府的引导下、社会的推动中,我们能够快速实现这四个层面的转移,为更多胸痛患者谋福利。丽江市人民医院科研教学部及胸痛中心组织一批年轻的专业技术骨干,编撰《基层医学可适宜性技术培训手册——胸痛中心篇》一书,内容涉及心电图描记及快速判读、致死性胸痛的诊断鉴别诊断及现场急救要点、心肺复苏技术、电击除颤、床旁快速心肺功能检测、临时起搏器植入、深静脉穿刺及置管、肝素在ACS中的用法、抗血小板治疗在ACS中的用法、β受体阻滞剂在ACS中的用法、他汀类药物在ACS中的用法、心电监护的规范性使用、氧疗的规范性使用、PCI术后的长期治疗要点、主动脉夹层的诊断及现场处置要点、张力性气胸的诊断及现场处置要点、急性ST段抬高型心肌梗死的诊断及现场急救要点、急性非ST段抬高型心肌梗死的诊断及现场急救要点、肺栓塞的诊断及现场急救要点、常见恶性心律失常的识别及急救要点、急性左心衰的诊断及现场急救要点、急性ST段抬高型心肌梗塞的早期溶栓治疗、ACS的护理、急性ST段抬高型心肌梗塞的早期溶栓的护理、临时起搏器植入患者的护理及围手术期护理配合、急性左心衰的护理、深静脉穿刺及置管术围手术期护理、ST段抬高型心肌梗塞转运病人途中观察及护理要点、救护车溶栓的技术要点、救护车溶栓的途中观察及护理要点、ACS的早期院内健康教育、冠心病及其危险因素的社区健康教育要点、冠心病的中西医结合治疗等三十三个章节,约15万字。

(二)编撰风格突出四个特点

1.循证医学为主线,强调治疗的规范性,完善培训体系

循证医学是指认真、明确和明智地应用现有的最好证据,同时结合医生的个人专业技能和临床经验,考虑患者的愿望,对患者做出医疗决策。最佳的临床研究证据是指对临床研究的文献,应用临床流行病学的原则和方法以及有关质量评价的标准,经过认真分析与评价获得的新近、真实、可靠且有临床重要应用价值的研究成果(或证据),应用这些成果指导临床医疗实践,以取得更好的临床效果。基层医生们繁忙的临床工作与医学知识快速更新形成日益尖锐的矛盾,而大量的研究成果不能及时应用到临床治疗中,并且如何正确评价和选择质量良莠不一的大量文献。卫生经济学对合理价格/效益的依据提出更高要求。在市场经济冲击下,使一些医生盲从地使用没有经过科学验证的或无效的治疗措施。本书倡导的遵循科学的临床依据使用更安全、有效的疗法是无须辩驳医学发展的要求。其表现为:为制定治疗方案提供论据;澄清某些临床问题认识上困惑问题;循证医学可为错综复杂问题提供答案;遵循价格/效益比的药物经济学原则;指导医师、药师的规范临床医疗行为;为基层开展新技术提供科学依据。

2.以临床实践为主线,创新培训形式

突出临床实践能力的培训,每个章节框架包括技术概述、适应症、使用方法、护理及观察要点、注意事项、前景及进展、参考文献七个模块。将规范化理念融入到日常工作中,提高手册的实用性,全面提升胸痛中心常见临床风险的规范化诊治能力。急性胸痛,特别是急性心肌梗死等高危胸痛是危害我国患者健康,甚至导致死亡的主要疾病。胸痛中心,就是为急性心肌梗死、主动脉夹层、肺动脉栓塞等以急性胸痛为主要临床表现的急危重症患者提供的快速诊疗通道。通过临床实践中必须更新传统知识,了解和掌握新知识。提升基层医院诊疗技术水平,指导新技术的合理应用。加大心内科专科技能培训,提升各种心脏病的诊疗水平。以胸痛中心建设为抓手,快速实现急危重症患者救

治的网络化建设、规范化流程操作、集约化管理，使基层医院整体水平快速提升，积极配合国家大医改战略实施，领跑基层医院的加速发展。

目前胸痛中心下沉到基层，在缩短总缺血时间意义重大，提议将胸痛发作至在灌注时间作为胸痛中心质控的重要指标。比如，若基层转诊的患者，都能做到早期给肝素及"一包药"，那么，ACS的治疗效果将显著提升。

3.强调内容的简洁及通俗性

基层临床医生任务繁重，除承担临床工作之外，还要承担大量的预防接种、流行病学调查、健康档案管理等大量公共卫生工作。此外，相当一部分基层医疗机构地处偏远山区，交通及信息闭塞，导致长期处于相对的信息孤岛。本手册通过简明扼要的编撰手法、配合通俗易懂的文字编排特色，可以让基层医生快速掌握胸痛中心核心技术及内容。

4.拓展基层医生知识的广度及深度

本手册对相应的技术及内容增加了技术概括及前景与进展进行了描绘，有利于基层医务工作者潜移默化、掌握相应技术的来龙去脉及前世今，有利于加深印象。提升医生专业救治能力、加快救治理念更新速度，提升对胸痛疾病的快速诊断和专业救治能力。

5.提倡传统医学在冠心病及相关疾病中的应用

传统医学是指在现代医学之前，已经独立发展起来的多种医疗知识体系。它有别于现代医学的主流体系部分。世界卫生组织对此的定义是：利用基于植物、动物、矿物的药物、精神疗法、肢体疗法，和实践中的一种或者多种方法来进行治疗、诊断和防止疾病或者维持健康的医学。2019年5月25日，瑞士日内瓦第72届世界卫生大会审议通过了《国际疾病分类第11次修订本》，首次将起源于中医药的传统医学纳入其中。这是中国政府和中医专家历经10余年持续努力取得的宝贵成果。中医药的优势在于疗效好、副作用小、费用低廉，其在治疗常见病、多发病、慢性病以及部分疑难病症方面有着独特的疗效，在广大的基层及广大的人民群众中有较高的地位。传统中医药对冠心病心绞痛的实验及临床研究较为全面，其中运用最多的补气活血法补、通兼施，一方面可通过补气增加血液运行的动力，改善气虚无力行血的血液淤滞状态，且可改善机体氧化水平，即通过增加体内超氧化物歧化酶水平，减少氧化自由基含量，防止内皮损伤导致的动脉粥样硬化的发生；另一方面通过活血作用减少血液聚集凝结性，即改善血小板之间的粘附性、红细胞之间的聚集性，从而起到血栓形成的作用。补气活血法亦能通过抑制斑块内血管新生、促进新生血管成熟起到稳定易损斑块的作用。中医药在治疗冠心病心绞痛中具有全方位、多靶点的作用，值得继续深入研究，进而为冠心病提供更为有效的治疗方案。

最后，感谢昆明医科大学第二附属医院心内科主任，博士研究生导师孙林教授及昆明医科大学第二附属医院心血管外科杨百晖主任对编撰本书的精心指导。

目 录

高屋建瓴 返璞归真

——对中国基层胸痛中心建设的认识

丽江市人民医院 陈宗宁 和玉欣 邓永莲

1 概 述

随着社会经济的发展、人口老龄化及城镇化进程的加速,中国心血管病危险因素流行趋势呈现明显上升态势,未来 10 年心血管病患病人数仍将快速增长。目前,我国心血管疾病患者近 3.3 亿[1],心血管病死亡占慢性病死亡原因首位,心血管疾病的防治是关乎国民健康和生活质量的重大问题。根据 2021 年发布的《中国心血管健康与疾病报告 2020》显示[1]:我国心血管病负担仍然沉重(如图 1 所示),我国心血管病死亡占我国城乡居民总死亡原因的首位,农村为 46.66%,城市为 43.81%。

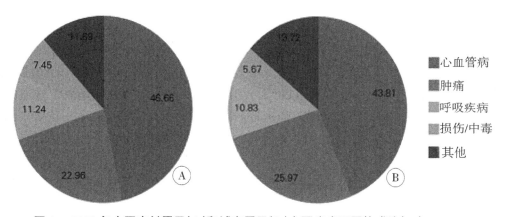

图 1 2018 年中国农村居民(A)和城市居民(B)主要疾病死因构成比(%)

中国心血管病患病率处于持续上升阶段。推算心血管病现患人数 3.3 亿,其中脑卒中 1300 万,冠心病 1139 万,肺源性心脏病 500 万,心力衰竭 890 万,心房颤动 487 万,风湿性心脏病 250 万,先天性心脏病 200 万,下肢动脉疾病 4530 万,高血压 2.45 亿。如图 2:1990—2018 年中国城乡居民心血管病死亡率变化所示,农村心血管病死亡率从 2009 年起超过并持续高于城市水平。

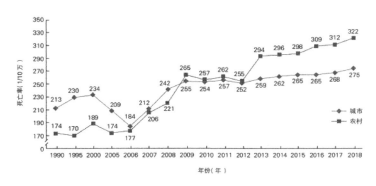

图 2 1990—2018 年中国城乡居民心血管病死亡率变化

报告指出,由于不健康饮食、身体活动不足、吸烟等生活方式危险因素的广泛流行,我国患有高血压、血脂异常、糖尿病和肥胖的绝对人数还在不断攀升,这将进一步推高我国心血管病的发病率和死亡率。

在所有的心血管疾病中,急性心肌梗死是所有急性胸痛中最急、也最强调时间观念的主要疾病之一,急性心肌梗死的救治,每延迟1h,死亡率随之增加10%。

2 基层胸痛中心建设的紧迫性

中国胸痛中心建设主要目的是为急性胸痛患者建立起根据危险分层实施救治的快速而规范的诊疗通道,目前主要考核指标是急性ST段抬高的心肌梗死(STEMI)病人救治时间的缩短,目的是缩短STEMI患者从发病至血管开通的总缺血时间。具有24h全天候开放的PCI能力医院胸痛中心的建设确实大大缩短了急性ST段抬高的心肌梗死病人的D2B(入门至球囊开通)时间,但是胸痛中心认证云平台数据显示,STEMI患者近3/4比例就诊于基层医院,首诊于基层医院的STEMI患者在基层医院存在严重延误。24h全天候开放的PCI能力医院胸痛中心的建设使得D2B时间的明显缩短,但D2B时间在总缺血时间中仅仅占很小的比例,D2B时间缩短并没有明显改善总体STEMI患者总缺血时间,因此基层医院在中国STEMI患者的救治中担任重要作用。中国胸痛中心认证工作委员会制定并于2015年11月13日正式发布了基层胸痛中心认证标准,旨在通过在基层医院建立胸痛中心并具有急诊PCI能力的胸痛中心实现对接,以提高对STEMI患者的整体救治能力,完善区域系统救治体系的全面建设。

基层医院胸痛中心建设存在以下特点:①急性胸痛患者就诊于基层医院较快,通常在发病3h以内。加强基层胸痛中心的建设,急诊PCI、溶栓、转运PCI三种再灌注策略的灵活实施,使得STEMI患者的早期规范化救治成为可能,可以大大缩短STEMI患者从发病到血管开通的总缺血时间。②国家分级诊疗的实施,使得基层医院与当地居民的联系更为密切,医疗关系相对固定,患者教育及随访比三甲医院更为方便。因此基层胸痛中心建设在早期规范化急救完成后,要积极与上级网络医院完成对接,加强人员培训,完善双向转诊,从而更好地担负急性胸痛患者诊疗和随访的任务。③我国重介入、轻康复的观念已经在逐步改善,基层胸痛中心建设已经将原来内科所担负的急性胸痛的救治任务前移到急诊科,而且基层医院接诊急性心肌梗死等急性高危胸痛患者相对例数并不多,因此基层医院内科医生可以更多着眼于患者教育及社区培训,做好心血管疾病的预防及康复工作,作为基层胸痛中心建设的延伸。因此,中国心血管疾病的防治工作,基层医院任重道远,以基层胸痛中心的建设为抓手,同时做好心血管病的预防及康复,意义深远。

3 中国胸痛中心建设的短板,基层的现状

胸痛中心建设通过优化流程,规范诊疗,极大地提升了胸痛患者的救治效率。根据中国胸痛中心质控数据显示,首份心电图到确诊平均时间为2min,标准版胸痛中心PPCI患者D-to-W的平均时长降至71min(标准为75min),全国的达标率为81%。同时基层胸痛中心PPCI患者的D-to-W时间平均时长也降至71min(标准为75min),全国的达标率为80%。基层胸痛中心首诊STEMI患者再灌注治疗达标比例为81%,标准版胸痛中心首诊STEMI患者再灌注治疗达标比例为77%(标准为75%)。此外,在急救车转运率、直接PCI率、用药率,以及住院期间的死亡率等方面均有明显成效。虽然取得了阶段性的成果,但胸痛中心仍有亟需改善的地方,其中DIDO(door indoor out)的指标全国平均值为92min,远高于标准线30min,全国达标率更是仅有20%。S-to-FMC(STEMI患者发病到首次医疗接触)时间,国内参考标准为180min,基层胸痛中心S-to-FMC时间仍保持在350min左右,并且仍然存在上升趋势。不具备PPCI和溶栓能力的首诊基层医疗机构转诊效率较

低,S-to-FMC 太长、呼叫"120"比例太低、公众教育不充分、大众对疾病的知晓率低、自我管理意识及能力欠缺仍然是现阶段胸痛中心建设中的大问题。胸痛中心的建设目标是要建立"在最短的时间内将急性胸痛患者送至具有救治能力的医院接受最佳治疗"的机制,针对基层医疗机构〔乡(镇)卫生院、社区医疗服务中心等〕,建立规范化的胸痛救治单元,对于胸痛患者的及时明确诊断,减少发病后早期的救治延误,降低死亡率并提高心肌梗死救治率,具有重要意义。胸痛救治单元是胸痛中心区域协同救治体系的组成部分,是胸痛救治网络的基础环节,引导基层医疗机构进行规范化胸痛救治单元建设,是打通胸痛救治的"最后一公里"的关键环节。

基层急性胸痛救治能力较低主要体现在:基层救治再灌注比例低,救治手段欠规范,救治时间延误以及转运时间延误。在区域网络救治的基础上,在全国范围内基层医院中推广和实际运行胸痛中心势在必行。尽管近年来,农村人口向城市流动趋势明显,但留守人群老龄化明显,农村心血管病死亡率从 2009 年起超过并持续高于城市水平,尤其是急性心肌梗死 AMI 死亡率已大幅超过城市水平。除此以外,数据表明心肌梗死患者发病后最早就诊的 70%都在基层医院,并且很多城市患者发病后也会首先就诊于基层医院。因此,基层已成为急性心肌梗死救治的主战场。目前,很多基层医院可以基本掌握心肌梗死救治的手段,但距离熟练应用诊疗流程(再灌注治疗和规范药物治疗)和建立规范的救治体系仍有一段距离,在基层开展胸痛中心建设,任重而道远。基层人口众多,患者基数大,高危因素多,而且往往不能得到有效控制,增加了发病率,另外患者就医意识差,人为的延误了发病到就诊时间。并且基层医疗机构医疗资源较为匮乏,医生专业救治能力较差、救治理念更新较慢,导致基层在救治急性冠状动脉综合证 ACS 尤其是急性心肌梗死上普遍存在延迟问题,这既包括院内救治的延误,也包括患者确诊后向上级医院转诊的延误。而发病至就诊时间、院内救治时间、转运时间均是严重影响血管开通时间的关键因素。除此以外,近 10 年我国介入诊疗技术尤其是急诊介入技术迅猛发展,但基层医院救治的法宝溶栓却逐渐被忽视,这也导致了虽然我国急诊介入比例上升,但再灌注率并未上升,我国急性心肌梗死患者死亡率也并未降低,急性心肌梗死救治质量并未得到明显改善。由此可见,基层的心肌梗死救治面临的问题依然十分严峻,基层胸痛中心建设在整个心血管网络救治体系中至关重要。

4 提升基层急性胸痛救治能力的对策

胸痛中心通过多学科合作,根据指南制定相应流程,对胸痛患者进行有效的分层次治疗,并最终实现对 ACS 患者进行早期诊断和早期治疗。基于基层在急性心肌梗死救治网络体系中的重要地位,尽早实现基层胸痛中心的规范化建设,对我国心血管疾病救治拐点的早日到来至关重要,这就要求社会、政府、上级医院、公益捐助等方面都加强对基层胸痛中心建设的帮扶。主要包括:

4.1 技术帮扶

重点突破识别、诊断、现场救治、安全转运几个环节。对基层医疗团队进行规范专业的培训,更新对急性胸痛患者尤其是急性心肌梗死患者的救治理念和诊疗知识,使得基层医疗机构对高危胸痛疾病的救治能力有所提高;以基层胸痛中心建设为契机,积极响应国家"互联网+"政策,建立远程会诊模式,整合共享医疗资源,通过上级胸痛中心专家的远程会诊及治疗指导,提高基层医院医师的诊疗能力,使得患者在第一时间可以得到更专业的救治;按胸痛中心建设的要求,通过国家相关补助政策或企业支持,以满足转运经皮冠状动脉介入治疗 PCI 途中急救车上除颤仪、心电监护等设备的需求,提高院前急救人员的高危胸痛的早期识别和专科救治能力。转运机制顺畅:就基层胸痛中心而言,转运是一件很重要的工作,胸痛中心建设目标,就是要建立"在最短的时间内将急性胸痛患者送到有救治能力的医院接受最佳治疗"的机制。在合理监控的前提下,大力提倡"三绕行",为了做好这项工作,各基层医院应该制定了"胸痛中心转运方案",明确了转运流程及注意事项。使得患者能够及时、安全地转运至有PPCI(脉介入术)能力的医院急诊开通血管。

4.2 建设帮扶

区域内示认证中心及示范中心可以定期召开各种形式的培训会、视频会、电话会,在材料准备、提高谈话技巧、增强数据管理等方面对建设单位进行帮扶,并可以通过现场观摩、到点帮扶等形式帮助建设单位感受胸痛中心具体运行情况。

4.3 认证帮扶

认证中心可以直接帮助建设单位进行前期网传认证材料的准备,并就明察暗访具体内容进行相关指导;定期进行到点培训,协助制定符合基层胸痛中心认证标准且符合医院实际情况的救治流程;"1+1"帮扶建立数据库,完善各项管理制度,并最终通过制度能实现胸痛中心救治质量的持续改进。

4.4 以基层版胸痛中心建设为抓手,提升自身管理水平

胸痛中心的管理理念直接和国际接轨,其建设理念有循证医学依据,在实践上也具备可行性,中国的胸痛中心建设,也借鉴了国际上胸痛中心建设的宝贵经验。胸痛中心有明确的质控节点,如首次医疗接触后10 min内完成12/18导联心电图检查,并在完成心电图后10min内解读心电图;床旁快速检测肌钙蛋白20 min内获得结果;临床初步高度怀疑主动脉夹层或急性肺栓塞的患者,评估30 min内进行增强CT检查等;其对胸痛诊治时间轴的管理有明确的要求,并对诊断明确需做PCI的患者要求绕行急诊等。要求有简便易行的流程图,并要根据各医疗机构的实际情况进行符合实际的修改,要求做到时钟统一等。这种管理理念科学、新颖并具备很强的可操作性,不仅可以用在胸痛中心的管理上,也可以用在危重孕产妇的管理上,对提高整个医院的管理水平也大有裨益。同时需在基层胸痛中心建设需要院级层面推动。

4.5 大力推广胸痛救治单元建设

胸痛救治单元是胸痛中心区域协同救治体系的组成部分,是胸痛救治网络的基础环节,引导基层医疗机构进行规范化胸痛救治单元建设,是打通胸痛救治的"最后一公里"的关键环节。在中国胸痛中心联盟执行主席霍勇教授号召下,中国胸痛中心执行委员会主任委员向定成教授,以及各省级、地市级胸痛中心联盟在2020年4月8日举行了"中国胸痛中心联盟2020年全国工作推进会——胸痛救治单元专场"网络会议。会议通过了《胸痛救治单元建设方案》(详见附件一)。《胸痛救治单元建设方案》有助于进一步提升基层医疗单位急性胸痛的诊疗能力。胸痛救治单元建设,将深入基层,有助于加强公众宣传教育、减少患者自身延误并提高呼叫"120"的比例,同时胸痛救治单元作为胸痛区域协同救治体系重要组成部分,也是落实分级诊疗的重要步骤。一级医院虽然不具备成立"胸痛中心"的条件,但规范胸痛早期救治流程,同样能使急性冠脉综合征等高危胸痛患者确诊时间提前,将胸痛救治体系进一步延伸下沉,布局到乡(镇)卫生院、社区医疗服务中心,用锋利的矛尖刺穿时间与空间的壁垒,为与死神战斗的医生提供强而有力的武器[2]。

广东省已经全面启动胸痛救治单元建设,广东省卫生健康委于2020年9月28日下午召开广东省胸痛救治单元建设专题视频培训会议。广东省卫生健康委医政医管处副处长陈永嘉、广东省人民医院陈纪言教授、解放军南部战区总医院向定成教授、深圳市中医院刘强教授、深圳市人民医院庞新利教授出席了此次会议,各地级卫健局(委)及全省各级医院领导、医务科长、心内科、急诊科等相关科室负责人和胸痛救治单元建设单元相关人员参加了会议。

会议由广东省胸痛中心联盟主席向定成教授主持,陈永嘉副处长解读《广东省卫生健康委办

公室关于进一步推进胸痛中心建设工作的通知》,该通知为广东省未来胸痛中心建设与发展制订了三项主要工作内容:一是继续推动广东省胸痛中心创建工作。各级卫生健康行政部门要进一步提高认识,切实承担起胸痛中心建设的组织、指导、协调等相关职能,严格落实国家卫生健康委发布的《胸痛中心建设与管理指导原则》要求,胸痛中心发展相对滞后的地级市要加强组织领导,对辖区内胸痛中心创建活动的开展情况进行指导和督察,并协调各级院前急救指挥体系形成合力。所有"高水平医院"和"急救能力提升项目"所支持的地市级医院,必须加快胸痛中心建设步伐,并在2021年6月前通过省级验收。二是积极探索基层胸痛中心建设和胸痛救治单元建设。要求各地市卫生健康行政部门要组织各县(市、区)结合本地实际情况,制定胸痛中心发展计划,积极推进本地基层版胸痛中心创建和胸痛救治单元建设,要充分利用医联体的优势,按照标准要求,各司其职,分工协作,使胸痛患者救治更具体系性、更快速高效。三是进一步加强胸痛中心常态化质控工作。常态化质控工作将纳入全省医疗质量考核体系之中,各地市卫生健康行政部门,特别是目前还没有成立胸痛质控体系的地市,要尽快抓紧出台相关制度,将胸痛中心质控工作列入常规医疗质量管理内容。基层胸痛中心建设以及胸痛救治单元建设需要整合院内、院外的资源,远非急诊科或心血管科所能建成的,虽然具体的工作可能放在急诊科或心血管科,但胸痛中心本身需要各科的参与,也需要院外资源的参与,光是一个科室的力量推不动,必须由院级层面来推动。所以很多胸痛中心委员会的主任由院长或业务院长来担任,就是因为只是院级领导才有能力整合、调动各种资源,从而推进各项工作。其中一个强有力的职能科室也是落实领导意图,把这项工作落地的重要保证。基层胸痛中心建设不是埋起头来搞建设就能够做好的,需要做好两方面的工作。一方面,就内部而言,某院基层胸痛中心虽是放在急诊科,但仅凭急诊科一己之力是做不好的,它需要心血管科、呼吸科、外科、放射科、功能科、检验科等科室的积极参与,这样才能形成内部"合力";另一方面,就外部而言,需要社区医院、上转PCI医院和"120"急救中心的积极参与。同时,还需要社区老百姓的积极参与,这样才能从源头上降低再灌注时间,从而形成外部"合力"。

基层胸痛中心建设不仅需要认证单位的自身努力,也需要中国心血管健康联盟提供的各种平台,在认证中心、示范中心、省级胸痛联盟及专业团体进行内容帮扶,更需要政府的支持以及各种形式的公益捐助。基于我国实际医疗环境,大多数急性胸痛发生后首先就诊于基层,而大多数基层医院不具备急诊PCI能力,但基层医院往往是在救治黄金时间首先接诊胸痛患者的医疗机构。因此建立规范化基层胸痛中心,使其能够确实拥有救治急性胸痛的能力,能够依据指南,在第一时间为ACS患者进行规范的危险分层,以及进一步的分层诊疗。能够使得大部分高危的急性心肌梗死早期接受再灌注治疗和安全的转运,也可以规范处理中低危胸痛患者,避免过度医疗和医疗资源的浪费,优化医疗资源的分配。

综上所述,基层是急性胸痛救治的主战场,因此在积极开展基层胸痛中心建设的基础上,优化整合医疗资源,完善区域网络救治体系,对于我国心血管救治拐点的早日到来,尤其是以急性心肌梗死为代表的急症救治工作至关重要。依托胸痛中心完善区域内救治网络,可以使患者最终受益,真正落实医改,实现三级诊疗。目前,基层胸痛中心建设已在全国范围内以燎原之势全面展开,基层救治的现状也必将改善。

4.6 推广基层心脑血管救治站

为大力推进基层医疗卫生机构心脑血管疾病的救治能力,加强重点疾病管理,全面提升基层医疗卫生机构的慢性病管理能力,提高人均期望寿命,努力提供全方位、全周期的健康保障,推进健康云南建设。《云南省卫生计生委办公室关于印发〈基层医疗卫生机构慢病管理中心、心脑血管救治站配置标准(试行)》的通知《云南省基层心脑血管救治站验收标准(试行)》结合当前实施的城乡居民基本医疗保险总额打包付费改革。以创建三级医院为抓手,按要求扎实开展建立标准化慢病管理中心及心脑血管救治站工作,积极推动慢病管理中心及心脑血管救治站的建设,大力推进基层医疗卫生机构的心脑血管疾病救治能力。以区域协同救治体系为基本理念,建立的急性心脑血管疾病的快速急救体系,重点关注:急性胸痛、致死性心律失常、急性心衰、高血压急症、急性卒中五种疾病。使心脑血管病患者一旦发生首次医疗接触即可进入快速诊疗通道,得到指南所要求的规范、及时治疗。建设目的主要体现在识别、紧急救治、转诊急危的心脑血管疾病患者,通过应急处理为患者赢得抢救时间,提高心脑血管疾病的救治成功率。降低死亡率、致残率和医疗费用。此类疾病的共同特点是:及时发现,恰当处理后能获得良好预后。具体要求:心脑血管救治站的配套功能区域设置及标识(交通要道、入口、门诊楼,各部门均有心脑血管救治站标识),规范的心脑血管救治站的功能分区,包括分诊台、抢救室、轮椅担架车,配备心电图机,抢救设备和药品。建立心脑血管救治站规章、制度和流程等,要求开展典型病例分析会、质量控制会。严格要求关键时间节点质控:胸痛病人10min内完成心电图-床旁心电图、胸痛病人20min内心肌酶出结果-床旁心肺五项检测、D2N、D2B、FMC2B、Door-in-Door-out等。强调救治全程时间管理。持续深化培训与教育。建立卫生院的质控管理团队,严格管理相关病历,核心指标:定期召开质控会和典型病例分析会(以病例为导向)、定期考核相关知识和技能、上级医院定期参与联合例会、通过网络上报病历。绿色通道通畅,分诊能力、相关部门的应急和辅助能力、五类疾病的单病种绿色通道、科室部门间的协同机制。一般要求配置除颤仪、监护仪、心电图机、便推式除便颤仪(救护车上使用)、携式转运呼吸机、气管插管箱、多功能抢救床、微量注射泵、抢救车、便携式心脏彩色多普勒超声。

4.7 更新胸痛理念,提升胸痛诊疗水平

基层胸痛中心建设要求医护人员要更新胸痛理念,不断提高胸痛诊疗水平。现在,"胸痛中心"的指导精神进一步外延,已不限于胸痛的急诊急救环节。美国胸痛中心协会已经将其名称从Chest Pain Center(胸痛中心)更改为Cardiovascular Patients Care即心血管患者全程管理[3]。

医护人员应对心血管患者从诊断、治疗、转运、转归、随访的每一个环节进行规范处置及指导,为患者争取可能的最好的结果,以提高心血管患者救治的及时率和抢救的成功率。

5 中国胸痛中心建设的未来
5.1 胸痛中心发展进入了一个新的阶段

未来将积极推广"三全模式"。"三全模式"是指从单个胸痛中心到区域协同的"全域覆盖",社会、公众、院外和医院共同整合的"全员参与",以及预防、急救、治疗和康复相结合的"全程管理"。"三全模式"是胸痛中心体系建设从急救到预防,从疾病到慢病延伸的关键。实现胸痛中心"三全模式"不仅要强调发展胸痛中心的数量,更要秉承持续改进理念,严抓质控,不断提升救治效率和救治质量,要以胸痛中心建设为样板和借鉴,实现胸痛中心内涵在心血管专业内延伸。同时将医疗机构相关的学科中心在区域内形成网络,由原来的孤立的医院学科中心覆盖到全域,形成区域心血管疾病救治体系,提高救治效率,改善患者临床预后,降低死亡率。再进一步将心血管疾病预防和救治两者有效衔接,形成心血管急病预防、救治、康复一体化防治体系,助力医疗体制改革及健康中国行动。在国家卫健委和卫健委医政医管局的直接指导下,中国胸痛中心联盟将统筹行业资源和社会力量,组织全国胸痛中心建设,完成国家卫健委委托的十大任务:①不断加强与各级卫生行政主管部门合作,争取更全面的支持;②进一步完善中国胸痛中心建设和认证的组织管理体系;③推动全国胸痛中心规范化建设,提升胸痛中心数量;④规划全国各省胸痛中心的均衡发展;⑤建立全国、省级、地市级和院级的质控体系,提升质量;⑥完善全国急性胸痛注册登记平台和质控平台;⑦广泛开展公众教育,普及心肺复苏技能;⑧探索建立以城市为单位的区域模式,倡导全民参与、全域覆盖和全程管理;⑨推动胸痛中心相关临床研究,在国际舞台发出中国声音;⑩将中国胸痛中心建设融入国家"一带一路"倡议,惠及"一带一路"沿线各国人民。

5.2 加强常态化管理,强调质控

"千里之堤,溃于蚁穴",质量控制是事物可持续发展的基础和必然要求。习近平总书记曾经说过:标准决定质量,有什么样的标准就有什么样的质量,只有高标准才有高质量。因此保证高质量要高标准、严要求。所谓严要求就是质控。严格的质量控制才能不断提高胸痛中心建设质量,确保胸痛中心高效规范运转,为患者的生命安全保驾护航。国家卫生健康委员会于 2019 年 10 月 22 日正式发文,委托中国胸痛中心联盟,组织全国胸痛中心的建设、认证与质控工作,进一步提高已通过认证胸痛中心的建设水平。坚持持续改进理念,发挥胸痛中心在区域协同救治体系中的作用,提高心血管及危急重症救治能力,早日实现《健康中国行动计划》的目标。根据国家卫生健康委员会办公厅《关于提升急性心脑血管疾病医疗救治能力通知》及《胸痛中心建设与管理指导原则(试行)通知》的精神,中国胸痛中心联盟、中国胸痛中心执行委员会、中国心血管健康联盟、胸痛中心总部制定了《中国胸痛中心常态化质控方案》。方案以建立全国胸痛中心质控体系,形成全国—省联盟—地市级联盟三级质控工作机制为根本,通过外部力量促使医院内部质控机制常态化运行,确保胸痛中心持续质量改进,以逐步提高急性胸痛救治效率、改善患者预后。 同时,质控方案明确了中国胸痛中心联盟领导下的胸痛中心总部,省级胸痛中心联盟,地市级胸痛中心联盟的工作职责,制定了完整的常态化质控流程(定期发布全国半年度和年度质控报告,启动数据核查及全国飞检,向各省质控中心发布省内质控报告,组织省内常态化数据核查及飞检)。同时要求各级质控体系按照方案要求严格落实质控奖惩机制,执行胸痛中心常态化质控评分表(根据质控机制、飞行检查流程及评分手册,得出该家胸痛中心质控综合成绩,根据综合成绩实施奖惩)。质量控制是胸痛中心规范化建设和持续改进的根本,是胸痛中心可持续发展的原动力,共同落实质控是万千参与中国胸痛中心建设事业同道的重要使命!未来希望各级质控机构切实落实《中国胸痛中心常态化质控方案》要求,以最坚实的"盾"紧守质量标准,持续提升胸痛中心建设水平!志逐千里,质量不怠,让我们秉承初心,严抓质控,为胸痛中心更快更好发展打下坚实基础。

5.3 胸痛中心助力分级诊疗

胸痛中心建设是国家卫健委在助力分级诊疗制度建设和推进健康中国进程中的一次成功探索,当前国家卫健委已发布胸痛、心衰和心房颤动相关学科中心建设鼓励政策,未来还将进一步发布高血压和心脏康复等相应学科中心建设政策。未来,在国家卫健委、学术组织、医疗机构、企业和民众的共同推动下,胸痛中心建设的成功经验将延伸到心衰、心房颤动、高血压、瓣膜 等心血管疾病重要领域,通过多个领域的协作与融合,完成心血管病管理中心建设,助力实现"健康中国"战略目标。胸痛救治单元是胸痛中心区域协同救治体系的 组成部分,是胸痛救治网络的基础环节。助力基层心血管诊疗体系建设,打通胸痛救治的"最后一公里",胸痛救治单元至关重要。质量控制是胸痛中心规范化建设和持续改进的根本,是胸痛中心可持续发展的原动力,落实质控是万千参与中国胸痛中心建设事业同道共同的使命!

附件一：胸痛救治单元方案：

胸痛救治单元的建设

1 适用范围

承担了急性胸痛接诊任务、年接诊急性胸痛患者≥10例、且按照就近原则与已经通过认证的胸痛中心建立了常态化联合救治及转诊关系的基层医疗机构〔乡（镇）卫生院、社区医疗服务中心等〕。

2 胸痛救治单元建设内容

（1）医院发布正式成立胸痛救治单元的文件，明确组织架构及主要岗位人员职责。要求：

①由医疗机构主要负责人主持胸痛救治单元的工作及重大决策。

②至少有1名熟悉胸痛救治业务且具备心电图操作能力的医师作为主要负责人，书面文件正式明确胸痛救治单元负责人的职责。

说明：需上传医院正式文件的扫描件，其中文件日期应早于申请日期至少3个月。

（2）设置胸痛救治单元的指引及胸痛优先标识。

（3）配备床旁心电图机设备，双联抗血小板常备药品；有收容或者留观能力或距离上级医院转运距离>60min的胸痛救治单元，应配备肌钙蛋白床旁快速检测设备。

（4）建立针对急性胸痛患者的心电图、双联抗血小板、抗凝、溶栓及肌钙蛋白（如果开展）等项目的先救治后收费机制。

（5）根据就近原则及本机构实际情况，与具有急诊PCI能力或者溶栓治疗能力的胸痛中心签署联合救治协议。协议中应包括与上级医院的心电图传输、一键启动电话、远程会诊及转运机制、数据共享、救护车派遣机制、联合培训等内容。

说明：需上传正式文件（与上级医院签署联合救治及转运协议）的扫描件。

（6）制订适合本机构条件的急性胸痛诊疗流程图，能够指引接诊医师快速、规范完成急性胸痛患者的接诊、初步诊断及决策任务。

（7）依据指南及距离上级医院的转运时间，为首诊于本机构的ST段抬高急性心肌梗死（STE-MI）患者制订了首选的再灌注治疗策略。若首选溶栓治疗，应在上级医院指导下制订溶栓筛查表、溶栓标准操作流程、溶栓结果判断标准、溶栓药物（建议使用第二、三代溶栓药物）、溶栓后转运流程；若首选转运PCI，应与上级医院协调制订转运机制。

（8）在上级医院的指导下开展以胸痛症状识别、急性胸痛相关疾病的早期临床诊断、常规心电图知识、基本急救技能为主的全员培训与考核，要求每年不少于一轮。胸痛救治单元主要负责人参加（或远程）转诊的上级医院举办的联合例会；条件允许时参加上级医院的质量分析会和典型病例讨论会。

（9）定期开展大众培训教育，内容包括健康生活方式、急救常识（急性胸痛症状识别、呼叫"120"、心脏骤停的识别及基本心肺复苏技能）等，应覆盖医疗机构所管辖的全部社区（村）。每季度不少于一次。

说明：需上传患教材料证明（例如培训幻灯）及现场照片。

（10）制定规范的胸痛患者时间节点管理表，能及时填写所有接诊胸痛患者关键时间节点。

说明：需上传所有接诊胸痛患者的时间管理表〔包含首次医疗接触时间、首份心电图完成时间、传输时间、确诊时间、患者转出时间、溶栓(若开展)、双联抗心血小板药物使用时间]及原始病历材料的扫描件。

3 评价指标

（1）所有高危胸痛(急性冠脉综合征、主动脉夹层、肺动脉栓塞)病例的原始资料保留存档,且时间节点可溯源。向上级医院转诊的高危急性胸痛患者,应共享时间节点管理表,并留存原始资料。

（2）所有急性胸痛患者在首次医疗接触后能在10min内完成12/18导联心电图检查,确保在首份心电图完成后10min内由具备诊断能力的医师或通过远程由上级医院医师解读。

（3）若开展了床旁肌钙蛋白检测,能够在抽血后20min内获取检测结果。

（4）对于明确诊断为STEMI(急性心肌梗死)的患者,若实施溶栓治疗,则应在患者到达后30min内开始溶栓;若实施转运PCI,则应在患者到达后30min内转出。

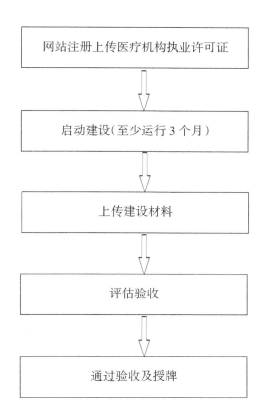

图3 胸痛救治单元建设流程

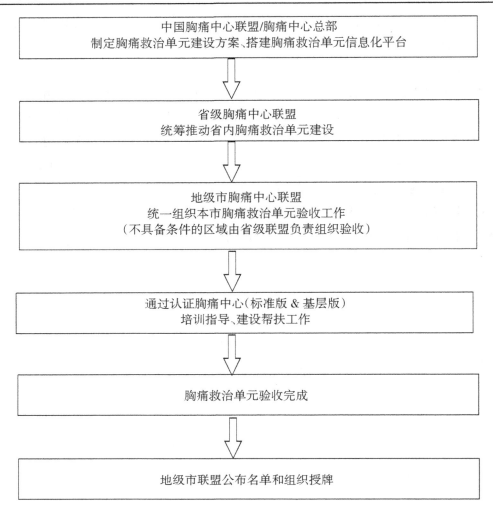

图 4　胸痛救治单元组织实施流程

参考文献：

[1]《中国心血管健康与疾病报告 2020》编写组.《中国心血管健康与疾病报告 2020》要点解读[J].中国心血管杂志,2021,26（3）:209-218.

[2]霍勇.中国胸痛中心的武器"矛"与"盾"——《胸痛救治单元建设方案》《中国胸痛中心常态化质控方案》发布.中国急救复苏与灾害医学杂志[J].2020 ,15（6）:630-632.

[3]陈昊,向定成,周民伟等.规范化胸痛中心建设实践[J].解放军医院管理杂志,1997,24（1）:47-49.

床旁漂浮导管临时起搏技术在基层的使用

丽江市人民医院胸痛中心　　陈宗宁

1 技术概述

心血管疾病已成为中国人过早死亡的首要病因。心律失常是一类常见的心血管疾病,可以作为心脏异常的最早或唯一的表现,也可以是某些疾病的伴随表现之一。我国是心律失常大国,疾病负担沉重。近 10 年间,因病态窦房结综合征、房室传导阻滞等缓慢型心律失常植入起搏器的人数显著增长。据中国心源性猝死流行病学调查资料估计,我国每年心源性猝死事件达 54.4 万例,其中 80% 以上由恶性心律失常引起[1]各种原因引起的致命性缓慢心律失常。特别是合并高度房室传导阻滞时,药物疗效往往不佳,必须实施紧急人工心脏临时起搏,以维持血流动力学稳定,保证重要脏器灌注[2]。应用漂浮电极导管进行床旁心脏临时起搏技术于 1973 年首先由 Schnitzler 等报道,并使此项技术在国外迅速得到推广应用,现已成为医院急诊抢救必不可少的医疗技术之一[3-4],挽救了许多患者的生命。黄波等[5]对此项技术进行了更深入的研究,并与 X 线指导下植入临时起搏器进行了比较,结果显示该项技术具有操作时短、脱位率和心律失常发生率低的优点。由于普通临时起搏电极缺乏 X 线指导,床边操作不易准确到位,通常需在导管室或 X 线透视下进行,临床上常遇到一些危重患者因需辅以其他治疗,设备不能搬动,只能选择床旁紧急心脏起搏。

一般而言,临时心脏起搏的主要方法有:①经胸心内直接穿刺起搏法;②体外心脏起搏法;③无透视下育目静脉插管法;④食管起搏法[6]。经胸心内直接穿刺起搏法易导致冠状动脉损伤等严重并发症而目前较少使用;体外心脏起搏虽然简单且并发症少,但常需较高电流输出刺激,患者因痛苦而不易接受,而且起搏效果较差;食管起搏因食管电极与心室接触较为困难,心室起搏常不可靠,对抢救心脏停搏患者无确切疗效。而无 X 线透视下的床边紧急心脏临时起搏是心内膜起搏,如果操作熟练,常能收到较为理想的起搏效果,但床边紧急临时心脏起搏常无 X 线透视指导,需要经验丰富的医师操作,否则易延误抢救时机和发生严重并发症。置入右心室的起搏电极导管常有多种静脉途径可供选择,经左锁骨下静脉途径较为容易,因其距心脏较近,电极导管的自然弯曲可与锁骨下静脉、上腔静脉、右房、右室的解剖弧度相一致,易于进入右室,只要熟练掌握锁骨下静脉穿刺技术,一般均能获得成功,且比较安全。但术中对导管送入的长度要做到心中有数,有一个大概的估计,避免导管盲目过多的进入,防止导管在心房内打圈。然而,我们提倡首选电极导管不易到位的右锁骨下静脉途径,其理由是部分病例需在临时起搏成功后过渡到植入永久心脏起搏器。我们推荐在起搏状态下安置起搏电极,即边起搏边插管的方法,此方法可根据体表心电图有否出现右心室起搏图形即完全性左束支阻滞图形来判断电极是否到位,起搏是否成功,从而可大大减少置管的盲目性。因起搏状态下安置床边起搏电极属"带电操作、一触即发"。所以,很容易观察到起搏是否成功,这种"带电操作"不易引起严重心律失常,仅有部分患者出现一过性短阵室速,可能是由于导管通过气尖瓣或接触右室流出道时而引起,及时调整电极即可消失[7]。漂浮电极导管置入静脉后,气囊可以顺血流方向漂浮运动,一般不会误入其他静脉,在体表心电监护引导下置入电极,识别心腔内心电标记是电极到位成功的关键。该技术操作简单,创伤小,无须 X 线透视引导,对设备条件要求简单,可一个人完成全部操作。主要适用于临床严重缓慢心律失常的现场急救,亦可用于快速心律失常在电复律转律时需心脏起搏保护者,以及部分合并缓慢心律失常外科手术高危患者的术中保驾。

我们的体会是:①与普通电极导管在 X 线条件下心脏临时起搏相比,在体表心电图指引下应用漂浮电极导管进行床旁心脏临时,起搏不需要等待放射科条件准备和技术配合,明显缩短了术前准备等待时间,具有省时、迅速、简单易行的优点,易在临床推广应用;②由于漂浮电极较普通电极质地柔软,推送过程中非常容易打结,从而造成严重后果,影响了该技术的临床推广。陈爱民[8]的操作经验认为,只要掌握好漂浮电极气囊的充、放气时机,推送电极时匀速前进,避免忽快忽慢,可有效防止导管打结等严重并发症发生;③无 X 线条件下经静脉床边漂浮电极导管临时起搏,不需搬动患者,不需特殊设备,特别适合于基层医院危重患者的急诊抢救,值得在基层医疗单位急救中推广应用。尽管如此,漂浮电极法亦有自身的不足之处,我们在临床运用中发现,如果患者心脏停博机械活动丧失,漂浮电极肯定是无效的,必须改用普通电极"盲插"或直接心脏穿刺进行起搏,一旦血流动力学有所恢复,则可植入漂浮电极,以保证起搏的稳定性。对存在严重三尖瓣反流的病例,漂浮电极常可能植入困难,且容易脱位,应加以注意,必要时只能在 X 线下植入临时起搏电极。心脏起搏作用虽然肯定,但更重要的是仍然不能忽视原发病的抢救与治疗。总之,在体表心电图引导下应用漂浮电极导管进行床旁心脏临时起搏是一项简单而实用的方法,可以在没有 X 线设备条件下紧急起搏而不需搬动危重患者,具有操作简单、起搏迅速、疗效稳定及严重心律失常发生率低的特点。只要正规操作,安全性好,该技术基层普通临床医生非常容易掌握,易在临床推广应用,尤其对基层医院危重病抢救成功率的提高,以及在具有缓慢型心律失常潜在风险患者施行外科手术提供安全保障方面具有重要意义[9]。

2 心脏临时起搏器适应证

心脏临时起搏为非永久性置入起搏电极的一种起搏方法。通常使用双极起搏导管电极,起搏器放置在体外,起搏电极放置时间一般不超过 2 周。

2.1 治疗性临时起搏

与急性心肌梗死相关的临时起搏(紧急临时心脏起搏)。

(1)心脏停搏。

(2)有症状的心动过缓:窦缓伴低血压、二度 I 型 AVB 伴低血压,对阿托品治疗无反应。

(3)双束支传导阻滞:BBB 或 RBBB 伴 LAHB/LPHB。

(4)二度 II 型 AVB(房室传导阻滞)。

(5)新出现的双束支传导阻滞伴一度 AVB。

(6)不稳定的逸搏心律,心室率持续少于 45 次,RR 间期>2s,药物治疗无效。

2.2 非急性心梗相关的心动过缓相关的适应证

急性心肌炎、药物中毒、电介质紊乱、心脏外伤或外科术后引起的房室传导阻滞、严重窦性心动过缓、窦性停搏伴心源性脑缺氧综合征(阿-斯综合征)发作或近乎晕厥者。尤其要注意:①二度 AVB 或三度 AVB 伴血流动力学改变,或休息时的晕厥;②继发于心动过缓的心动过速(慢快综合征)。

（1）心脏手术后相关的适应证：心脏手术中损伤、牵拉、水肿与压迫房室传导组织所致。①二度AVB或三度AVB伴血流动力学改变；②有症状的心动过缓；③双束支传导阻滞：BBB或RBBB伴LAHB/LPHB。

（2）射频消融、介入性检查治疗所致的二度或三度房室传导阻滞。

（3）药物治疗无效或不宜药物电复律的快速心律失常，可予起搏或超速起搏终止心律失常。

（4）植入永久性起搏器之前，反复发作Adams-Stokes综合征者的过渡性治疗。

（5）植入的永久起搏器失灵，或需更换永久性的起搏器依赖患者。

（6）在无条件或无资质开展永久性心脏起搏器植入的医院，考虑患者在转送过程可能出现与起搏相关因素危及生命者。

2.3 预防性或保护性临时起搏

2.4 其他

2.4.1 与心脏介入诊治相关的适应证

严重冠心病进行冠状动脉造影术、左室造影术、冠脉支架植入术等心导管检查过程中安装临时起搏器以策安全。射频消融手术后一过性传导功能异常，影响血流动力学。

2.4.2 与心脏外科手术后相关的适应证

心脏外科手术如三尖瓣下移畸形、房室共道永存、校正型大血管错位等，在房室交界区附近手术易损及传导束，常在开胸后作临时起搏。

2.4.3 与外科手术相关的适应证

心动过缓或虽无心动过缓但心电图有双束支阻滞，不完全性三分支阻滞，将要接受全身麻醉及大手术者。

2.4.4 电击除颤或复律

快速性心律失常，疑有窦房结功能障碍，已用大量抑制心肌的抗心律失常药物又需电击时，尖端扭转性室性心动过速，在应用药物或反复电复律治疗时，可预先安装临时起搏器起搏保护，以预防心脏静止。

2.5 诊断及研究性临时起搏

快速性心房起搏诊断缺血性心脏病，窦房结房室结功能的测定，各种快速性心律失常的发生机制及药物电生理学的研究。

2.6 获得性长QT综合征（复极延迟综合征）

获得性长QT间期综合征伴反复发作的尖端扭转室速的发作受到多种因素的影响，室颤发生率高，同时室颤也是致使患者死亡的主要因素，患者经药物治疗、对症治疗，以及电复律等几种常规治疗后，依旧多次发作。选取临时心脏起搏治疗，可进一步强化患者的心率，使得QT间期得以显著缩小，此法属于可终止多形性室速发作的理想医治手段。获得性长QT间期综合征在临床治疗中属于一种后天获得性心律失常，常伴发尖端扭转室速，病情恶化时能够逐渐发展成室颤，致使患者出现晕厥或者猝死。获得性长QT间期综合征的致病因素有多种，如电解质紊乱、药物，以及心脏疾病等[10-11]。心脏起搏法属于治疗获得性长QT间期综合征主要采用的医治手段，此法可进一步强化患者的心率，使得QT间期得以显著缩小，有效终止多形性室速的发作，使患者早日康复出院[12-13]。

3 使用方法

3.1 术前准备

心电图、心电监护、氧气、除颤器、急救药品，插管器械：无菌敷料包、穿刺针、导引钢丝、扩张管、静脉鞘管、起搏电极。临时心脏起搏器的方法有以下几种：经皮起搏、经静脉起搏、经食管心脏起搏和经心外膜心脏起搏。选择植入方式：临时心脏起搏95%以上采用经静脉途径。通常采用单腔按需起搏器，即VVI，在体表心电图指引下应用漂浮导管电极，不需X线指导。

3.2 植入静脉途径选择

包括锁骨下静脉，颈内、外静脉，股静脉及肱静脉。

3.3 使用方法

临时心脏起搏器植入方法：16G或18G穿刺针穿刺静脉，进入静脉后回血通畅，将导引钢丝送入血管腔内，撤除穿刺针。经导引钢丝送入扩张管和静脉鞘管，退出扩张管和导引钢丝后，起搏电极导管经鞘管推送，链接并打开临时起搏器，选择起搏电压>5V，感知敏感度1.0mV，起搏频率高于自主心率10次/min，使球囊恢复非充气气状态，将漂浮电极导管送入鞘管进入15~20cm或右心房后，气囊充气1.0~1.5mL，电极导管可顺血流导向通过三尖瓣进入右心室，左锁骨下静脉、右侧颈内静脉和右侧股静脉到达三尖瓣口的距离大约分别为30cm、20cm、40cm。打开气囊，"带电"状态下，继续向前送入漂浮电极导管，连续描记，观察心电图起博图形。

在体表心电图指导下，应用漂浮电极导管进行床旁非X线下临时心脏起搏，具有省时、迅速、简便易行的特点。

3.4 电极导管定位与固定

心腔内心电图可指导电极导管的定位。导管到达右房时呈现巨大P波，记录到巨大QRS波时表示导管穿过三尖瓣进入右心室，导管接触到心内膜时显示ST段呈弓背向上抬高1.5~3.0mV是重要的电极定位指标。依起搏图形QRS波方向调整电极位置直至出现稳定的起搏图形。右室心尖部是最稳固的部位，脱位率低，通常起搏与感知阈值较为满意。右心室流出道起搏是漂浮电极导线最容易到达的部位，从理论上讲，其血流动力学优于心尖部起搏。一般要求起搏阈值应<1mA（0.5vV），在深呼吸和咳嗽时导管顶端位置应固定不变。电极导管安置到位后，应将导管和鞘管缝合固定在穿刺部位的皮肤处。乙醇消毒后局部覆盖无菌贴膜或无菌纱布包扎，为防止电极导线脱出，在体外部分的电极导线近端应该盘成线圈后固定在胸壁，电极导线远端再次固定在胸壁。

4 注意事项

（1）无论选用左或右锁骨下静脉途径，只要遵循其技术操作原则，非X线透视下的床旁紧急临时心脏起搏其手术时间短，电极易到位，成功率高且较为安全，非常有利于危急重患者的抢救治疗。由于非X线透视下的床旁紧急临时心脏起搏带有较大的盲目性，所以我们认为，在实际操作时应特别注意以下5个方面的问题：①锁骨下静脉穿刺点不宜太靠近锁骨下缘，以防鞘管送入困难；②当误穿锁骨下动脉时，应及时判断并撤出针头，局部按压数分钟以防出血；③穿刺时如有疼痛放射到手臂时，则可能是针头误伤臂丛神经，此时须回撤针头并调整进针方向；④当电极送入长度超过预测长度过多时，应回撤导管，调整方向后重新送入至起搏心律出现，以防止电极送入颈内静脉或电极导管在右心房内打圈；⑤动作轻柔，切忌粗暴，以免血管夹层或心脏穿孔等严重并发症的发生。由于手术在床边进行，无菌条件较差，加之导管外露与体外起搏器相连，应严格无菌操作规程并定期局部消毒换药。同时适当给予抗生素预防感染，静脉鞘管应及时退出静脉，仅保留起搏电极导管，因鞘内血液储留易成为感染源。

（2）床边紧急心脏临时起搏其主要目的是迅速而有效的起搏效果，非X线透视状态下安置起搏电极有时电极可能在右房，有时可能在房室交界区或右室流出道，只要起搏成功，带动良好，翻身、咳嗽等动作不影响其电极的有效固定，即应视为满意。而不必过多追求理想的电极固定部位及满意的起搏参数,以免过多地耗费时间,延误抢救时机。如定位不满意可在病情稍稳定后再予以调整。

（3）搬动病人要小心,防止电极脱开或刺破右心室。

（4）注意维持水电平衡,琥珀胆碱、高钾血症、代谢性酸中毒可提高心肌起搏阈值,从而减弱起搏效果;另一方面,缺氧和低钾血症可降低心肌起搏阈值,从而可诱发心室颤动。

（5）手术中应尽量不用电灼,以免干扰起搏器。如必须使用电灼,应注意:①使用非同步心脏起搏 VOO 或 VVI;②接地线板尽量远离发生器;③缩短每次使用电刀时间;④尽可能降低电刀的电流强度;⑤发生器不能位于作用电极和电刀接地板之间;⑥心脏和胸腔手术使用电刀危险性较大,而远离心脏部位使用电刀危性较小;⑦备好异丙肾上腺素,以防起搏器失效。同时防止在安装过程中起搏器电极尖端不稳定,时断时续的心脏起搏效果对心脏逸搏心律造成抑制从而出现心脏停搏或慢快综合征。

（6）临时起搏电极导管放置时间一般为 1~2 周,最长不超过 1 个月,注意抗凝治疗预防电极导线处血管形成血栓。

5 护理及观察要点

（1）严密的心电监测。

（2）临时起搏器电池状态。

（3）预防感染。

（4）预防血栓栓塞,尤其是长期卧床的并合并心衰、高龄、肿瘤、心肌梗死、下肢关节手术的患者。

（5）穿刺部位出血,尤其是注意胸腔内出血,早期不容易发现。

6 注意事项

并发症的发生率与术者的技术水平、起搏器导管保留时间的长短及术后起搏系统护理状况等密切相关。并发症的总发生率为 4%~20%。术前一定要签署手术同意书,可参考我院模板。

6.1 导管移位

为临时起搏最常见并发症,一般发生率 2%~8%。心电图表现为不起搏或间歇性起搏。需要重新调整电极,最好在 X 透视指导下调整。

6.2 心肌穿孔

由于导管质地较硬,若病人心脏大,心肌薄,置入过程中可能导致右室游离壁穿孔,该并发症的发生率相对较低,大约为 0.1%。特别是急性下后壁右室心肌梗死患者,一定要注意导线部位尽量避开坏死区域心肌。

6.3 导管断裂

避免大幅度体位活动。

6.4 膈肌刺激

避免导管电极插入位置过深,靠近膈神经。可将导管退出少许,症状消失即可。

6.5 心律失常

要特别注意鉴别是导管诱发还是心脏病本身导致的心律失常。

6.6 感染

穿刺局部处理不妥或电极导管放置时间过长,可引起局部或全身感染。一般程度轻,应用抗生素或拔除导管后感染即可控制。

7 前景及进展

在长期的临床实践中,临时起搏治疗有了长足的进步及使用理念与方法上的进展。丽江市古城区医院、宁蒗县医院、剑川县医院等二级医疗机构均在丽江市人民医院胸痛中心的指导下开展了床旁漂浮临时起搏器。

7.1 适应证的进展

（1）围手术期保护

根据 2018 年美国心脏病学会（ACC）、美国心脏协会（AHA）和美国心律学会（HRS）联合发布了《2018ACC /AHA/HRS 心动过缓和心脏传导延迟评估和管理指南》重新定义 HR 低于 50 次/min 为心动过缓。心脏病患者非心脏手术围麻醉期中国专家临床管理共识（2020）指出:术前评估①完全性左束支阻滞(left bundle branch block,LBBB)通常是严重心脏病如高血压、冠心病、主动脉瓣疾病或心肌病的标志,术前需要明确并对相关疾病进行积极治疗;②术前起搏器置入:a.可疑病窦综合征、Ⅱ度房室传导阻滞伴血流动力学障碍、Ⅲ度房室传导阻滞者,在排除心肌缺血及器质性心脏病后可考虑异丙肾上腺素或阿托品试验,若反应欠佳,考虑临时或永久心脏起搏度过围术期;b.完全性左束支阻滞合并Ⅰ度房室传导阻滞者,术前考虑临时起搏器置入;c.术前无论原有或新发的完全性右束支或左束支（左前或左后分支）传导阻滞,若心率在正常范围,且无血流动力学变化,应积极纠正原发病,暂不处理。一旦出现双束支、三分支传导阻滞时,要考虑安装临时起搏器[14]。

（2）床旁球囊漂浮电极导管心脏临时起搏在交感电风暴中的应用

交感电风暴是一种恶性心律失常,美国心脏学会/美国心脏病学会（ACC/AHA）将其定义为 24h 内自发的室性心动过速（VT）或室颤（VF）≥2 次,是一种需要紧急治疗的临床症候群[15]。引起交感电风暴的根本原因为体内交感神经过度兴奋,造成该症状群生的基础疾病常为心肌缺血（尤其是心肌梗死）、电解质紊乱（钾、镁离子紊乱）、心力衰竭、精神过度紧张等[16-18]。本例患者的临床症状和体征、心电图等符合交感电风暴诊断。其抗心律失常机制[19]包括 β-肾上腺素能受体竞争性阻断交感神经介导的触发机制,减慢窦性心律,抑制 RYR 受体介导的钙过度释放。本例患者在初次使用小剂量 β-受体阻滞剂时出现了心率、血压偏低的情况,使该药物无法加量从而导致无法有效抑制交感神经过度兴奋。为了解决这个问题, 心脏临时起搏器控制心脏电风暴的机制[20]:①使得 QT 间期缩短,QT 离散度缩短;② 快频率心脏起搏可以消除长间歇;③起搏治疗有利于心律平稳;④起搏治疗可消除足量应用受体阻滞剂的后顾之忧,防止心率过慢;⑤一旦再发室性心动过速,可以首先利用体外脉冲刺激仪进行超速抑制,部分患者可通过超速抑制终止室速,从而避免多次电除颤对心脏功能的打击。本例患者在 β-受体阻滞剂联合心脏临时起搏器治疗后,未再发生恶性心律失常事件。总而言之,β-受体阻滞剂联合心脏临时起搏治疗交感电风暴,既积极治疗反复发作的快速性心律失常,又对已出现或可能出现的缓慢性心律失常起保护性治疗和预防作用。

（3）在心肺复苏中的运用:目前有研究发现通过对心脏骤停患者置入临时心脏起搏器,以刺激恢复患者的心脏搏动功能,为心脏骤停患者的复苏抢救提供了新的思路。郑建鹏等在研究中[21]观察组患者给予临时心脏起搏器联合心肺复苏仪治疗,相比于对照组单纯的心肺复苏仪治疗,患者自主心律、呼吸、意识的恢复时间均低于对照组,表明临时心脏起搏器的应用能够提高患者的抢救效果,能在较短的时间内恢复自主心律、呼吸和意识[22,23]。在患者的存活率方面,观察组 24h 存活率、出院存活率均高于对照组,表明观察组临时心脏起搏器的应用能够提高患者的存活率。在血气指标对比中,观察组复苏后的 PaO_2、SaO_2 水平高于对照组,$PaCO_2$ 水平低于对照组,表明临时心脏起搏器的应用能够尽快恢复患者的心脏搏动,改善患者的心肌缺血、缺氧状态,有助于血液循环的恢复,进而使得患者的血清指标包括 PaO_2、SaO_2、$PaCO_2$ 得到有效的改善。在心肌损伤指标对比中,观察组患者的心肌损伤指标包括 LA、cTnI、CK-MB 水平均低于对照组,表明临时心脏起搏器可迅速恢复患者的心脏搏动功能,使心脏泵血功能和血流循环功能逐步恢复,心肌缺血损伤状态得以好转,进而使得 cTnI、CK-MB 等指标水平改善[24]。

7.2 改良式临时起搏器植入方式

早有报道应用螺旋电极进行临时起搏,该方式被证明是安全有效。在国内,通过穿刺锁骨下静脉将心室主动电极导线植入后连接外置的心脏起搏器,以替代传统的临时起搏的临床实践也逐渐开展。传统临时起搏器固定方式导致患者术后需绝对卧床休息,对体位要求严格,主动活动受限。若患者无法耐受体位限制,则容易导致电极脱位,起搏器感知功能障碍。长时间的体位限制是引起深静脉血栓、感染等并发症的重要原因,而且患者活动减少也易引起患者腹胀、便秘等问题,同时体位的限制会增加患者的不适感,导致患者腰背部疼痛及睡眠障碍。

随着心脏介入技术的发展,临床医师技术日趋成熟,不断寻求并开展的新的改良方式,如需长期的临时起搏治疗,最好使用主动螺旋电极,而不是常规临时起搏电极。有研究认为[25],相对于传统临时起搏,主动固定临时起搏可显著降低临时起搏器相关的并发症发生率、增加患者的舒适度,减轻临床护理工作量。主动电极固定方式行临时起搏术,具有以下优势:主动电极代替传统的临时起搏电极,妥善固定后,显著降低了导线脱位的风险,无需持续的心电监护,降低了护理工作量;经锁骨下静脉穿刺,术后无需制动,可自由活动,减轻疼痛(腰背部疼痛为主)、腹胀、便秘等不适症状,患者舒适度高,可减少烦躁焦虑情绪,增加患者耐受性,同时提高患者的生活质量;因对体位要求低,对于外科手术特殊体位患者尤其适用,如妇科、骨科手术患者;术后无需卧床绝对制动,显著降低了静脉内血栓形成的风险。临床护理工作中无需再建立 DVT 评分表,减少护理工作量。

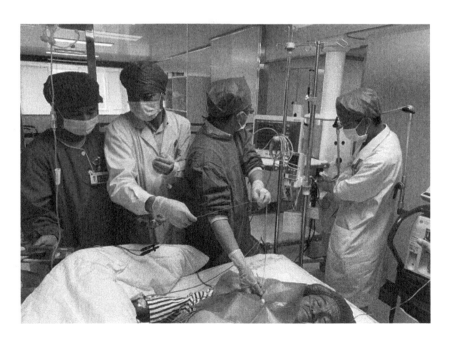

图 1　宁蒗县人民医院开展床旁漂浮临时起搏技术

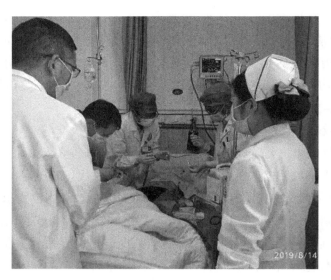

图2　剑川县人民医院开展床旁漂浮电极临时起搏技术

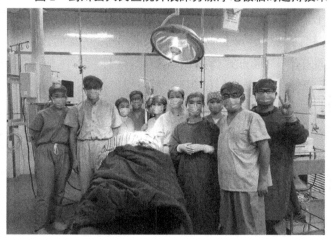

图3　古城区人民医院开展髋关节置换保护性床旁漂浮电极临时起搏技术

参考文献:

[1]陈璇,王雨锋,张筑欣,等.中国心律失常现状及治疗进展[J].中国研究型医院,2020,7(1):75-201.

[2]沈法荣,郑良荣,徐耕.现代心脏起搏治疗学[M].上海:上海科学技术出版社,2004:11-59.

[3]李学斌,李鼎,郭继鸿,等.应用球囊漂浮电极导管心脏临时起搏的临床观察[J].中华心律失常学杂志,2003,7(1):33-36.

[4]陆江辉,高翔,冯燕娴,等.床边气囊电极导管临时起搏的临床观察[J].中华心律失常学志,2001,5(6):343.

[5]黄波,朱福,孙宝贵,等.应用两种电极导管紧急床旁心脏起搏的临床观察[J].中国心血管病研究杂志,2006,4(5):342-344.

[6]卢才义,王岩,郑晓红,等.非透视指导下紧急临时心脏起搏治疗[J].临床心血管病杂志,1995,11(6):369-372.

[7]减仁迅.床边紧急临时心脏起搏成功30例体会[J].山东医药,2002,42:35.

[8]陈爱民,俞子东,吕银祥.床旁漂浮电极导管临时心脏起搏技术在基层医院的应用与研究[J].临床医学,2012,30(3):40-41.

[9]鲁开智,陶国才.临时心脏起搏器的应用[J].中华麻醉学杂志,2005,25(11):879- 880.

[10]李勇军,刘西平,曹昌强,等．获得性长 QT 间期伴尖端扭转型室性心动过速 20 例临床分析[J].现代医药卫生,2015,31(4):554-556.

[11]禹子清,樊冰.长 QT 间期综合征的基因易感性和主要发病机制[J].中国临床医学,2015,2(3):442-446.

[12]余庆.临时起搏治疗获得性长 QT 间期综合征伴反复发作的尖端扭转室速的疗效观察[J].中西医结合心血管病电子杂志,2015,3(11):135-136,138.

[13]黄宇,杨向军,张建军,等.保护性临时起搏对急性下壁心肌梗死急诊经皮冠状动脉介入治疗术中血流动力学和住院期间心血管事件的影响[J].实用医学杂志,2015,31(18):2972-2975.

[14]中国心胸血管麻醉学会非心脏手术麻醉分会.心脏病患者非心脏手术围麻醉期中国专家临床管理共识(2020),麻醉安全与质控[J].2021,5(2):63-76.

[15]梁峰,胡大一,沈珠军,等.2015 年欧洲心脏病协会关于室性心律失常患者治疗和心脏性猝死预防指南的解读[J].中国医院用药评价与分析,2016,16(6):721-727.

[16]Sagone A.Electrical storm:incidence,prognosis and therapy [J].J Atr Fibrillation,2015,8 (4):1150-1155.

[17]Ali R,Ciccone J,Tseng V.Cervical sympathetic blockade for the management of electrical storm[J].J Clin Anesth,2016,36:47-50.

[18]Prabhu MA,Namboodiri N,Prasad Bv S,et al.Acute outcome of treating patients admitted with electrical storm in a tertiary care centre[J].Indian Pacing Electrophysiol J,2016,15(6):286-290.

[19]Siddiqui A,Kowey PR.Sudden death secondary to cardiacarrhythmias:mechanisms and treatment strategies[J].Curr Opin Cardiol,2006,21(5):517-525.

[20]KEN-ICHI O, RYUICHI N, SATOMI Y, et al. The composition and structure of biofilms developed by propionibacterium acnes isolated from cardiac pacemaker devices [J]. Front Microbiol, 2018,9:182.

[21]郑建鹏,刘虎,彭祥旺,等.临时心脏起搏器联合心肺复苏仪在恶性心律失常致心跳骤停患者中的应用[J].海南医学,2020,31(22):2880-2883.

[22]高毅滨,郑文武,王玉兰,等．临时心脏起搏器在缓慢性心律失常患者围手术期的应用 [J].中国心血管病研究, 2010, 8(1): 46-47.

[23]CHOBANYAN -J.RGENS K, HEUSSER K, DUNCKER D, et al. Cardiac pacemaker channel (HCN4) inhibition and atrial arrhythmogenesis after releasing cardiac sympathetic activation [J]. Sci Rep, 2018, 8(1): 821-823.

[24]SHEN Z, ZHENG F, ZHONG Z, et al. Effect of peer support on health outcomes in patients with cardiac pacemaker implantation: A randomized, controlled trial [J]. Nurs Health Sci, 2019, 29(12): 2719-2724.

[25]闫京京.改良式临时起搏器植入方式的并发症研究及护理体会[J].安徽卫生职业技术学院学报,2020,19(3):79-80.

救护车溶栓的技术要点

丽江市人民医院胸痛中心　　陈宗宁

1 溶栓的技术概述

1.1 背景

急性心肌梗死仍然严重威胁我国人民健康,在我国广大城乡,形势更为严峻[1,2]。ST 段抬高型心肌梗死(ST-segment elevation myocardial infarction,STEMI)发病率、致残率、致死率均较高,及时有效的救治不仅能挽救患者的生命,而且能维持患者较高的生活和工作质量。STEMI 的病理生理过程决定其治疗具有时间的迫切性和相关性,是机会性极强、时间有决定性意义的抢救性治疗。应特别强调,STEMI 早期治疗才能挽救大片心肌,所以如何缩短心肌总缺血时间、尽早达到有效的心肌再灌注是 STEMI 救治的核心。早期正确的救治策略与方法决定 STEMI 的治疗效果与转归。经皮冠状动脉介入治疗(percutaneous coronary intervention,PCI)虽然是恢复心肌再灌注的有效方法,但受患者就诊医院的医疗条件、地理位置及技术能力的限制,难以在我国众多基层医院推广。基于我国国情及 STEMI 救治现状,对于大部分不能于 120 min 内行直接 PCI 开通梗死血管的 STEMI 患者,早期溶栓结合转运 PCI 是符合我国基本国情,而救护车溶栓具有溶栓治疗与转运同步进行的优点,尤其是对于溶栓不能成功的患者,避免了在基层溶栓、溶栓评估后再转运的时间延误,适合我国多数基层医院作为首选的 STEMI 救治策略。China-PEACE 研究显示,我国自 2001—2011 年,尽管接受直接 PCI 的 STEMI 患者比例由 10.2%升至 27.6%,但接受溶栓治疗的患者比例由 45%降至 27.4%,总体上看,接受再灌注治疗的患者比例并未提高。《中国心血管病报告 2017》指出:2002—2015 年急性心肌梗死(acute myocardial infarction,AMI)死亡率总体呈上升态势,农村地区 AMI 死亡率不仅于 2007 年、2009 年、2011 年数次超过城市地区,且自 2012 年开始,农村地区 AMI 死亡率明显超过城市地区。在我国农村地区,近 10 年 STEMI 死亡率呈快速上升趋势。考虑目前基层医院 STEMI 溶栓治疗及整体救治欠规范化,为规范基层医院 STEMI 的溶栓救治流程,提高溶栓救治成功率,根据我国基层医院 STEMI 救治状况,规范基层医院 STEMI 患者的溶栓治疗流程,供基层医生在 STEMI 溶栓救治中参考。2017 年,欧洲心脏病学会(European Society of Cardiology,ESC)STEMI 患者的管理指南表明,STEMI 发病 2h 内溶栓效果与直接 PCI 相当,且如不能在 120min 内行直接 PCI 开通梗死血管,则推荐在 10min 内静脉溶栓甚至院前溶栓。中国医师协会胸痛专业委员会和中国医学救援协会心血管急救分会新颁布的《ST 段抬高型急性心肌梗死院前溶栓治疗中国专家共识》也推荐在积极肝素化抗凝的基础上进行院前溶栓。及时救治急性心肌梗死患者,降低死亡率和保护心脏功能刻不容缓。鉴于我国的实际情况,院前溶栓治疗在大城市以外的城乡地区具有重要意义。

急性心肌梗死是指有持续性胸部不适或其他提示缺血的症状,同时有心肌损伤坏死证据(心肌肌钙蛋白水平升高至少一次超过正常范围)。急性心肌梗死患者心电图有 2 个或 2 个以上相邻导联 ST 段抬高时称为 ST 段抬高型心肌梗死(ST-segment elevation myocardial infarction,STEMI),没有 ST 段抬高则称为非 ST 段抬高型心肌梗死(non-ST-segment elevation myocardial infarction,NSTEMI)[3-5]。

对于确诊 STEMI 的患者,需尽快启动再灌注治疗。心电图表现不确定或没有证据支持心肌梗死的怀疑诊断时,应重复心电图检查,尽可能与既往心电图记录进行对比。如果现场对院前心电图不能进行判读,可以跨距传输心电图进行判读。鉴别诊断中最重要的是要排除是否同时合并主动脉夹层,对所有 ST 段抬高的急性胸痛患者,一定要仔细询问发病时是否有撕裂样胸背部疼痛特征,高度怀疑时宁可暂缓溶栓和抗栓治疗,先送至具有确诊能力的医院确诊[6,7]。

1.2 早期再灌注治疗方法选择

院前救护车接诊到 STEMI 患者后选择何种再灌注治疗策略时应依据以下原则:若附近有可行 PPCI 的医院,且能在 120min 内将患者转运至医院并完成 PPCI,则优先选择 PPCI 策略;否则,应迅速评估以下几个重要因素:①症状发生的时间;②STEMI 相关并发症的风险;③药物溶栓发生出血的风险;④休克或严重心力衰竭;⑤转运至可行 PCI 医院的时间。对于发病早期的患者,即使转运时间非常短,立即溶栓策略也优于延迟急诊 PCI,包括老年人在内的高危人群在发病后 120min 内溶栓绝对获益最大。PCI 延迟超过 120min 与立即溶栓比较,患者生存率没有优势[8-10]。在没有禁忌证的情况下,预计从 FMC 开始 120min 以上才能完成 PCI 的患者,应在 30min 内给予溶栓治疗。患者就诊越晚(尤其是发病 3h 后),越应考虑转运至 PCI 医院实施 PPCI(而不是溶栓治疗),随着发病时间的延长,溶栓的临床获益会降低。但是,对于发病时间>12h 仍有症状而且缺血范围较大或血流动力学不稳定的 STEMI 患者,如果没有条件实施 PPCI,可以进行溶栓治疗。存在溶栓禁忌证时,权衡溶栓的救命效果和潜在的致命不良反应十分重要。此时要考虑其他可选的治疗措施,例如延迟PPCI。

1.3 溶栓药概述

溶栓药又称为纤维蛋白溶解剂,为内源性或外源性纤溶酶原激活剂,直接或间接激活纤溶酶原,使其转化为纤溶酶,纤溶酶则能降解血栓中的纤维蛋白,从而溶解血栓。与直接 PCI 机械物理性碎解血栓仅开通心外膜传导性大血管不同,溶栓治疗系生物化学性溶解血栓的方法,使血栓内纤维蛋白分子链裂解,从而使血栓溶解再通。静脉溶栓治疗是针对冠状动脉血管内大、中、小及微血栓均有溶解作用,其效果是使阻塞血管的血栓总体积消失或减少,并减少前向微循环血栓总体积,能够整体改善冠状动脉及微循环系统灌注,从而使包括远端微循环在内的功能血管开通,即实现"无渣灌注"。有资料表明,在肝素化基础上,溶栓后早期介入治疗过程中无复流的发生率明显降低,进而证实了溶栓治疗对冠状动脉微循环的保护作用,这对 STEMI 救治中实现心肌微循环的保护具有重要的临床意义。

溶栓再灌注效果具有严格的时效性,溶栓越早,效果越好,血管再通率越高,获益越大。临床认为,于患者血管并未出现结构损伤前行溶栓治疗,能够达到更加理想的治疗效果,主要是由于心肌梗死患者早期新鲜血栓内的水分十分丰富,加之纤维酶原含量水平相对较高[11]。同时,使用溶栓药物进行治疗的过程中,其具有易于渗入血栓的特点,能够达到激活纤溶酶原的特点,进而使血栓得到溶解。因此可见,采取溶栓治疗的早晚对于心肌细胞的留存数量起到直接的影响,对于减少左室重构具有十分重要的作用,因此,采取早期溶栓治疗对于急性心肌梗死患者的治疗效果更加理想[12]。

2017 年 ESC STEMI 患者的管理指南要求 FMC 后 10min 内启动静脉溶栓治疗。然而受制于我国国情及医疗条件,建议溶栓治疗应该在 FMC 后 30min 内进行。对于冠状动脉内高血栓负荷的患者可行冠状动脉内靶向溶栓。值得注意的是,院前溶栓效果优于入院后溶栓。若有条件时可在救护车上、首诊诊所甚至家庭内即开始溶栓治疗。为使临床急诊或心血管医生熟知 STEMI 溶栓适应证和禁忌证,可对照溶栓筛查表迅速作出判断。

1.3.1 特异性纤溶酶原激活剂

(1)尿激酶原:尿激酶原是单链尿激酶型纤溶酶原激活剂,无抗原性,具有较强的血浆稳定性、更快的纤溶酶原激活作用及更强的纤维蛋白特异性血栓溶解作用,是我国具有独立知识产权的第三代溶栓药物。尿激酶原极少消耗纤维蛋白原,半衰期为1.9h,具有血管再通率高、脑出血发生率低的特点。国内尿激酶原中心研究显示,尿激酶原血管开通率达85.4%,颅内出血率低于0.32%,同时在病死率及其他不良反应方面均优于尿激酶。SESAM研究发现,尿激酶原与阿替普酶血管再通率相似。对于冠状动脉造影发现的血栓高负荷患者,可给予尿激酶原10~20mg冠状动脉内靶向溶栓,达到降低冠状动脉内整体血栓负荷及预防无复流发生的治疗效果。

用法用量:在静脉肝素治疗的基础上,给予尿激酶原一次用量50mg,先将20mg以10mL 0.9%氯化钠溶液溶解后,3min内静脉注射完毕,其余30mg溶于90mL 0.9%氯化钠溶液,30min内静脉滴注完毕。后继续维持肝素静脉滴注48h左右(肝素用法用量见上文)。

(2)瑞替普酶:瑞替普酶,通用名为重组人组织型纤溶酶原激酶衍生物,为第三代溶栓药物,对纤维蛋白的亲和力弱于阿替普酶;与阿替普酶比较,游离的瑞替普酶更能进入血凝块内部激活纤溶酶原,提高了溶栓效果与速度;瑞替普酶还因为给药方法为2次静脉注射,具有使用方便的特点。瑞替普酶中度消耗纤维蛋白原,半衰期为15~18 min。国内多中心研究显示,瑞替普酶血管开通率高于尿激酶,同时其死亡率和出血事件发生率均低于尿激酶。多项研究表明,瑞替普酶溶栓效果与阿替普酶相似。

用法用量:在静脉肝素治疗的基础上,18mg瑞替普酶溶于5~10mL无菌注射用水,静脉注射时间>2min,30min后重复上述剂量。后继续维持肝素静脉滴注48h左右(肝素用法用量见上文)。

(3)替奈普酶:替奈普酶是t-PA的多点变异体,半衰期延长,纤溶蛋白特异性增加,极少消耗纤溶蛋白原,对形成较久的血栓具有明显的溶栓效果,具有血管再通率高、使用方便的特点。对于STEMI发病6h内的患者,替奈普酶溶栓治疗90minTIMI3级血流率、30d病死率、中重度出血发生率与阿替普酶相似。替奈普酶的Ⅱ期临床试验TIM10B及其平行试验——ASSENT-1试验结果提示,替奈普酶的体重调整剂量给药法可获得更好的疗效。近期我国国产替奈普酶的临床研究发现,小剂量替奈普酶16mg 90min冠状动脉造影血管再通率高于50mg阿替普酶组。

用法用量:ESC指南推荐用量与我国不同,推荐用量为静脉肝素治疗的基础上,将30~50mg替奈普酶溶于10mL 0.9%氯化钠溶液中,静脉注射(如体重<60 kg,剂量为30mg;体重每增加10kg,剂量增加5mg,最大剂量为50mg,患者年龄>75岁,剂量减半),后继续维持肝素静脉滴注48h左右。我国自主研发的替奈普酶使用说明建议,在静脉肝素治疗的基础上,将16mg替奈普酶以3mL无菌注射用水溶解后,在5~10s内静脉注射完毕。后继续维持肝素静脉滴注48h左右(肝素用法用量见上文)。

(4)阿替普酶:阿替普酶对纤维蛋白具有特异性的亲和力,故可选择性地激活血凝块中的纤溶酶原,使阿替普酶具有较强的局部溶栓作用。阿替普酶无抗原性,轻度消耗纤维蛋白原,但由于半衰期短(3~8min),需要持续静脉给药,具有血管再通率高、脑出血发生率低的特点。GUSTO试验结果表明,在降低早期和1年死亡率方面,阿替普酶优于链激酶。我国的TUCC临床试验显示,国人50mg阿替普酶90min血管再通率达79.3%,TIMI 3级血流者占48.2%,与国外100mg阿替普酶的血管再通率接近,且出血并发症减少。

全量给药法:在静脉肝素治疗的基础上,静脉注射阿替普酶15mg,随后以0.75mg/kg在30 min

内持续静脉滴注（最大剂量不超过 50mg），继之以 0.5mg/kg 于 60min 持续静脉滴注（最大剂量不超过 35mg），总剂量不超过 100mg。后继续维持肝素静脉滴注 48h 左右（肝素用法用量见上文）。

半量给药法：在静脉肝素治疗的基础上，50mg 阿替普酶溶于 50mL 专用溶剂，首先静脉注射 8mg，之后将 42mg 于 90min 内静脉滴注完毕。后继续维持肝素静脉滴注 48h 左右（肝素用法用量见上文）。

1.3.2 非特异性纤溶酶原激活剂（建议仅在无上述特异性纤溶酶原激活剂时应用）

尿激酶对纤维蛋白无选择性、无抗原性、不引起过敏反应，现广泛应用于广大基层医院。尿激酶属于非特异性纤溶酶原激活剂，血管再通率低于特异性纤溶酶原激活剂，出血发生率高。因此建议基层医院首选阿替普酶、尿激酶原、瑞替普酶等特异性纤溶酶原激活剂，仅在无上述药物时选择尿激酶。应注意的是，因为尿激酶溶栓再通率低，并发症发生率高，长期药物经济学效益差，所以基层医院应常规备有特异性纤溶酶原激活剂。STEMI 治疗系一次性窗口性治疗，务求溶栓成功，应该选择特异性纤溶酶原激活剂，任何一种均可，只有在无特异性纤溶酶原激活剂时选择非特异性纤溶酶原激活剂——尿激酶。

2 院前溶栓治疗的适应证和禁忌证

2.1 开展院前溶栓治疗的适应证应具备以下全部 4 个条件

（1）急性胸痛持续 30min 以上，但未超过 12h。

（2）心电图相邻 2 个或更多导联 ST 段抬高在肢体导联 ≥0.1mV、胸导联 ≥0.2mV 或新出现的完全性左（或右）束支传导阻滞。

（3）年龄 ≤75 周岁。

（4）不能在 120min 内完成 PPCI。

2.2 决定溶栓治疗前应综合分析预期风险/效益比、发病至就诊时间、就诊时临床及血流动力学特征、并发症、出血风险、禁忌证及预期 PCI 延误时间等综合因素后决定

2.3 溶栓治疗最常发生的不良反应是出血，因此溶栓前必须排除出血高危患者

鉴于院前溶栓治疗是在救护车上相对简陋的医疗环境下进行的，对于严重出血的处理条件和能力有限，更应严格掌握禁忌证。除了具备绝对禁忌证的患者不能进行溶栓外，具备相对禁忌证的患者亦应严格控制，原则上尽可能不要在院前溶栓。

3 院前溶栓治疗方法

院前溶栓治疗（尤其在救护车上进行院前溶栓治疗）是提高我国 STEMI 患者早期再灌注治疗率的有效手段，但是要具备院前溶栓治疗的基本条件，掌握溶栓治疗的适应证和禁忌证，能够处理溶栓治疗的并发症，同时与相关医院建立高效的救治网络。

3.1 开展院前溶栓治疗的基本条件

由于 STEMI 患者本身的病情不稳定，溶栓治疗过程中可能发生严重的再灌注损伤及再灌注性心律失常，处理不当可能会危及患者生命。因此，开展院前溶栓治疗必须具备以下基本条件：

3.1.1 救护车基本条件

心电图记录设备（心电图机或 12 导联以上心电监护设备）、监护仪（心电、血压、SaO$_2$ 等）、除颤仪、车载供氧、各类抢救药品及溶栓药物。

3.1.2 人员条件

救护车上应配备经过心肺复苏训练的 1 名医师和 1 名护士，其中至少 1 人熟练掌握高级心肺复苏技术。

3.1.3 院前溶栓工作文件

溶栓准备表(表 1),溶栓筛查表(表 2)、溶栓并发症紧急处理简表(表 3),院前溶栓知情同意书(表 4)。

3.1.4 远程支持条件

区域协同共享信息平台(可以是简单的微信平台或互联网医院平台)、由心内科医师和急诊医师参与决策的远程支持团队,以及一键启动电话,以确保溶栓治疗前的确诊、发生紧急情况时的远程指导救治,以及转运目的地的指引与联络等。

3.2 院前溶栓治疗的相关文件

院前溶栓治疗筛查表,可以方便院前急救人员快速筛查适宜溶栓治疗的患者。所有溶栓治疗前的患者必须由院前急救医师进行逐项询问。该筛查表包括两部分:第一部分是适应证的筛查,要求满足全部条件,即全部问题的回答均为"是"才能考虑溶栓治疗,若任何一项回答为"否",即可终止筛查,不能进行溶栓治疗;第二部分是禁忌证筛查,要求全部问题的回答均为"否"才能安全地进行溶栓治疗,若任一问题回答为"是",则可终止筛查,不能进行溶栓治疗。溶栓治疗前应进行知情同意。因为溶栓治疗除了可能发生出血、再灌注性心律失常等不良反应,严重者可能有致死、致残的风险之外,还有可能溶栓失败。即使使用第三代特异性溶栓药,成功率也仅有大约 80%,其中达到心肌梗死溶栓治疗试验(TIMI)血流分级 III 级的仅有大约 65%,仍有 35% 左右的患者因溶栓失败或再灌注不充分需要接受补救性 PCI。因此,按照我国现行的医疗法规,溶栓之前应进行知情同意并签署知情同意书。

知情同意过程应尽可能简明扼要地说明患者的病情、诊断、可能的后果(非再灌注治疗的死亡率)、当前可能选择的治疗措施,以及溶栓治疗的获益(降低死亡率和心力衰竭发生率)。出血风险是知情同意的重点,应将严重出血尤其是颅内出血(0.9%~1.0%)的风险作为重点,尽管已经对患者进行了严格的出血风险筛查,仍有少数患者可能会发生威胁生命的严重出血。但必须强调对于 STEMI 患者,溶栓治疗是"显著获益、低概率风险"的救命性抢救措施,必须要"快",不能因为反复咨询他人而延误宝贵的抢救时机。此外,医患双方要在知情同意书上签署姓名并签署时间,并要精确到分钟。建议开展院前溶栓治疗的救护车上应备好溶栓筛查表和溶栓知情同意书,首份心电图确诊后先进行溶栓筛查,通过筛查后医师首先在知情同意书上签名并签署时间,然后与家属或患者谈话,家属或患者同意后签名并签署时间。

3.3 溶栓治疗方案和抗凝/抗血小板治疗

目前,在临床应用的主要溶栓药物包括非特异性纤溶酶原激活剂和特异性纤溶酶原激活剂两大类,前者包括尿激酶和链激酶。因为非特异性纤溶酶原激活剂溶栓药物的溶栓再通率低、使用不方便,尤其不适合院前溶栓治疗,2018 年版的《ST 段抬高型急性心肌梗死院前溶栓治疗中国专家共识》明确提出不建议应用。而特异性纤溶酶原激活剂适合院前溶栓治疗使用[14,15]。

纤维蛋白特异性纤溶酶原激活剂的作用机制是将血栓内的纤维蛋白降解为纤维蛋白片段而溶解血栓,并不降解循环中的纤维蛋白原。由于急性心肌梗死早期体内促使血栓形成的凝血系统活性很高,凝血及纤溶系统处于动态平衡之中,在溶栓药物溶解的同时或之后仍然不断有新的血栓形成。因此,溶栓治疗期间及之后必须联合使用抗凝和抗血小板治疗,以抑制新的血栓形成,防止再闭塞。目前,建议应用于急性心肌梗死抗凝的药物有普通肝素、依诺肝素、磺达肝癸钠及比伐卢定。鉴于证据级别的原因及备药的便捷性,2018 年版的《ST 段抬高型急性心肌梗死院前溶栓治疗中国专家共识》明确提出不建议院前溶栓治疗患者常规使用磺达肝癸钠和比伐卢定进行抗凝治疗。应选择普通肝素或依诺肝素作为院前溶栓治疗的辅助抗凝药物。2018 年版的《ST 段抬高型急性心肌梗死院前溶栓治疗中国专家共识》明确提出双联抗血小板治疗是所有 STEMI 患者的基础治疗。所有 STEMI 患者若无禁忌证均应在诊断明确后尽早开始双联抗血小板治疗。对于发病前没有长期规律服用阿司匹林的患者,应立即嚼服 300mg 阿司匹林;对于长期服用阿司匹林的患者,再追加 150mg。在阿司匹林基础上,所有溶栓患者均应口服 300mg 负荷剂量氯吡格雷(维持剂量 75mg,每日 1 次)或 180mg 替格瑞洛(维持剂量 90mg,每日 2 次)[16]。

3.4 溶栓效果评估

溶栓治疗目的是通过溶解血栓尽可能早地开通梗死相关血管,恢复心肌血流灌注,挽救因缺血濒临坏死的心肌,以减少梗死面积,降低早期死亡率,保存患者的心功能。临床评估和冠状动脉造影是目前评估溶栓治疗效果的两种常用方法。临床评估溶栓治疗成功的标志是在溶栓治疗后 60~90min 内:①抬高的 ST 段回落≥50%;②胸痛症状缓解或消失;③出现再灌注性心律失常,例如加速性室性自主心律、室性心动过速甚至心室颤动、房室传导阻滞、束支传导阻滞突然改善或消失,或下壁心肌梗死患者出现一过性窦性心动过缓、窦房传导阻滞,伴或不伴低血压。其中最有价值的是加速性室性自主心律,但其敏感度和特异度并不高;④心肌坏死标志物峰值提前,例如心肌肌钙蛋白峰值提前至发病后 12h 内,肌酸激酶同工酶峰值提前至 14h 内。上述指标需要回顾性判断,并不能用于早期判断。典型的溶栓治疗成功表现是在抬高的 ST 段回落≥50% 的基础上,加上胸痛症状明显缓解和(或)出现再灌注性心律失常。冠状动脉造影是判断溶栓是否成功的金标准。失败的定义为溶栓后 90min 造影时梗死相关血管持续性闭塞(TIMI 血流分级 0~Ⅰ级),成功的标准为 TIMI 血流分级Ⅱ级或Ⅲ级,其中 TIMI 血流分级Ⅲ级为完全性血管再通。

表 1　院前溶栓准备表

确认救护车基本条件	
心电图机	是□ 否□
监护仪	是□ 否□
除颤仪	是□ 否□
车载供氧	是□ 否□
胸痛快速检验(POCT):应取指尖血以便于 120 医生操作	是□ 否□
药品	
抢救药品	是□ 否□
溶栓治疗相关药品:阿司匹林、氯吡格雷、注射用重组人尿激酶原/瑞替普酶/阿替普酶/普通肝素/依诺肝素	是□ 否□
急救车医护人员	
熟练掌握/心肺复苏的医生或护士	是□ 否□
保障团队	
由心内科医师和急诊科医师参与决策的远程支持团队	是□ 否□
心脑绿色通道	是□ 否□
院前溶栓工作文件	
溶栓筛查表	是□ 否□
院前溶栓知情同意书	是□ 否□
溶栓操作规程	是□ 否□

表 2　急性 ST 段抬高型心肌梗死溶栓筛查表

STEMI 溶栓适应证筛查	结果
（1）严重的持续性胸痛/胸闷发作 ≥ 30 min	是□ 否□
（2）相邻 2 个或更多导联 ST 段抬高在肢体导联 ≥ 0.1 mV，胸导联 ≥ 0.2 mV；或新出现的完全性左（或右）束支传导阻滞	是□ 否□
（3）发病时间 ≤ 6 h	是□ 否□
（4）年龄 ≤ 70 岁	是□ 否□
（5）不能在 120min 内完成 PPCI	是□ 否□

以上任何一项若为"否"，则终止筛查，不能选择溶栓治疗；若全部为"是"，请继续下列筛查

STEMI 溶栓禁忌证筛查	结果
（1）既往颅内出血史或未知部位的脑卒中史	否□ 是□
（2）近 6 个月内有缺血性脑卒中发作	否□ 是□
（3）中枢神经系统损伤、神经系统肿瘤或动静脉畸形	否□ 是□
（4）近 2 个月出现过重大创伤、外科手术或头部损伤	否□ 是□
（5）曾有消化道大出血病史或目前有活动性消化道溃疡病患者	否□ 是□
（6）各种血液病、出血性疾病或有出血倾向者（月经除外）	否□ 是□
（7）明确、高度怀疑或不能排除主动脉夹层	否□ 是□
（8）感染性心内膜炎	否□ 是□
（9）高血压患者经积极降压治疗后，血压仍 ≥ 180/110 mmHg 者	否□ 是□
（10）正在使用抗凝药（如华法林及新型口服抗凝药）的患者	否□ 是□
（11）严重肝肾功能障碍、严重消耗状态或晚期恶性肿瘤等患者	否□ 是□
（12）妊娠期女性	否□ 是□
（13）长时间或有创性复苏	否□ 是□
（14）医师认为其他不适合静脉溶栓治疗的疾病及情况	否□ 是□

若上述任□一问题回答为"是"，则终止筛查，不能选择溶栓治疗；仅当上述回答全部为"否"，方可进入以下知情同意环节

| 患者和（或）家属签署知情同意书 | 是□ 否□ |

若患者和（或）家属签署了溶栓治疗知情同意书，则可开始溶栓治疗

表 3 　常见溶栓并发症处理院前溶栓并发症处理

并发症	处理策略	完成情况
缓慢型再灌注心律失常	静脉注射阿托品 0.5~1mg 或山莨菪碱 30~60μg/min 静脉泵入	□完成
出现频发或多形性室性期前收缩、加速性室性自主心律、室性心动过速	* 积极静脉补钾,将血钾水平维持在 4.5~5.0 mmol/L * 美托洛尔稀释或不稀释 2.5~5.0mg 静脉注射,继以 25~50μg/(kg·min) 静脉滴注维持, 如病情需要, 间隔 5~15min 可再次予以 2.5~5.0mg 静脉注射 * 静脉注射利多卡因 75~100mg, 有效者以 1~4mg/min 持续静脉滴注维持	□完成
尖端扭转性室性心动过速或心室颤动, 或伴有血流动力学紊乱的单形性室性心动过速	* 电复律 * 反复发作呈现电风暴患者应尽快静脉注射 β 受体阻滞剂 * 积极静脉补钾,将血钾水平维持在 4.5~5.0 mmol/L	□完成
心搏骤停	心肺复苏	□完成
颅内出血	停止溶栓、抗栓治疗,尽快将患者送至医院行急诊头颅 CT 或磁共振检查,降低颅内压治疗(适当控制血压、抬高床头 30°、静脉推注甘露醇、进行气管插管和辅助通气等)	□完成
消化道出血	停止溶栓、抗栓治疗,尽快将患者送至医院,尽早进行鼻胃管引流,经鼻胃管或者口服 0.1%去甲肾上腺的冰盐水止血	□完成

科室:　　　床号:　　　病案号:　　　姓名:　　　性别:□男、□女　　　年龄　　　岁

临床诊断:　　　　　　　　　　　　　　　　　　　　治疗

项目:溶栓治疗

患者病情须知:患者根据病史及目前评估,考虑诊断急性心肌梗死,病情危重,随时有生命危险,目前无明显溶栓禁忌证,溶栓治疗是抢救生命的治疗,溶栓越早效果越好,需尽快溶栓,开通梗死相关血管,挽救心肌和生命。

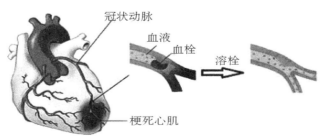

图 1 　心肌梗死解剖示意图

溶栓治疗存在一定的医疗风险,特此向患者或家属告知可能发生的意外情况和并发症,包括(但不限于):

(1)致死性大出血风险(2%~5%),包括颅内出血、消化道出血、腹膜后出血、全身广泛出血、不可压迫部位大出血、失血性休克等,严重者可能导致死亡,必要时需输血或外科抢救治疗;其他出血情况包括皮肤黏膜出血、眼底出血、泌尿道出血等。

(2)溶栓失败(35%~55%),不能开通堵塞血管,仍需行补救性手术(冠脉造影,必要时 PCI 术)治疗,甚至出现患者死亡,人财两空的情况。

(3)少见的不良反应有恶心、呕吐、腹泻、瘙痒性皮疹、过敏反应及皮肤坏死。

(4)再灌注心律失常:可出现室性心动过速、心室颤动、显著心动过缓、房室传导阻滞、心博骤停等致死性恶性心律失常,必要时需要电复律或电除颤、安置临时起搏器等抢救,但严重时可立即致命。

(5)极少不可预知的风险。

我们无法保证溶栓治疗不会发生严重的颅内或身体其他部位的出血,但在治疗后,我们将密切关注一切变化,并尽可能来防止和治疗产生的副作用。我们不能保证溶栓治疗一定成功,不能保证患者症状一定会得到改善,同时不能保证不会再次发生心肌梗死。

目前我院提供使用的经静脉溶栓药物:

建议选择高再通率、低出血风险的溶栓药物:尿激酶原□,费用约 11500 元

若不同意上述药物,可选择:尿激酶□,费用约 2000 元

表 4　溶栓知情同意书

医护人员陈述:

我已告知患者授权委托人将要进行的治疗方式,此项治疗及溶栓术后可能发生的并发症和风险,并且解答了患者授权委托人关于此次治疗的相关问题。

如果不溶栓治疗,患者可能面临的风险是:丧失治疗时机甚至因此死亡。

可替代方案:1.单纯抗凝抗血小板治疗　2.不治疗

医师签字:　　　　　　　　　　　　　沟通时间:　　年　月　日　时　分

患者、患者家属或患者的法定监护人、授权委托人:

经过医生详细告知患者的病情、预后、治疗方式、此次治疗及溶栓术可能发生的并发症和风险,我明白病情且充分了解告知内容。经认真考虑,我　　　　选择此项治疗,并有充分的思想准备愿意承担可能面临的风险。特此签字授权。

患者签字:　　　　　　　　患者代理人签字:　　　　　　　关系:

时间:　　年　月　日　时

4 溶栓治疗的并发症及医护观察处置要点

4.1 STEMI 并发症诊断及处理

STEMI 患者一旦发生严重并发症,应与上级 PCI 医院建立网络会诊,请上级医院指导诊断治疗,并应积极转至上级医院处理。

4.1.1 ST 段抬高型心肌梗死并发心律失常

STEMI 并发心律失常时,应该尽快开通梗死相关血管,改善心肌灌注,纠正缺血缺氧,维持稳定的心电生理学状态。同时去除直接导致心律失常的诱因,如低钾血症、酸碱平衡紊乱等,并针对心律失常特点和危险程度,采用非药物(电除颤或电复律)和药物(以静脉药物为主)治疗,维持电生理和血流动力学稳定。

(1)快速心律失常

①心室颤动:STEMI 患者出现恶性心律失常时,以突发心室颤动最为常见,是导致 STEMI 患者早期死亡的原因之一,故需高度重视。其发生原因与 STEMI 导致的心肌电生理特性变化、高交感张力状态及低钾血症造成的离子环境异常有关。治疗方法:首先应立即予以非同步直流电除颤(双相波 200J,单相波 360J),在未恢复有效的自主心脏搏动之前,应坚持持续有效的心脏按压,并给予人工辅助呼吸,争取尽早再灌注治疗。同时应静脉应用 β 受体阻滞剂:a.美托洛尔:稀释/不稀释 2.5~5mg 静脉注射,继以 25~50μg/(kg·min)静脉维持(先静脉注射后静脉滴注),如病情需要,间隔 5~15min 可再次予以 2.5~5 mg 静脉注射;b.艾司洛尔:负荷剂量 0.5mg/kg 静脉注射,继以50μg/(kg·min)静脉维持(先静脉注射后静脉滴注),如疗效不满意,间隔4min 可再次予以 0.5mg/kg 静脉注射,静脉维持剂量可按50~100μg/(kg·min)的幅度逐渐递增。若无静脉 β 受体阻滞剂可予以利多卡因等其他抗心律失常药物。可酌情使用利多卡因 50~100mg 静脉注射,继以 1~4mg/min 静脉滴注维持,必要时间隔 5~10min 可再次静脉注射,最大量不超过 3mg/kg。若上述药物无效时,可酌情予以胺碘酮静脉注射,注意在合并低钾血症时可使胺碘酮的抗心律失常作用转化为致心律失常作用,故不应在低钾血症时使用胺碘酮。合并低钾血症时,应积极予以静脉补钾治疗,维持血钾水平>4.5 mmol/L。

②交感风暴:是指 24h 内发生的心室颤动或室性心动过速≥2 次,并需要紧急治疗的临床症候群。患者表现为反复发作性晕厥,可伴交感神经兴奋性增高的表现,如血压升高、呼吸加快、呼吸性碱中毒、心率加快、焦虑等。心电监测记录到反复发作的心室颤动或室性心动过速。治疗方法:电除颤或电复律:应该尽快进行电除颤或电复律以期恢复血流动力学稳定。在转复心律后,应该进行常规的心肺脑复苏后治疗。抗心律失常药物:应该首选静脉 β 受体阻滞剂,用法用量同上,根据病情可增加剂量并重复给药。应该积极静脉补钾治疗。应该给予镇静、抗焦虑等药物,必要时可行冬眠疗法。应该尽快开通血管,恢复灌注,维持心电生理及血流动力学稳定。

③尖端扭转型室性心动过速(Torsade de Pointes,TdP):STEMI 患者早期发生 TdP 与高交感张力状态及低钾血症密切相关。治疗方法:对于 TdP 不能自行终止或演变为心室颤动者,应予最大能量非同步直流电除颤(双相波 200J,单相波 360J)。应该静脉应用 β 受体阻滞剂,用法用量同上。补钾:TdP 往往与低钾血症相关,故应该积极静脉补钾,将血钾水平维持在 4.5~5.0mmol/L。

④持续性室性心动过速:有血流动力学障碍者应立即同步直流电复律。血流动力学相对稳定的患者可使用抗心律失常药物(可选择 β 受体阻滞剂、利多卡因或胺碘酮),无效者也可使用电复律。

⑤室性期前收缩:多源、多形性室性期前收缩或 RonT 型期前收缩等高危室性早期前收缩可为心室颤动先兆,常发生于高交感状态、严重心肌缺血、低钾血症时,应立即给予静脉 β 受体阻滞剂或利多卡因及静脉补钾治疗,以提高心室颤动阈值,避免恶化发展为室性心动过速或心室颤动。同时应给予镇痛、镇静治疗以降低交感张力。

⑥再灌注性室性心律失常:非持续性室性心动过速(持续时间<30s)和加速性室性自主心律不需要预防性使用抗心律失常药物,但需严密观察心电监护,保持除颤器处于备用状态。

（2）缓慢性心律失常

对于窦性心动过缓合并低血压、二度房室传导阻滞（莫氏2型）或三度房室传导阻滞患者,应给予阿托品0.5~1mg静脉注射,必要时可重复给药,总量一般不超过3mg;也可静脉注射山莨菪碱5~10mg,后以30~60μg/min提升心率。研究发现,经静脉或冠状动脉给予山莨菪碱同时具有改善冠状动脉微循环、预防和治疗急诊PCI术中无复流的作用。因此,对于高位起搏点、QRS波群<120ms的高度房室传导阻滞,可静脉给予阿托品、山莨菪碱;对于低位起搏点、QRS波群>120ms的高度房室传导阻滞,心室率<35次/min者,应给予异丙肾上腺素1~4μg/min,但应注意异丙肾上腺素引起的室性心律失常。药物治疗无反应、伴有血流动力学障碍的严重过缓性心律失常患者,建议采用临时心脏起搏治疗。必要时在网络会诊指导下尽快转往上级PCI医院治疗。

4.1.2 急性左心衰竭、肺水肿

STEMI并发急性左心衰竭多见于高龄、既往有陈旧心肌梗死病史及急性大面积心肌梗死患者,需早期识别及处理。若发病在12~24h内,应在网络会诊指导下立即转至上级医院行PCI治疗。合并急性左心衰竭患者的主要临床表现为胸闷、气短、呼吸困难,严重时可端坐呼吸,咳粉红色泡沫样痰;体检可发现心动过速、奔马律、两肺尤其是肺底部可闻及啰音。

急性左心衰竭、肺水肿的治疗:①端坐位,双下肢下垂;②应给予高流量吸氧;③应静脉注射袢利尿剂如呋塞米20~40mg,如果必要应间隔1~4h重复;也可交替使用托拉塞米、布美他尼等;④对无禁忌证的患者,建议静脉注射吗啡3mg,用药过程中观察呼吸、血压情况;⑤对无低血容量、低血压患者,应静脉滴注硝普钠或硝酸酯类药物;⑥可静脉应用注射用重组人脑利钠肽,该药通过扩张静脉和动脉（包括冠状动脉）,降低心脏前、后负荷;同时具有一定的促进钠排泄、利尿及抑制肾素-血管紧张素-醛固酮系统和交感神经系统的作用。用法:首先静脉注射负荷剂量1.5~2μg/kg,后维持剂量0.0075~0.01 μg/(kg·min)静脉滴注,应用过程中应密切观察患者血压;⑦伴低血压时可使用血管活性药物,可酌情使用多巴胺2~15μg/(kg·min)或多巴酚丁胺2~10μg/(kg·min)。在没有禁忌证的情况下,应尽早从小剂量开始应用β受体阻滞剂、ACEI,如果患者不能耐受ACEI,可用ARB替代治疗,亦可以酌情给予螺内酯治疗。依据患者病情,可酌情加用改善缺血状态下心肌能量代谢药物如曲美他嗪、注射用磷酸肌酸钠等。STEMI发病的24h内尽量避免静脉使用洋地黄制剂,以免增加恶性室性心律失常和心脏破裂危险。24h后可酌情小剂量应用洋地黄制剂。

4.1.3 心源性休克心源性休克的近期预后与血流动力学异常程度直接相关

通常是由大面积心肌坏死、合并右心室梗死或严重机械性并发症（如室间隔穿孔、游离壁破裂、乳头肌断裂）导致的急性泵衰竭所致。心源性休克临床表现为低灌注状态,包括四肢湿冷、尿量减少和（或）精神状态改变;严重持续低血压（收缩压<90mmHg或平均动脉压较基础值下降≥30mmHg）。此外,需除外其他原因引起的低血压。

处理措施:应在网络会诊指导下进行抢救并积极转至上级PCI医院进行救治,并告知患者病情危重,预后极差。转运过程中,除STEMI一般处理外,应静脉滴注血管活性药物以稳定患者的血流动力学。

（1）严重低血压时,适当补液扩容,静脉滴注多巴胺2~15μg/(kg·min),必要时可同时静脉滴注多巴酚丁胺2~10μg/(kg·min)。

（2）大剂量多巴胺无效时,也可静脉滴注去甲肾上腺素2~8μg/min。

（3）在应用升压药的同时可考虑加用硝普钠治疗,从小剂量开始,5~10μg/min输液泵持续静脉滴注。

(4)对于重症心源性休克的患者,在上级医院指导下,根据病情酌情应用左室辅助装置:主动脉气囊反搏(IABP)、impella 及体外膜肺氧合(ECMO)等进行抢救。

4.1.4 机械性并发症 STEMI

机械性并发症包括左室游离壁破裂、室间隔穿孔、乳头肌功能不全或断裂。当 STEMI 患者突发血流动力学状态恶化或体检发现新出现的心脏杂音时,需高度警惕机械性并发症的发生,应尽快行超声心动图检查明确诊断。此类患者预后较差,可在上级医院指导下,根据病情,酌情应用左室辅助装置,尽早转往上级医院行外科手术修补或导管介入治疗。

5 进展

溶栓成功只是治疗的开始而非结束,从个体化到体系化的思考。

5.1 STEMI 救治体系建设与院前溶栓治疗

由于 STEMI 患者多以急性胸痛为首发症状,多数患者首诊于不具备 PPCI 能力的基层医院,即使通过救护车入院的患者,常常也是被救护车依据就近原则送至最近但不具备救治能力的医院,需要经过二次转诊才能到达 PPCI 医院。因此,建立适应 STEMI 早期快速救治体系至关重要。我国自 2011 年创立首个以区域协同救治体系为核心的胸痛中心以来,胸痛中心已经成为我国 STEMI 救治体系的主要承载形式[17]。在胸痛中心认证和国家卫计委发布的《胸痛中心建设与管理指导原则(试行)》[18]的推动下,我国 STEMI 救治体系正在逐步形成。

5.2 STEMI 救治体系建设的核心理念

我国胸痛中心建设的核心理念是通过将区域医疗资源整合,建立能在最短时间内将急性胸痛患者送至具有救治能力的地点接受最佳治疗,对于 STEMI 患者,就是要在最短时间内实现再灌注治疗。

5.3 区域协同救治体系建设的关键环节及工作机制

区域协同救治体系建设的关键环节主要包括 PPCI 医院、不具备 PPCI 能力的基层医院,以及院前急救系统。基于我国的现实条件,具有 PPCI 能力的医院应主动承担 STEMI 区域协同救治体系建设的主要任务,通过组建全天候即时响应的 PPCI 团队和建立先救治后收费机制,建立 STEMI 救治的院内绿色通道,使 STEMI 患者从进入医院大门到开通血管的门-球时间短于 90min 并持续缩短。在此基础上,建立与院前急救及非 PPCI 医院共享的信息平台(微信群或其他急救信息平台)及一键启动电话。有研究结果表明[19],与自行来院组和转院组相比,微信平台的急性心肌梗死院前溶栓组患者心肌总缺血时间显著缩短。由于我国现阶段医疗资源分布不均,基层医疗不发达,区域协同救治体系遵循就近原则。极大减少了急性心肌梗死诊断延搁时间,从发病到再灌注时间显著缩短。用微信平台进行远程诊断和治疗,提高了远程会诊和指导治疗的效率;在转运过程中实施实时观察和指导,提高了院前溶栓的安全性。借助微信平台对 AMI 快速远程诊断,尽早进行院前溶栓,可显著缩短 STEMI 患者心肌总缺血时间,提高救治时效性。将会极大提高 AMI 患者再灌注治疗的比率,减少患者死亡率,减少心力衰竭的发生率,改善患者的生活质量。当急性胸痛患者拨打急救电话后救护车到达现场,10min 内完成首份心电图并传输至胸痛中心信息共享平台,通过一键启动电话通知 PPCI 医院的心内科医师帮助诊断。对于诊断明确的 STEMI,若能在指南规定的 120min 内送至就近的 PPCI 医院并完成 PPCI(包括转运及门-球时间),则应尽可能实施绕行非 PPCI 医院、绕行 PPCI 医院急诊室和 CCU 直达导管室,以最大限度地节省救治环节和时间,尽快开通闭塞的冠状动脉。若不能在 120min 内完成上述转运及 PPCI,则应在救护车上启动院前溶栓治疗,溶栓后将患者直接送至 PPCI 医院接受后续冠状动脉造影。若救护车不具备院前溶栓治疗条件,则应将患者送至就近的能开展溶栓的非 PPCI 医院进行溶栓治疗,溶栓后再转运至 PPCI 医院接受后续冠状动脉造影。对于自行到达非 PPCI 医院就诊的患者,同样要求在首诊后 10min 内完成首份心电图并传输至信息共享平台,由 PPCI 医院心内科医师帮助诊断,确诊的 STEMI 患者遵循上述原则选择直接转运 PCI 或者先溶栓治疗后转运。

5.4 区域协同救治体系建设的主要工作内容

依据《胸痛中心建设与管理指导原则(试行)》及《规范化胸痛中心建设与认证》,我国 STEMI 区域协同救治体系建设是在各级卫生行政主管部门的推动下,以具备 PPCI 能力的医院为建设主体,其主要工作内容包括:

5.4.1 具有 PPCI 能力的医院建立 STEMI 的院内快速救治绿色通道

包括急性胸痛优先,先救治后收费机制,能在 30min 内启动的全天候应急响应的 PPCI 团队,制订涉及 STEMI 诊断、鉴别诊断及再灌注治疗各环节的工作流程图、时间节点记录和管理、团队的培训和教育、考核及反馈机制、质量控制及持续质量改进机制等。

5.4.2 建立区域内共享的信息平台及即时响应机制

通过微信群或其他信息技术建立区域共享信息平台,用于诊疗信息的共享与交流、诊断及决策,同时应公布各关键岗位的一键启动电话,确保全天候应急响应。

5.4.3 院前急救系统与各医疗机构的联合救治

签署联合救治协议,制订统一的 STEMI 诊断及再灌注方案和流程图、时间节点记录与管理、培训与教育、联合演练、考核与反馈机制等。

5.4.4 PPCI 医院与周边非 PPCI 医院之间的联合救治

签署联合救治协议,制订 STEMI 诊断及鉴别诊断流程,依据转运距离和时间制订统一的再灌注方案和流程图、时间节点记录与管理、培训与教育、考核与反馈机制等。

5.4.5 区域协同的联合例会制度

定期召开由参与区域协同救治体系建设的各单位代表参与的联合例会,通常由 PPCI 医院或地区卫生行政主管部门主持,通过分享各项数据质量指标和流程改进成效、分析存在的问题,以及讨论解决方案等使虚拟的区域协同救治体系实现实体运行。

参考文献:

[1]陈伟伟,高润霖,刘力生,等.《中国心血管病报告 2016》概要[J].中国循环杂志,2017,32(6):521-530.

[2]Rosselló X, Huo Y, Pocock S, et al. Global geographical variations in ST-segment elevation myocardial infarction management and post-discharge mortality[J]. Int J Cardiol, 2017, 245:27-34.

[3]中华医学会心血管病学分会,中华心血管病杂志编辑委员会.急性 ST 段抬高型心肌梗死诊断和治疗指南[J].中华心血管病学杂志,2015,43(5):380-393.

[4]O´Gara PT, Kushner FG, Ascheim DD, et al. 2013 ACCF/AHA guideline for the management of ST-elevation myocardial infarction: a report of the American College of Cardiology Foundation/American Heart Association task force on practice guidelines[J]. Circulation, 2013, 127(4):e362-e425.

[5]Ibanez B, James S, Agewall S, et al. 2017 ESC Guidelines for the management of acute myocardial infarction in patients presenting with ST-segment elevation: the task force for the management of a-

cute myocardial infarction in patients presenting with ST-segment elevation of the European Society of Cardiology（ESC)[J]. Eur Heart J, 2018, 39（2）:119-177.

[6]罗望胜,向定成,张金霞,等.远程实时传输12导联心电图对急性ST段抬高性心肌梗死患者的院前诊断价值[J].中华急诊医学杂志,2013,22（6）:669-673.

[7]段天兵,向定成,秦伟毅,等.建立区域协同救治网络对首诊于非冠状动脉介入治疗医院的急性心肌梗死患者再灌注时间及近期预后的影响[J].中华心血管病杂志,2014,42（8）:641-645.

[8]Gibson CM, Pride YB, Buros JL, et al. Association of impaired thrombolysis in myocardial infarction myocardial perfusion grade with ventricular tachycardia and ventricular fibrillation following fibrinolytic therapy for ST-segment elevation myocardial infarction [J]. J Am Coll Cardiol, 2008, 51（5）: 546-551.

[9]Widimsky P, Budesínsk T, Vorác D, et al. Long distance transport for primary angioplasty vs immediate thrombolysis in acute myocardial infarction. Final results of the randomized national multicentre trial--PRAGUE-2[J]. Eur Heart J, 2003, 24（1）:94-104.

[10]Pinto DS, Frederick PD, Chakrabarti AK, et al. Benet of transferring ST-segment-elevation myocardial infarction patients for percutaneous coronary intervention compared with administration of on-site brinolytic declines as delays increase[J]. Circulation, 2011, 124（23）:2512-2521.

[11]佟淑玲.阿替普酶在76例急性心肌梗死溶栓患者治疗中的临床疗效分析[J].中国医药指南,2017,15（6）:43-44.

[12]李春洁,李景悦,冯超,等.急性ST段抬高心肌梗死溶栓结合经皮冠状动脉介入治疗研究进展[J].中国介入心脏病学杂志,2017,25（5）:293-295.

[13]颜红兵,向定成,刘红梅.ST段抬高型急性心肌梗死院前溶栓治疗中国专家共识-中国医学前沿杂志电子版[J]. 2018, 10（4）:1-5.

[14]急性心肌梗死再灌注治疗研究协作组.重组葡激酶与重组组织型纤溶酶原激活剂治疗急性心肌梗死的随机多中心临床试验[J].中华心血管病杂志,2007,35（8）:691-696.

[15]Han YL, Liu JN, Jing QM, et al. The efficacy and safety of pharmacoinvasive therapy with prourokinase for acute ST-segment elevation myocardial infarction patients with expected long percutaneous coronary intervention delay[J]. Cardiovasc Ther, 2013, 31（5）:285-290.

[16]Berwanger O, Nicolau JC, Carvalho AC, et al. Ticagrelor vs clopidogrel after fibrinolytic therapy in patients with ST-elevation myocardial Infarction: a randomized clinical trial [J]. JAMA Cardiol, 2018.

[17]向定成,于波,苏晞,等.规范化胸痛中心建设与认证[M].北京:人民卫生出版社,2017:9-12,218-226.

[18]国家卫生和计划生育委员会.《胸痛中心建设与管理指导原则》(试行)[EB/OL].2017-10-22.

[19]覃一玲,卢发勇,冯百钧.基于微信平台的急性心肌梗死院前溶栓研究,岭南急诊医学杂志[J].2020, 25（3）: 287-289.

冠心病及其危险因素的社区健康教育要点

丽江市人民医院骨科　和冬兰

1 技术概述

冠状动脉粥样硬化性心脏病（coronary atherosclerotic heart disease，CHD）是指冠状动脉内膜脂质沉积、动脉粥样硬化、狭窄、痉挛或管腔阻塞引起的心肌缺血、缺氧或坏死的心脏病。世卫组织预测，2020年冠心病将成为人类致残和死亡的主要原因之一。可见，冠心病已经威胁到人们的生命和健康，给社会和家庭经济造成了沉重的负担。然而，冠心病是无法治愈的，需要终身治疗和管理，但70%~80%的病情稳定患者在家庭和社区。冠心病（CHD）无法治愈，需要终身治疗和管理。社区卫生服务机构以患者为中心，具有综合性和连续性强的特点，能够满足冠心病保护的需要，是冠心病管理的首选[1]。 CHD社区管理是以社区为单位，CHD为疾病目标，采取有计划的干预指导，提高CHD的控制率，降低其伤害率、致残率和死亡率的工作方法。其三级防病（康复）减少后遗症和并发症冠心病的发生，降低了冠心病的复发率和死亡率。其主要内容包括设定健康目标、制定工作计划、具体干预方法、评价干预措施的效果等[2]。冠心病科学管理模式遵循生物—心理—社会医学模式，为冠心病患者提供健康服务。

同时，积极干预冠心病患者面临的各种危险因素，为冠心病患者及其家属提供用药指导、健康指导和人文关怀。通过科学有效的冠心病管理，人们了解与冠心病相关的危险因素，采取有效措施，不仅可以改善自身健康，降低冠心病的患病率，甚至可以在关键时刻挽救生命。同时，提高了患者的生活质量，节约了医疗服务资源[3]。国外研究也发现，有效的社区管理对延缓疾病进展、改善患者心脏功能、提高生活质量具有积极作用。社区干预可以有效预防、治疗、监测和管理疾病，可以持续为冠心病患者提供可靠的院外护理支持和后续治疗效果[4]。

健康教育的核心理念是强调患者在慢性病管理中的作用。通过健康教育和健康促进，可以提高患者对冠心病的预防和康复意识，提高患者的治疗依从性、自我保护意识和能力。患者建立良好的健康行为，从而提高患者自我管理疾病的能力。通过健康教育，患者掌握了疾病预防控制知识，增强了自我管理和保健意识，积极检查和监测自己的身体状况，提高了配合治疗的意愿和自我控制能力，预防了疾病的发生。健康教育可以提高冠心病患者对疾病相关知识和健康生活习惯的重要性和必要性的认识，养成健康的生活习惯，减少不良情绪，提高治疗依从性，从而延缓疾病的发展，改善生活质量，减少死亡人数[5]。健康教育可以提高患者对疾病的认识和关注，引导患者采取有效的自我管理措施。因此，社区卫生服务中心为冠心病患者提供专业的治疗、护理和健康指导，是充分利用患者及其家属和整个卫生服务体系资源的理想方案。冠状动脉造影和血管内成像是诊断该疾病的"金标准"。治疗方法主要包括改变生活方式、药物治疗和血运重建治疗。从冠心病的治疗角度来看,保守药物治疗是一线治疗,如果不适用,可以考虑冠状动脉搭桥术。但是,考虑到手术用药的风险仍然很高,在大多数情况下不能使用介入疗法,因此在治疗过程中,常需要密切关注患者的各项指标及体征,因此护理人员的针对性护理就极为重要。

总之,健康教育是患者获取知识的有效途径。国内外对冠心病健康教育的研究侧重于形式和内容,而对健康教育频次与患者疾病知识维护的关系研究甚少。通过对社区 CHD 患者实施不同频率的健康教育,加强和维持患者的疾病知识水平,研究加强和维持社区 CHD 患者的健康教育,提升 CHD 患者疾病知识水平和自我管理能力,为今后社区 CHD 健康教育时机的选择提供了发展方向。

2 适应证

冠状动脉粥样硬化内脏疾病(CHD)是由于多种原因引起冠状动脉腔狭窄或闭塞,导致局部肌肉血液灌注不足,进而导致心肌细胞缺血和缺氧,甚至坏死。其发病机制包括器质性冠状动脉疾病和功能改变。两者可以单独存在,也可以同时存在[6]。据估计,我国有 2.9 亿人患有心血管疾病,其中 1100 万人患有冠心病。采纳标准如下:

①所有患者经检查发现,均与冠心病相符,符合诊断标准;②存在用药指征患者。

3 使用方法

通过对冠心病及其危险因素的社区健康教育效果衡量,得出最终结果。研究工具由一般资料问卷、冠心病相关知识问卷、冠心病自我管理行为量表三份构成。

由研究者自行设计包括人口学特征和疾病相关资料:①人口学特征包括性别、年龄、文化程度、职业、婚姻状况、医疗费用支付方式等;②疾病特征资料包括 CHD 病程病史等。

问卷由中南大学肖美莲[7]编制,共 8 个维度 52 个项目。评价项目为"同意""不同意"和"不知道"。问卷评分范围为 0~52 分,评分越高,患者对疾病的了解程度越高。

冠状动脉疾病自我管理量表(CSMS)由任红艳等编制[8]。综合量表包括 3 个维度 27 个项目。每个项目都使用李克特 5 级评分方法。每个维度项目的得分总和代表该维度的总分;得分越高,自我管理行为越好。

4 护理及观察要点

4.1 健康教育时期

通过预实验将强化—维持健康教育分为三个时期:知识强化期、知识维持期(3 周)、知识观察期(3 月)。健康教育流程图(见图 1)[9]。

第一阶段:知识强化期

每周研究者采用 CHD 相关知识问卷评价研究对象疾病相关知识水平并立即给予健康教育。直至研究对象疾病相关知识水平评价达标,则进入第二阶段。

第二阶段:知识维持期(3 周)

本阶段采用 CHD 相关知识问卷连续 3 周评价研究对象疾病相关知识水平。评价结果有不达标者,则返回第一阶段——知识强化期;评价结果均达标者,则进入第三阶段——知识观察期。(三个月)

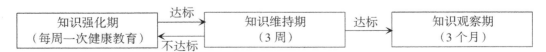

图 1 冠心病健康知识教育达标判断

4.2 健康教育方式

由同一研究者每周通过电话预约患者,采取"面对面"形式进行健康教育。

4.3 健康教育内容源于《冠心病康复与二级预防中国专家共识》[10]

健康教育内容包括冠心病概念和冠心病分类。

CHD 相关危险因素,如吸烟、饮酒、高血压、糖尿病、肥胖等。

CHD 易感因素,如疲劳、情绪剧烈变化、剧烈运动、体温快速变化、暴饮暴食、劳累排便等;心绞痛发作的部位、性质、持续时间与心肌梗死的区别、自救措施等心脏病发作的临床表现;心电图检查、冠状动脉造影等临床常见的 CHD 检查方法和目的。

CHD 治疗方法,如生活方式改变、药物治疗、手术治疗。

CHD 常用药物的名称、种类、作用和副作用。如硝酸酯类药物、抗血小板药物(如阿司匹林、氯吡格雷)、β 受体阻滞剂中硝酸甘油的给药方法、贮存方法和有效期。如美托洛尔、比索洛尔和卡维地洛)等药物的作用和副作用。出院后冠心病二级预防知识,如戒烟限酒、合理饮食、生理指标正常范围、适当活动、规律服药、定期复查、及时就医。

5 注意事项

(1)查阅大量相关文件,咨询专家和导师,确保项目设计的科学性、创新性和可行性。

(2)在项目启动前,征得社区相关管理人员的同意和支持,以确保项目的顺利实施,根据纳入和排除标准严格筛选研究对象。

(3)研究者将详细介绍本研究的目的和意义,取得研究对象的同意并签署《知情同意书》。

(4)研究人员指导研究对象以"一对一"的形式填写问卷。调查员在填写问卷时,当场核对问卷,及时填写问卷中遗漏的项目,确认无误后返还问卷,确保数据的完整性和准确性。

(5)数据收集由研究者本人独立完成。

(6)研究者承诺对所有信息保密、不泄露,并与患者建立良好的信任关系。

6 前景及进展

冠心病是心血管死亡因素中风险和发病率最高的类型,这使得该病的诊断和治疗对患者尤为重要。同时,老龄化也增加了与治疗相关的风险,对治疗并发症的高度敏感性使得老年人的治疗尤为困难。从冠心病的治疗来看,保守药物治疗是一线治疗,包括抗血小板药、血管扩张药、心功能维持药和降压药。我国自 2009 年深化医改以来,国家政府先后出台了一系列相关慢性病管理政策、法律法规,逐步加大对社区慢性病管理的投入,不断完善社区慢性病管理体制和制度,准备社区人员建立示范社区卫生服务活动中心[11]。社区主要依靠社区居委会、街道办事处和志愿者的支持。一些社区探索实践了社区首诊、双向转诊、多种形式的医联体、家庭医生签约服务等[12]。社区卫生服务机构以患者为中心,具有综合性和连续性强的特点,能够满足冠心病保护的需要,是冠心病管理的首选[13]。 CHD 社区管理是以社区为单位,CHD 为疾病目标,采取有计划的干预指导,提高 CHD 的控制率,降低其伤害率、致残率和死亡率的工作方法。其本质是实行三级预防工作,即初级疾病预防(病因预防);疾病二级预防(早发现、早诊断、早治疗);三级防病(康复)减少后遗症和并发症冠心病的发生,降低了冠心病的复发率和死亡率。其主要内容包括设定健康目标、制定工作计划、具体干预方法、评价干预措施的效果等。冠心病科学管理模式遵循生物—心理—社会医学模式,为冠心病患者提供健康服务。

同时,积极干预冠心病患者面临的各种危险因素,为冠心病患者及其家属提供用药指导、健康指导和人文关怀[14]。因此,社区卫生服务中心为冠心病患者提供专业的治疗、护理和健康指导,是利用患者及其家属和整个卫生服务系统资源的理想方案[16,17]。

目前,发达国家政府高度重视冠心病的管理。在政策、法律、法规、财政等方面提供有力的支持和保障,完善的规范化管理体系和全科医生继续教育培训体系,多元化的服务组织形式,健全的医疗服务质量监督体系和信息化管理体系,社区资源得到充分利用,推动社区冠心病防控工作的开展[17]。社区冠心病的防治工作由全科医生、社区护士、社会工作者和医疗支持人员共同负责。重点是疾病风险预测与评估、生活与行为干预、危险因素控制管理、冠心病健康教育等一级预防。 20 世纪末,芬兰北卡罗来纳州对 CHD 患者的健康教育、生活和行为干预,在 25 年内使中老年人群的 CHD 患病率降低了 70%[18]。在一项国际多中心研究中,某冠心病相关医院与社区联合预防研究发现,社区组干预管理组患者饮食健康、体育锻炼、戒烟、体质指数、血压、血脂、血糖水平和标准化药物,医院和社区共同管理冠心病患者,可以显著提高疗效。

参考文献:

[1]刘玮楚, 王攀, 罗业涛,等.基于健康信念模式的冠心病患者自我管理行为模型构建及实证研究[J].第三军医大学学报, 2020,42,584(9):104-114.

[2]徐卫刚, 彭德荣, 陈晨,等.社区冠心病患者自我管理现状及影响因素研究[J].中国全科医学, 2019(28).

[3]陈媚, 刘艳茹, 吕英慧,等."生命网"流程在冠心病患者健康教育中的应用效果[J].中国健康教育, 2017(1).

[4]周霞, 廖生武, 易松,等.分级诊疗背景下社区老年冠心病患者医养结合健康管理模式研究[J].中国全科医学, 2017(26):3232-3238.

[5]方向阳, 巩维佳, 侯原平,等.健康教育对老年冠心病患者血脂,血压,血糖达标状况的影响[J].中国老年学杂志, 2016, 36(17):4198-4199.

[6]邓屯.每日目标化临床护理路径和健康教育在冠心病介入患者护理中的应用[J].中西医结合心血管病电子杂志,2018,6(3):103-104.

[7]肖美莲,陶新陆.住院冠心病患者疾病知识掌握情况及影响因素分析[J].护理学杂志,2008,23(17):19-20.

[8]任洪艳,唐萍,赵庆华.冠心病自我管理量表的开发和评价[J].第三军医大学学报,2009,31(11):1087-1090.

[9]周叶珍, 蒋慧, 曾肖娜,等.冠心病心脏运动康复的心血管保护机制及临床获益研究进展[J].实用医学杂志, 2020, 36(8):1000-1004.

[10]谭彩霞.流动儿童家长计划免疫知识健康教育干预效果研究[J].健康教育与健康促进,2010,5(2):88-90.

[11]赵志刚,董晓娟,李连惠.乡镇社区居民慢性病现况及其与生活方式和行为习惯相关的危险因素调查[J].世界最新医学信息文摘,2017,17(65):164.

[12]刘志芬.老年冠心病患者社区综合干预的效果评价[J].世界最新医学信息文摘,2017,17(2):153-155.

[13]徒宏亮. 混合性高脂血症的社区综合干预和效果研究[J]. 中国全科医学, 2020(15):1932-1935.

[14]温亮, 段晓鹏, 杨晓瑜. 老年冠心病住院患者患病行为及其特点[J]. 中国老年学杂志, 2020, 40(3):651-655.

[15]俞瑾, 徐美芳, 樊敏娜, 等. 全媒体健康教育模式对冠心病合并糖尿病患者健康生活方式的影响[J]. 中国健康教育, 2020, 36(4):70-73.

[16]范丽琦, 李春, 杨小芳, 等. 互联网思维全媒体健康教育对冠心病患者康复中的效果评价[J]. 中国健康教育, 2020(8).

[17]轩玉宏, 刘有为, 刘彤, 等. 微信健康教育对稳定性冠心病患者自我管理能力和生活质量影响[J]. 中国健康教育, 2019, 35(4):81-84.

[18]王刚, 谢伦芳, 章新琼. 老年冠心病住院患者健康素养现状及其影响因素分析[J]. 中国健康教育, 2018, 34(9):92-94.

急性冠状动脉综合征的院内早期健康宣教

丽江市人民医院重症医学科主管护师　陈联芬

1 概　述

急性冠状动脉综合征(acute coronary sy ndrome,ACS)是由于冠状动脉内粥样斑块破裂、表面破损或出现裂纹,继而出血或血栓形成,引起冠状动脉完全或不完全阻塞所致。它包括不稳定性心绞痛(UAP)、急性心肌梗死(AMI)或心源性猝死[1]。近年来,根据病史、临床表现、心电图特征将 ACS分为 ST 段抬高 ACS 和非 ST 段抬高的 ACsl[2]。ACS 是老年人中的常见病其猝死的病死率占心血管疾病的首位,对病人采取及时的救治措施和护理,能有效地缓解病情,降低病死率。

目前,ACS 的治疗取得了很大进展,但很多病人对发生 ACS 的危险因素、前驱症状及不良后果缺乏认识而使发病率呈上升趋势。健康教育是预防 ACS 的发生和发生 ACS 后能否得到及时有效救治的重要护理干预,大力宣传和普及冠心病防治知识,预防高血压、高血脂、糖尿病、吸烟、肥胖、运动不足、长期精神紧张等 ACS 的危险因素,建立健康的生活方式,降低 ACS 发生率及死亡率。

2 健康教育

2.1 教育方式

健康教育要求形式多样:制定健康教育手册,将健康教育内容制成配有形象的插图手册,以口头讲解、书面、图示、影视等方式个体教育和集体教育相结合,随机教育和定期教育相结合的方法;对不识字、行动不便者,护士要讲给其家属听;鼓励患者提出问题表达情感;介绍既往康复的实际病例现身说教。

2.2 教育内容

应涵盖疾病知识,辅助检查及治疗,心理指导,饮食指导,休息与活动指导,用药指导,生活行为指导及出院指导。

2.2.1 疾病知识指导

耐心细致向病人讲解急性冠脉综合征是在冠状动脉病变的基础上发生冠状动脉痉挛,斑块破裂,出血等导致冠状动脉供血急剧减少或中断。常见诱因有高血压、高血脂、糖尿病、吸烟、肥胖、运动不足、长期精神紧张,工作劳累,情绪激动,饱餐,大量饮酒,抽烟,天气骤变等。

2.2.2 辅助检查及治疗知识指导

向病人介绍辅助检查的目的,方法及注意事项。如心电图、超声心动图、血常规、心肌酶、血脂、纤维蛋白等测定,冠状动脉造影以及主要的治疗措施。如休息、吸氧、心电监测、镇静止痛再灌注心肌,以及冠状动脉搭桥等,使病人能够更好地配合。

2.2.3 药物指导

药物治疗的目标是钝化已激活的粥样硬化斑块,稳定急性病变,治疗心肌缺血和长期二级预防。①抗缺血治疗常用药物为硝酸酯类、β受体阻滞剂、钙离子拮抗剂等。ACS 患者入院后常规应用硝酸酯类静脉滴注,用药过程中应严密监测患者血压,并交代病人静脉输液过程中不宜大幅度更换体位,若收缩压≤90mmHg或心率>100次/min,应减慢滴速或暂停静脉滴注。嘱病人随身携带硝酸甘油,服药后坐下或躺下,用药期间不宜饮酒,否则加重低血压。心绞痛病人应随身携带硝酸甘油片,药物应储存在棕色的密闭小瓶中,每半年更换药物。β受体阻滞剂可减少心肌耗氧量,应用时从小剂量开始,并注意观察不良反应,坚持长期用药,不能突然停药。钙离子拮抗剂可降低非ST段抬高型心肌梗死的再梗死率,服用时为预防便秘可进食高纤维素饮食;②溶栓药物:常用药物为尿激酶,最常见的不良反应是出血,颅内出血最严重。溶栓后教会病人自我观察有无出血症状,如:皮肤黏膜、牙龈出血、鼻出血、皮下出血、呕吐物、排泄物的颜色及有无头痛、视物不清、意识模糊、肢体活动不灵活等,溶栓治疗前和治疗过程中应尽量避免动脉穿刺。

2.2.4 心脏介入治疗指导

向病人及家属提供有关介入治疗的知识,让病人了解冠状动脉造影、经皮冠状动脉腔内成形术、冠状动脉内支架植入术的目的、意义,手术方法,术前、术中、术后需要配合的方法及注意事项。如:术前练习床上排尿,术后多饮水有利于造影剂的排泄,术后平卧6h,穿刺处加压包扎沙袋压迫的时间等;术中指导病人使用放松技术,针对病人的不同心理状态,尽力消除病人的压力和紧张情绪,促进手术顺利进行。

2.2.5 心理指导

因为疾病的危急症状使病人产生濒死感,加之进入监护室与亲人隔离,多种仪器设备的影响使病人极度紧张,恐惧焦虑。因此护理人员要关心体贴病人,多与患者交谈,从多方面指导病人,改变不良的心理状态,使病人完全放松安心治疗,以最佳的心理状态渡过生命危险期。多数病人由于病程长,迁延反复,且伴有2种以上的基础疾病,常因感染、劳累增加心脏的负荷,使病情恶化,而且由于病变常累及冠状动脉多支血管,心理特点多为紧张、焦虑、失望。综合性心理干预能够改善心肌梗死病人的心功能及伴发的情绪障碍,有助于提高病人治疗效果和生活质量[3]。护士守护在患者床旁,与病人及家属进行良好的沟通,了解病人的家庭经济状况与文化背景,病人对疾病的认知程度等;向病人讲明情感反应可引起冠脉痉挛,良好的情绪能促进疾病早日康复,必要时通过抚摸、握手等措施增加患者安全感,给予有力的心理支持。

2.2.6 运动指导

安全有效的运动疗法是目前心肌梗死患者康复的关键。正确的运动锻炼,不仅不会增加病人的心脏负荷,相反对病人的生理、病理和心理康复均有利[4]。护士根据病人的临床表现为病人制定个体化运动方案,利用爬楼梯、散步等运动方法,循序渐进,逐步恢复一般日常活动能力,以提高生存质量。心绞痛、急性心肌梗死发作多在早晨6点至中午12点,因此主张运动时间应以下午为宜[5]。在饭后2h开始运动,遵从运动的三步骤:即5~10min热身活动后开始适当地运动,5~10min凉身活动后停止运动(凉身及热身活动是指轻微的四肢准备活动,可慢步)。通过监测心率、症状和体征,调节每天的活动量和时间,每周运动3次,每次15~30min为宜。第一次进行新的运动前,测量脉搏及有无自述不适。研究认为,在做早期活动时如无下述情况:①自觉无胸痛、呼吸困难、眩晕发生;②心率≤120次/min;③收缩压上升≤30mmHg或降低≤10mmHg;④心电图ST段降低<0.1 mV或心肌梗死部位ST段无显著上升;⑤无严重心律失常;⑥应逐渐增加运动量。运动过程中不要突然停止,注意防寒保暖。

3 生活方式指导

3.1 控制饮食

饮食上以少食多餐为原则,不宜饱餐,这与饱餐后血脂增高,血液黏稠度增高,血小板黏附性增强,局部血流减慢,血小板易于聚集从而导致血栓形成有关[6]。高血脂被认为是最严重的冠心病危险因素,指导患者进食低盐、低脂、低胆固醇、低热量、高纤维素饮食。嘱病人多食水果、蔬菜,保持大便通畅,对排便困难者给予缓泻剂,避免排便用力,禁食辛辣油炸食物及饮浓茶、咖啡等刺激性食物。过饱、过快进餐可加重患者心脏负荷,使病情进一步加重。

3.2 控制体重

超过标准体重的 10% 是冠心病的一个独立危险因素,饮食干预和运动结合可使体重质量指数下降 4%~9%[7]。

3.3 保持大便通畅

进行饮食干预,护士指导患者加强腹部环形按摩,养成定时排便的习惯,对排便困难者给予缓泻剂,可先舌下含化硝酸甘油再排便,护士或家属在床旁监护,帮助患者放松,避免用力屏气,以免发生意外。

3.4 戒烟限酒

吸烟是心肌梗死病人猝死的一大危险因素。给病人讲解戒烟的必要性,烟草中的尼古丁可刺激肾上腺素分泌儿茶酚胺,导致血压升高、心率增快、冠状动脉收缩,加重心肌缺血、缺氧,甚至引起猝死。心肌梗死后继续吸烟者再梗死发生率大约为不吸烟者的 2 倍[5]。少量饮酒可降低冠心病的死亡率,但大量饮酒可使总胆固醇浓度升高,且长期大量饮酒可诱发高血压、心肌缺血,增加死亡率。

3.5 充足的睡眠

提供良好的睡眠环境,提高患者睡眠质量,指导患者养成良好的睡眠习惯;教会病人促进睡眠的方法,建立正常的睡眠—觉醒周期,以提高睡眠质量,促进疾病康复。

4 效果评价

通过系统的健康教育,病人在心理调节、坚持运动、培养良好的生活方式、遵医嘱行为等方面明显改善,提高了病人自身健康维护能力,使病人处于接受治疗的最佳身心状态,提高了病人的生活质量,降低了急性冠脉综合征的再发率和病死率。同时,健康教育增强了护患之间的亲和力,缩短了护患之间的距离,融洽了护患关系。

参考文献:

[1]王丽华.现代急诊护理学[M].北京:人民军医出版社,1994:7-88.

[2]许俊堂,胡大一.急性冠脉综合征的诊断.鉴别诊断及其处理问答[J].中国医刊,2001,36(1):21.

[3]辛红菊,赵丽华,赵洁.应用健康信念模式改善急性心肌梗死病人焦虑状态的研究[J].护士进修杂志,2003,18(5):394.

[4]胡丽娟,沈琼,张静.家庭运动指导对急性心肌梗死Ⅲ期患者心脏康复的影响[J].中国实用护理杂志,2003,19(11):5.

[5]杨国杰,杨立新.冠心病临床手册[M].北京:人民军医出版社,2001:471.

[6]袁浩斌,杨英华.心肌梗死病人的自我功效与健康行为[J].护士进修杂志,2001,16(7):488.

冠心病的中西医结合治疗进展

丽江市人民医院科研教学部　和丽云

冠心病,又叫冠状动脉粥样硬化性心脏病,是目前全球最常见的心血管疾病。该病主要由冠状动脉血管发生动脉粥样硬化引起血管腔狭窄或阻塞,造成心肌缺血、缺氧或坏死而导致的心脏病。常见症状是心绞痛,可放射至肩膀、手臂、背部、颈部或下颚,伴随虚弱、头晕、恶心、呼吸困难等症状。冠心病的主要危险因素包括吸烟、高血胆固醇、高血压、糖尿病、肥胖等。冠心病为全球第一死亡原因,而我国患病人数高达 2.9 亿[1]。随着人口老龄化和社会经济的发展,冠心病的发病率和死亡率在我国呈逐年上升趋势,已经成为我国沉重的医疗负担。

目前,关于冠心病的西医现代治疗主要包括三个方面:①药物治疗主要包括抗血栓(抗血小板和抗凝血药物)、减少心肌耗氧(β 受体阻滞剂)、缓解心绞痛(硝酸酯类药物)和调脂稳定斑块(他汀类药物)等药物;②通过经皮冠状动脉介入治疗和冠状动脉旁路移植术等进行血管重建;③改变患者不良生活习惯,戒烟戒酒、低脂低盐饮食、控制体重和加强体育锻炼等。西药治疗中最常见的是单靶点药物治疗,其药效快而强,但治疗范围单一[2]。

而我国传统中医药历史悠久,中医以整体调节、辨证论治为特色,中医中药具有整体性优势,在诸如冠心病的治疗中表现出诸多优势。冠心病属中医的"胸痹""心痛""真心痛"等范畴,最早见于《黄帝内经》。其病机主要为心脉痹阻,主要特点为本虚标实。中医证候分型随患者个体差异、疾病的不同进程而不同,中医对冠心病进行辨证分型并使用不同中药治疗,通过活血化瘀、通脉止痛,疏肝理气等方式,取得了较好的治疗效果。而经过临床多年的探索,中西医结合防治冠心病已经形成基本体系,且中西医对冠心病致病机制的认识更加趋于一致。本文主要就中西医结合治疗冠心病做出阐述。

1 经典中药方剂治疗冠心病

1.1 中医辨证

现代中医对冠心病发病机制的研究认为,冠心病是由于正气亏虚、痰浊、瘀血、气滞、寒凝等引起的心脉痹阻不畅。气虚导致血瘀和痰饮的形成,血瘀和痰饮又会进一步加重气虚,形成一种恶性循环,主要分为气虚血瘀、气滞血瘀、热毒积聚、痰瘀互结、寒凝心脉等证型[3]。

气虚血瘀是冠心病发生发展的主要因素,气虚为本,血虚为标,气虚则无力运血,血中单核细胞、白细胞等黏附于血管内皮,释放炎性因子,使血管内皮细胞受损,血液流变学异常,从而加重炎症反应和瘀血的形成。气血不足是冠心病发生发展的关键,临床常以益气活血药辨证施治[4]。

气滞血瘀型冠心病是指胸中气机不畅而致血行瘀阻所出现的证候,多由心情不畅,或外邪侵袭引起肝气久郁不解所致。气血瘀滞导致"水肿"和"痰饮"损伤心肌细胞[5]。

毒损心络型冠心病是指脏腑功能失调,瘀热之邪堵塞体内,无法正常代谢,进而产生浊毒,导致毒损心络。浊毒既是病理产物,又是致病原因,再灌注时此浊毒随血液进入心肌缺血区,与原缺血区阴寒浊毒相合,进一步加重心肌损伤,甚至产生"无复流"现象,进而毒损心络,导致冠心病的发生发展[4]。

寒凝痰瘀互结是冠心病的基本病机,脾胃虚弱导致痰浊内生,气血津液运行不畅,痰阻脉络,阻滞气血运行,痰与瘀阻于心脉,引起水液代谢障碍,水液停聚,造成细胞内肿胀及间质水肿,形成"痰饮",从而导致冠心病的发生[6]。

心脉型冠心病是指寒性凝滞、收引,刺激冠状动脉痉挛,引起心肌缺血,导致血液黏稠度以及血小板聚集率增高,血液流变学发生异常变化,引起血瘀,从而加重心肌组织坏死[7]。

1.2 经典中药方剂

1.2.1 补阳还五汤

源自《医林改错》,由黄芪、当归尾、赤芍、地龙、红花、川芎等药物组成。该方补气药与活血药相配合使用,推进气血运行,活血而不伤正,达到补气活血通络的功效,可以增加冠脉血流、抑制对PDF所诱导的血小板聚集现象。通过调节心肌收缩功能和影响机体凝血系统、抗凝系统而改善气虚血瘀型冠心病症状[8]。

1.2.2 苓桂术甘汤

苓桂术甘汤源自张仲景《伤寒杂病论》,是治疗痰瘀互结型冠心病胸痹的常用经典名方之一,由茯苓、桂枝、白术、甘草组成,具有温阳化饮、健脾利湿的功效。本方可以舒张冠脉血管,防止血栓形成,增加心肌血液供应,改善心脏血液循环,增强心肌收缩能力,进而改善心肌功能。苓桂术甘汤治疗冠心病并发心律失常者,可显著减少患者心律失常次数[9]。

1.2.3 当归补血汤

当归补血汤源自《内外伤辨惑论》,具有补气生血的功效,方中以黄芪补气为主,辅以当归补血活血。当归补血汤能够提高细胞耐受氧化应激的能力,降低再灌注损伤后促炎症因子释放。君药黄芪可以扩张冠脉,改善微循环,激活和恢复血细胞的变形能力,改善心力衰竭病人心排出量,并有正性心肌肌力的作用[10]。

1.2.4 血府逐瘀汤

血府逐瘀汤来源于王清任《医林改错》,该方以滋补血液为根本,气血兼顾,具有活血化瘀、行气止痛的功效,对气滞血瘀型冠心病具有良好的临床疗效,方中桃仁、红花、川芎、当归、赤芍等能够活血化瘀,生地黄、柴胡、枳壳能够行气。该方以滋补血液为基础,促进血液循环,对于气滞血瘀型冠心病具有良好的临床疗效[11]。

1.2.5 四妙勇安汤

四妙勇安汤出自《验方新编》,由金银花、玄参、当归、生甘草等组成,具有清热解毒、活血通络的功效,对冠心病患者可以发挥抗炎、稳定斑块和降脂、抗动脉粥样硬化、抗血小板聚集、保护血管内皮等作用[12]。

1.2.6 瓜蒌薤白半夏汤

《金匮要略》载:"胸痹不得卧,心痛彻背者,瓜蒌薤白半夏汤主之。"本方具有宽胸理气、豁痰散结的功效,主治痰浊痹阻、胸阳失展所致的胸痹心痛。方中瓜蒌、薤白以理气为主,半夏、白酒增强其化痰通阳的功效。现代药理学研究表明,瓜蒌实含有多种氨基酸,有明显的抗心律失常功效,改善冠脉血流,提高缺氧耐受力;薤白中含有的多种活性成分有抑菌作用,还可调节血脂、抗血栓,提高机体免疫力,保护受损心肌细胞;半夏含有挥发油,可抑制红细胞聚集,降低全血黏度[13]。

1.2.7 桂枝甘草汤

桂枝甘草汤出自《伤寒杂病论》,由桂枝和甘草组成,桂枝具有温经通络、散寒止痛的作用,辅以甘草益气复脉,二者合用具有温通心阳,使血脉得复的作用。现代临床多以本方为基础方,治疗"心悸""胸痹"等相关病症[14]。

1.2.8 丹参饮

丹参饮首次记载见于清代陈修园《时方歌括》,该方由丹参、檀香、砂仁3味中药组成,是治疗血瘀型冠心病的经典名方,方中君药丹参具有活血化瘀行气之功。丹参饮具有行气止痛、化瘀通络的功效,主治血瘀气滞,心胃诸痛。研究证实,丹参饮可改善心肌缺血缺氧、抑制细胞凋亡、抗血小板聚集、增加冠脉血流量等作用,还能改善血液流变学特征,抑制血栓形成,抗血小板聚集,改善微循环和调节组织修复与再生能力,对缺血心肌具有良好的保护作用[15]。

2 中成药治疗冠心病[16]

2.1 益气活血类

益气活血类中成药主要包括通心络胶囊、脑心通胶囊、芪参益气滴丸,以及参芍片等,主要作用为益气活血、化瘀止痛,能够有效改善患者临床症状,提高患者生活质量。该类中成药多针对冠心病证属气虚血瘀型患者,主要症候表现为胸闷、胸痛、气短乏力、神疲懒言、心悸自汗,活动后严重,舌暗淡或伴瘀点、瘀斑,脉涩或沉或细。

2.2 行气活血类

麝香保心丸、复方丹参滴丸、速效救心丸和冠心舒通胶囊等由行气类、芳香类及活血类中药组成,其主要作用为行气止痛、活血化瘀。该类中成药适用于冠心病证属气滞血瘀型患者,主要症状表现为胸痛、胸闷、胁肋胀满、情志不舒,且容易出现不良情绪,如急躁易怒等。行气活血类中成药的主要药理作用为改善患者心肌缺血缺氧状态,实现对心功能的改善。

2.3 祛瘀化痰

丹蒌片、冠心苏合丸及麝香通心滴丸等。祛瘀化痰类中成药主要是由化痰类、芳香类和活血化瘀类的中药组成,该类中成药适用于冠心病证属痰瘀互结型患者,主要症状表现为胸闷、胸痛、恶心、呕吐、痰涎,体型肥胖,头身困重,舌暗淡或伴瘀点、瘀斑,舌胖大,苔腻,脉滑或濡数。该类中成药的主要药理作用为防止动脉粥样硬化斑块的形成,对主动脉及心肌组织形成有效的保护。

2.4 其他

稳心颗粒和参松养心胶囊等主要由补气类、滋阴类和活血化瘀类中药配伍形成,具有益气养阴、活血化瘀的作用。该类药物适用于冠心病心绞痛证属气阴两虚夹瘀型患者。

3 针灸治疗冠心病

针灸疗法是一种借助特制针具及艾条在穴位局部或反应点施以针刺、温热等刺激以达到疏通经络,调和气血、祛除外邪的治疗方法。自古以来,针灸治疗"胸痹""心痛"等心系疾病有着十分显著的疗效。现代研究认为,针灸可以通过干预神经内分泌与神经递质的产生与释放调节中枢与外周神经的兴奋性,进而影响血压、心率。针灸能够调控干预肾素—血管紧张素—醛固酮系统、内源性阿片肽类物质,以及单胺类物质,改善心血管内皮功能,提高心肌细胞活性,减轻血脂水平,降低冠心病的相关风险因素。同时调控抗感染因子与炎症因子的分泌,控制冠状动脉粥样硬化的病变进程[17]。

3.1 穴位选择

对针灸临床治疗冠心病选穴规律的数据挖掘指出,内关穴是针灸治疗冠心病选取频率最高的穴位。内关穴为手厥阴心包经之络穴,循经以上,系于心包,络心系,可调节三焦之气机,有着理气、宽胸、活血、祛瘀等作用,因而对胸痹病有着特殊的疗效。在《灵枢·经脉》一书中对内关穴描述到"手心主之别,名曰内关……实则心痛,虚则烦心,取之两筋间也",印证了内关穴善于治疗胸痹、心痛病等心系疾病。大量的实验研究也表明,针灸内关穴具有缓解心前区疼痛、抑制炎性因子、保护心肌细胞、减少内皮细胞损伤、改善心肌缺血状况,以及促进预后恢复等作用。因此,在临床应用中内关穴一直作为治疗冠心病的首选穴位[18]。

3.2 针灸方法

在临床实际运用中,针灸方法多种多样,包含体针、艾灸、电针、温针等一系列特殊疗法。体针法是针灸临床治疗中使用最传统、最广泛、最普遍的一种治法,通过毫针对体表经络和穴位施以不同的针刺手法刺激达到治疗疾病的效果。艾灸法是指将艾叶揉搓制成的施灸工具点燃,借助热力及艾草的药效作用于体表局部的治疗方法。温针又称为温针灸或针柄灸,一般指在留针过程中将艾炷留置于针柄上,将其点燃后加热针体,温热刺激通过针体传入施针局部组织深处,是针刺法与艾灸法结合的一种独特疗法,对寒凝证、湿盛证、血瘀证的治疗效果更为明显。电针法是指在体针治疗的留针阶段,在针体上通以特定电流的治疗方法,其特点是可根据不同的治疗要求,适当地调整电流刺激的强度、频率等干预方式,以达到不同的治疗效果。电针疗法的特点在于可以通过不同频率、强度、时间和波形的选择,使其施加的电流刺激能够在整个留针期间稳定持续输出,使得电针疗法的治疗方案变得相对客观化,比较适合运用于临床及动物实验。同时通过合理选择正负极的位置,可以将点刺激扩大成线刺激甚至是面刺激,扩大其治疗的影响范围。

3.3 针灸治疗的问题

目前,无论是临床治疗还是研究实验,对于治疗方案的取穴缺乏统一标准。既没有统一的数量标准,也没有统一的配穴标准,有些按照教科书或相关书籍的推荐取穴,有些则按照针灸医师个人或所在单位的临床经验取穴。即便是目前有大量的临床研究,但是临床研究更多专注于针灸单个穴位对某种疾病的临床疗效,而忽略了其配穴以及所在经络的机制和作用,不同方案的实验结果之间难以进行横向比较,对于临床治疗缺乏指导作用。

治疗依赖施针者的主观经验和判断。单纯的针刺与艾灸疗法虽然简便易行,手法丰富,用法灵活,但也因此较为依赖于术者的主观经验和判断,对于"得气"感的定义,以及是否产生了"得气"感,仍依靠患者及施针者的主观描述来确定。其可靠性难以保证,难以对治疗方案进行定性定量的规范化管理,也无法对疗效做出客观评判[17]。

4 其他中医方法

费凯等[19]将桂枝、吴茱萸、细辛、瓜蒌、薤白、当归和川芎等熬制成膏予患者内关、膻中、厥阴俞和心俞穴位贴敷治疗,与西药联合能够显著提高有效率。徐美慧[20]将吴茱萸、细辛、檀香、三七等药物研磨,用蜂蜜调制成膏状,贴敷涌泉、内关、膻中穴与西药联合使用提高有效率。除此之外,太极拳、八段锦等传统健身功法可以通过培元补气、活血舒筋改善冠心病稳定型劳累性心绞痛患者心肺功能,提高生活质量。传统健身功法能够调心、调息、调形、改善气血运行,调节脏腑功能,符合现代提倡的低强度、有氧运动特点十分符合冠心病患者的康复运动[21]。

5 西医治疗冠心病进展

5.1 药物治疗

5.1.1 抗血栓药物

抗血栓药物包括抗血小板和抗凝血药物。抗血小板药物主要有阿司匹林、氯吡格雷等,能抑制血小板聚集,避免血栓形成而堵塞血管。

5.1.2 硝酸酯类药物

硝酸酯类药物主要有硝酸甘油、硝酸异山梨酯、5-单硝酸异山梨酯和长效硝酸甘油制剂等。硝酸酯类药物是内皮依赖性血管扩张剂,能降低心肌耗氧量,改善心肌灌注,缓解心绞痛。

5.1.3 β 受体阻滞剂

美托洛尔、阿替洛尔和比索洛尔等 β 受体阻滞剂能够抑制心脏 β 肾上腺素能受体,减慢心率,减弱心肌收缩,降低血压,降低心肌耗氧量,减少心绞痛发作。

5.1.4 钙通道阻滞剂

钙通道阻断剂可用于稳定型心绞痛的治疗和冠状痉挛引起的心绞痛,常用药物有维拉帕米、硝苯地平、地尔硫卓、普尼拉明和哌克昔林等。

5.1.5 他汀类药物

洛伐他汀、普伐他汀、辛伐他汀、氟伐他汀和阿伐他汀等他汀类药物能降低 TC 和 LDL-C,有降血脂、保护血管内皮功能、稳定动脉粥样硬化斑块的作用。

5.1.6 肾素血管紧张素系统抑制剂

肾素血管紧张素系统抑制剂主要包括血管紧张素转化酶抑制剂(angiotensin converting enzyme inhibitors,ACEI)、血管紧张素 Ⅱ受体拮抗剂(angiotensin receptor blocker,ARB)和醛固酮拮抗剂。常用 ACEI 类药物有依那普利、贝那普利和雷米普利等,常用 ARB 类药物有替米沙坦等。

5.2 血管重建治疗

经皮冠状动脉腔内成形术通过特制的带气囊导管,经外周血管送至冠脉狭窄处,充盈气囊能扩张狭窄的管腔,改善血流,并在已经扩开的狭窄处放置支架,预防再狭窄。 CABG 将血管桥接于冠状动脉,以绕过冠脉粥样硬化狭窄部,从而恢复心肌血流的灌注,增加心肌供氧,缓解胸痛和局部缺血,改善冠心病患者的生活质量,延长患者的生命。

5.3 其他

通过运动、控制高脂、高盐实物摄入、降低体重及解除烟酒等生活习惯改变,间接改善长期以来疾病对患者机体的持续性损害,改善心肌细胞的血液供应及代谢,减低心绞痛、心肌梗死频率,从而提高患者的生活质量,减轻患者痛苦及治疗造成的经济负担[22]。

参考文献:

[1]王增武.基层心血管病综合管理实践指南 2020[J].中国医学前言杂志(电子版),2020,12(8):1-73.

[2]陈小松,杨雨民.中医多途径治疗冠心病的研究进展[J].内蒙古中医药,2021,40(2):143-145.

[3]王子焱,范金茹.冠心病心绞痛中医现代研究进展[J].中西医结合心脑血管病杂志,2020,18(24):4161-4164.

[4]潘杨,周明学,郭家娟.益气活血中药防治动脉粥样硬化的研究[J].中国中医基础医学杂志,2021,27（2）:362-366.

[5]高思杨,宫丽鸿.中医药治疗冠心病心绞痛研究进展[J].实用中医内科杂志,2021,35（4）:77-79.

[6]刘婧,张艳.中医药治疗冠心病心绞痛研究进展[J].实用中医内科杂志,2021,35（4）:43-45.

[7]刘慧慧,刘建和.中医药治疗冠心病研究进展[J].实用中医内科杂志,2021,35（6）:53-55.

[8]缪先清.补阳还五汤治疗冠心病心绞痛的临床效果观察[J].甘肃科技,2020,36（7）:136-138.

[9]张汉政.苓桂术甘汤治疗冠心病并发心律失常的临床疗效观察[J].中医中药,2020,5:191-192.

[10]高耀宗.加味当归补血汤治疗冠心病心绞痛[J].中西医结合心脑血管病杂志,2005,12（3）:1120.

[11]赵昕彤,徐岩.气滞血瘀型冠心病临床常用中药研究进展[J].中国卫生标准管理,2019,17:113-115.

[12]薛刚,韩旭.四妙勇安汤防治冠心病的研究进展[J].湖南中医杂志,2015,31（4）:183-184.

[13]杨仲秋.瓜蒌薤白半夏汤治疗对痰盛瘀阻型心绞痛患者症状改善及临床治疗总有效率的影响[J].实用中西医结合临床,2021,21（1）:17-18.

[14]田野.桂枝甘草汤治疗胸痹的疗效观察[J].中国医药指南,2019,17（25）:163-164.

[15]刘甜甜,姚魁武.基于网络药理学探讨丹参饮治疗冠心病的作用机制[J].中医药导报,2020,26（12）:116-121.

[16]杨颖,毕颖斐,王贤良.中成药分型论治冠心病心绞痛临床研究进展[J].天津药学,2020,32（3）:55-58.

[17]宋佳玉,成泽东.针灸疗法治疗心绞痛临床研究概况[J].中国中医药现代远程教育,2021,19（6）:203-205.

[18]于子璇,陈伶利,李金香.针灸内关穴治疗冠心病的临床研究进展[J].中国中医急症,2021,30（5）:921-923-935.

[19]费凯,单晓晶.子午流注联合穴位贴敷治疗冠心病心绞痛的临床研究[J].中国初级卫生保健,2020,34（3）:91-94.

[20]徐美慧,孙静.养心汤联合穴位贴敷治疗冠心病心绞痛的效果分析[J].黑龙江科学,2019,10（14）:124-125.

[21]张宝玲.传统健身功法对冠心病患者心脏康复的研究进展[J].医疗装备,2016,29（11）:203-204.

[22]汤忠艳.护理干预在冠心病二级预防中的应用价值[J].国际护理学杂志,2014,33（6）:1311-1313.

常见恶性心律失常的识别及急救要点

丽江市人民医院　郭雪权

现阶段,恶性心律失常已经成为对民众健康产生影响的主要因素之一[1]。如果患者病情发作之后,没有得到及时有效的诊断和治疗,将会威胁自身生命安全。由此可见,探究常见恶性心律失常的识别以及急救要点有十分重要的意义。

1 技术概述

实际上,每个人的一生中均经历过心律失常,偶尔觉得心跳加速是正常现象,但恶性心律失常难以判断[2]。想要识别恶性心律失常,需要了解患者原发史和既往病史,假如患者身体健康,偶尔心律失常,通常是非器质性病变,应先观察,假如病情反复发作,且患者患有糖尿病和高血压等病症,应该提高重视程度。此外,应该找寻病情发作诱因[3]。患者在大量饮酒、剧烈运动、情绪波动或者是服用某些药物之后发生心律失常是极有可能的,倘若无法查明病因,应该进行深度的检查。最后,应该看伴随症状,对心律失常病情轻重、发病缓急的指标进行判断,假如患者病情发作时出现面色苍白、气急、出汗、胸闷、头晕、抽搐、晕厥、四肢发冷的症状,表示病情危重,应该立即前往医院进行治疗[4]。同时,应该观察患者病情起病的快慢以及病情持续时间。通常情况下,起病迅猛持续长时间为恶性心律失常,假如病情发作缓慢,可进行观察之后再做定夺。

2 适应证

窄 QRS 心动过速:指的是心率超过 100bpm,时间<0.12s 的心动过速,病发原因包括心内因素和心外因素,患者发生窄 QRS 后,会出现焦虑、气短、眩晕、心悸的症状,且心率提升。患者应该尽早发现病情,进行及时就诊。病发概率较高的窄 QRS 心动过速涵盖房室结折返性心动过速、心房颤动、房扑、房速、窦速等[5]。

宽 QRS 心动过速:大部分上速治疗药物均对患者有害。正因如此,对宽 QRS 心动过速进行有效的鉴别十分重要。临床上存在对体检和病史重视程度不足,诊断流程图的临床应用能力低下,将血流动力学情况作为依据进行臆测的误区,以此提高了宽 QRS 病情误诊概率[6]。识别室速与室上速,应该将心电图作为主要依据,观察 V1 和 V6 的导联,对其进行鉴别诊断。QRS≥0.14s 患者通常为室速。急诊科在进行处理时,应该将患者分成单形性室速、多形性室速,以及尖端扭转型室速。

在美国进行的一项流行病学研究发现,室颤和心脏骤停,每天近 1000 人新发心脏骤停,其病理生理机制多为急性心肌梗死合并室颤或室速不稳。AHA 在 2005 年二次申请了心脏停搏的紧急"生命链"早期呼救、心肺复苏、心脏除颤及生命支持。抢救心脏骤停病人的关键是尽早完成以下几个步骤:识别呼救、心肺复苏、除颤、通气供氧、静脉给药[7]。

3 治疗方法

3.1 生命支持措施

医护人员应通过床头心电监护的方式对患者心电变化进行动态观察。同时,进行 12 导联心电图检测，以便早期发现患者心室颤动、心动过速等心脏搏停和恶性心律失常。针对无脉搏以及室性颤动的室性心动过速患者应该进行电击除颤处理。同时，行气管插管、胸外按压，并创建静脉通路，遵医嘱对患者进行对症治疗，对其用药反应进行密切观测，针对出现心动过缓以及心搏停顿的患者进行针对性处理，使其心率维持在 44 次/min 之上[8]。

3.2 抗心律失常药物治疗措施

在对心律失常患者进行用药治疗时，应该加强对患者心率以及用药副作用的重视程度。举例来说，利多卡因会导致患者出现谵妄、视物模糊、感觉异常、眩晕昏迷、血压降低等症状。胺碘酮会刺激血管导致静脉炎，在静脉滴注过程中应该对患者皮肤状况进行密切观测，预见性的外用康惠尔透明贴，从而对局部血液循环产生促进作用，避免出现局部硬结。患者服用胺碘酮后，最为严重的并发症便是肺纤维化，还会导致角膜色素沉着、转氨酶升高、甲状腺功能减退、亢进、胃肠道反应等，对于心脏方面来说，会存在房室传导阻滞、心动过缓，或者是因为 QT 间期过度延长所引发的尖端扭转型室速等。因此，医护人员应加强对用药反应的重视程度，药物推注速度应该从缓慢开始适当调节，避免患者出现心脏骤停[9]。针对存在严重心动过缓患者来说，应该静脉滴注阿托品或者是异丙肾上腺素，注意输液低速。针对躁动患者，容易出现针头脱落或者是针管打折情况阻断给药，从而发生心脏停搏。针对尖端扭转室速患者应该以心脏骤停方法进行处理，首先进行锤击复率，针对未转复患者实施胸外心脏按压，针对尖端扭转型室速后演变成室颤的患者，应该在实施胸外按压的过程中选择直流电达到除颤复律的目的。

4 护理及观察要点

（1）在对恶性心律失常患者进行抢救时，医护人员应该以抢救站位图为依据，做到各司其职，开展心电监护、吸氧、血压监护，以及血氧饱和度监护等护理工作。同时，对 12 导心电图进行详细记录并分析，准备好气管插管除颤仪、简易呼吸器吸痰器，以及呼吸机等，将医疗器械安装完毕使其处于备用状态。同时，高质量完成抢救记录，对患者病情状况进行密切观测。

（2）恶性心律失常患者应该做到绝对卧床休息，出现头晕和胸闷等症状时，以病情为依据，适当地调高枕位，注意避免侧卧，使患者因心脏搏动增加不适感以及负面心理情况。必要时，应给予其镇静剂缓解情绪，使其情绪保持稳定。恶性心律失常患者在存在呼吸困难的情况时，应该每分钟给予其 2~4L 的氧气，谨遵医嘱对其进行抗心律失常药物治疗。医护人员应该对药物剂量进行严格的掌控，在静脉滴注时对输液速度进行密切观测，确保速度适中，不可过快或过慢，尽可能使用输液泵或者注射泵对输液速度进行控制[10]。在选择碘氨酮进行治疗时，医护人员应对患者血管情况进行密切监测，尽可能输注大血管。在用药期间，应避免患者出现静脉炎，在使用药物期间，医护人员应该严格监测并记录患者生命体征变化情况以及意识是否清楚，对心电图进行监测，注意用药期间患者的 PR、QT、心率的变化。针对恶性心律失常患者应该进行持续性心电监护，对其血氧饱和度、心电图、心率和血压进行监测。在对监护电极片进行放置时，应该将心前区避开，避免对患者电负率以及心电图工作的开展带来负面影响。高质量的心电监护能够显示出患者心脏信息，医护人员能够以心电图变化情况精准识别患者的病情。由此可知，心电图检查以及心电监护对恶性心律失常患者病情的识别来说十分重要。医护人员，应该对患者心电波形进行认真的监测护理，在患者出现窦性停搏室速等情况时，应该向主治医生告知进行针对性处理。在对恶性心律失常患者进行识别救治时，应该滞留静脉导管，将抢救药物准备好，如果发生休克、昏迷立即开展抢救配合。

（3）如果患者心电图显示出存在急性心肌梗死的症状趋势，医护人员应该与医生相互配合，对患者开展溶栓和止痛处理，在患者出现室颤或者是室速时，应该进行电除颤复律工作。如果患者病情转变为缓慢型严重型的情况下。举例来说，Ⅰ度房室传导阻滞窦性停搏，如果条件允许的情况下应该立即向导管室的工作人员通知，做好准备工作，安置永久心脏起搏器。医护人员应该相互配合完成术前准备工作。在此同时，在起搏器安装之前，医护人员应该对患者进行心理疏导以及有关知识讲解工作。

（4）急救护理。在恶性心律失常病情发作时，医护人员应该为患者创设静脉通路，准备好留置针，确保患者静脉通路通畅，将一路通路用来使用抗心律失常药物，一路通路用来使用原发病治疗以及急救药物。同时，应该及时采集患者血液标本，对心肌肌钙蛋白肾功能、离子、血常规、血清心肌酶谱凝血酶原时间等进行检测，从而为病情的诊断以及后续的治疗提供可靠方案。医护人员应持续给予患者吸氧治疗，以此方式使心肌氧供应增加，谨遵医嘱给予患者镇痛剂和镇静剂。举例来说，硝酸甘油、杜冷丁、玛咖等。这样一来，不光能够使疼痛症状得到缓解，还能够帮助患者稳定情绪，降低心肌需氧量。在应用上述药物时，医护人员应该注意，老年患者应用玛咖会导致抑制呼吸，应用硝酸甘油时应该对低速进行控制，避免患者出现低血压的症状。

（5）在对恶性心律失常患者积极抢救时，医护人员应该开展心理疏导工作，因患者病情发作突然且伴有胸闷、心悸等症状，会存在恐慌、紧张的消极情绪。因此，在患者病情转向平稳之后，应该允许家属陪同，从而使其焦虑心理得到缓解。在条件允许的情况下，应该由医护人员陪伴在患者身旁，倾听患者倾诉内心感受，做到安慰抚慰内心情绪。同时，在抢救过程中，医护人员应该做到忙而不乱，以增加患者的安全感以及信任。

（6）转运途中护理，针对需要进行起搏器安装以及介入治疗的患者，在转运搬动时应做到动作轻柔平稳。通常选择平卧位，将患者头部向一侧偏向，携带病历、氧气袋、除颤仪、护理记录等，准备好急救药品以及抢救物品。医护人员全程护送，对患者心电图进行密切观测，同时，告知介入室做好准备工作，做到到院上台及手术，确保电梯等有关后勤工作准备完善。在转运途中，对患者意识、呼吸、脉搏、血压等情况进行密切的观测并记录，随时做好抢救工作的准备。选择平车对患者进行运送时不可速度过快，头部处于高端位置，在平移时应该做到动作平稳轻柔，不可拖拉硬拽。与此同时，注液输液管是否存在滑脱、移位、扭曲的症状，与介入科室的医护人员做好病情交接工作。

5 注意事项

恶性心律失常病情的发作会导致患者出现心脏骤停，该病情的群体在向年轻化方向发展。患者一旦病情发作之后应该进行及时的心肺复苏。由此可知，在对恶性心律失常患者进行抢救时，关键是要节省时间。医护人员要有娴熟的抢救技巧、敏锐的洞察力，以及丰富的治疗经验。因患者个体情况不同，药物反应存在差异性。医护人员应该对患者病情变化情况进行密切观测。恶性心律失常患者临床治疗过程中，心脏起搏器植入以及射频消融术的应用使病程抢救概率得到提高。近些年来，人们对医疗救治有了全新的要求，并树立了法律意识，医护人员不光要配合医生高质量完成抢救工作，在此同时，应该完成对患者以及家属的内心疏导和安抚工作，督促医生书写相关告知书以及知情同意书，对抢救工作的开展进行精准记录，为患者病情的治疗以及抢救提供保障。

6 前进与进展

心律失常是导致心脏病患者死亡的主要因素之一，特别是在心肌梗死、心肌缺血，以及心力衰竭时,心律失常患者的死亡概率以及病情发作概率提高。想要使心血管患者死亡概率降低,首先,应该使心律失常的病情发作概率降低。近些年来,我国医疗技术显著进一步提升,全新的治疗方式和手段不断应用在临床治疗上,尤其是在心律失常患者的治疗过程中,非药物治疗的方式。例如,起搏器植入、导管介入治疗等治疗方法迅猛的发展,尽管药物治疗已经受到了挑战,但随着大规模实验的开展以及结果的发表,有关部门以及工作人员已经高度重视了患者的药物治疗方式。同时,抗心律失常药物的应用应该向科学合理方向发展,应该加强对患者个体化原则的重视程度分析。研究心律失常病症的治疗方法是现代心脏病学的主要课题之一,科学技术的发展以及循证医学的进步为心律失常患者病情的治疗带来了全新的机遇,后期病情的治疗也会变得更加高效安全。

参考文献:

[1]张丽娟,杨妙珍.预见性护理干预对恶性心律失常患者预后的影响[J].心血管病防治知识(学术版),2020,10(12):35-37.

[2]黄宝珠,张艳红,陈丽斐,等.运用 PDCA 提高护士对恶性心律失常早期识别中的应用效果[J].中国医药科学,2020,10(2):132-135.

[3]钱昌.恶性心律失常的早期识别与急诊急救护理措施研究[J].实用临床护理学电子杂志,2019,4(46):109.

[4]辛家亮,黄志岩.急救心肌梗死并发恶性心律失常的急救护理分析[J].人人健康,2019(20):169.

[5]谢智文.AMI 并发恶性心律失常患者院前急救的方法及效果观察[J].中国实用医药,2019,14(26):25-27.

[6]谢芳,李伊.急性心肌梗死并发恶性心律失常的早期识别与急救护理研究[J].心电图杂志(电子版),2019,8(1):152-153.

[7]江丽嫚,麦爱欢.急性心肌梗死并发恶性心律失常的早期识别与急救护理[J].实用临床护理学电子杂志,2018,3(13):19.

[8]刘玲.急性心肌梗死并发恶性心律失常的早期识别与急救护理[J].全科护理,2015,13(34):3486-3487.

[9]张彩红.急性心肌梗死并发恶性心律失常的早期识别与急救护理[J].全科护理,2013,11(35):3309-3310.

[10]李小勤,童本沁,杨惠花,等.恶性心律失常的早期识别与急救护理[J].江苏医药,2013,39(23):2942-2943.

主动脉夹层的诊断及现场处置要点

丽江市人民医院创伤中心　和凌志

1 技术概述

主动脉夹层(aortic dissection)，既往称主动脉夹层动脉瘤(aortic dissection aneurysm)，是一种严重威胁国人生命健康的危重症心血管疾病。本病少见，发病率每年为 1/20 万~1/10 万，高峰年龄是 50~70 岁，男女比例 2~3:1。65%~70% 患者在急性期死于心脏压塞、心律失常等，故早期诊断和治疗非常必要。

1.1 病因及病理分型

主动脉夹层(AD)指主动脉腔内的血液从主动脉内膜撕裂处进入主动脉中膜，使中膜分离，沿主动脉长轴方向扩展形成主动脉壁的真假两腔分离状态。又称主动脉夹层分离或主动脉夹层动脉瘤。是一种少见的、严重的心血管疾病，其特点为发病急、进展迅速、病情复杂、急诊诊断困难、误诊率和病死率高等。

其主要病因有：①高血压和动脉硬化。主动脉夹层由于高血压动脉粥样硬化所致者占 70%~80%，高血压可使动脉壁长期处于应急状态，弹力纤维常发生囊性变性或坏死，导致夹层形成；②结缔组织病。马方综合征、Ehlers-Danlos 综合征（皮肤弹性过度综合征）、Erdheim 中层坏死或 Behcet 病等；③先天性心血管病。如先天性主动脉缩窄所继发的高血压或者主动脉瓣二瓣化；④损伤。严重外伤可引起主动脉峡部撕裂，医源性损伤也可导致主动脉夹层；⑤其他。妊娠、梅毒、心内膜炎、系统性红斑狼疮、多发性结节性动脉炎等。

解剖学上，主动脉夹层最常用的病理分型两种方法为 DeBakey 分型和 Stanford 分型。以分型为目的，升主动脉定义为头臂干开始的近心段主动脉，降主动脉定义为左锁骨下动脉开始的远心段主动脉。

DeBakey 分型基于第一破裂口的位置和夹层的扩展范围而进行分型：

Ⅰ型：夹层始于升主动脉，向远心端至少扩展至主动脉弓，典型病例至降主动脉（通常推荐手术）。

Ⅱ型：夹层始于并限于升主动脉（通常推荐手术）。

Ⅲ型：夹层始于降主动脉，常向远心端扩展（通常推荐非手术治疗）。

Ⅲa 型：限于胸降主动脉。

Ⅲb 型：扩展至膈下。

Stanford 分型依是否累及升主动脉，将夹层分为两类。

A 型：不管破裂口位置，凡累及升主动脉的夹层（通常推荐手术）。

B 型：所有未累及升主动脉的夹层（通常推荐非手术治疗）。注意累及主动脉弓但不累及升主动脉的夹层,Stanford 分型为 B 型。

1.2 临床表现

1.2.1 疼痛

大多数患者突发胸背部疼痛,A 型多见在前胸和肩胛间区,B 型多在背部、腹部。疼痛剧烈难以忍受,起病后即达高峰,呈刀割或撕裂样。少数起病缓慢者疼痛可不显著。

1.2.2 高血压

大部分患者可伴有高血压。患者因剧痛而呈休克貌,焦虑不安、大汗淋漓、面色苍白、心率加速,但血压常不低甚至增高。

1.2.3 心血管症状

夹层血肿累及主动脉瓣瓣环或影响瓣叶的支撑时发生主动脉瓣关闭不全,可突然在主动脉瓣区出现舒张期吹风样杂音,脉压增宽,急性主动脉瓣反流可引起心力衰竭。脉压改变,一般见于颈、肱或股动脉,一侧脉搏减弱或消失,反映主动脉的分支受压迫或内膜裂片堵塞其起源。可有心包摩擦音、胸腔积液。

1.2.4 脏器和肢体缺血表现

夹层累及内脏动脉、肢体动脉及脊髓供血时可出现相应脏器组织缺血表现,肾脏缺血、下肢缺血或截瘫等神经症状。

1.3 辅助检查

1.3.1 心电图

无特异改变。病变累及冠状动脉时,可出现心肌急性缺血甚至急性心肌梗死改变,但 1/3 的患者心电图可正常。

1.3.2 胸片检查

胸片见上纵隔或主动脉弓影增大,主动脉外形不规则,有局部隆起。

1.3.3 超声心动图

诊断升主动脉夹层很有价值,且能识别心包积血、主动脉瓣关闭不全和胸腔积血等并发症。

1.3.4 CT 检查

通过增强扫描可显示真、假腔和其大小,以及内脏动脉位置,同时还可了解假腔内血栓情况。

1.3.5 磁共振成像(MRI)

是检测主动脉夹层分离最为清楚的显像方法。被认为是诊断本病的"金标准"。

1.3.6 主动脉造影术

选择性的造影主动脉曾被作为常规检查方法。对 B 型主动脉夹层分离的诊断较准确,但对 A 型病变诊断价值小。

1.3.7 血管内超声(IVUS)

IVUS 直接从主动脉腔内观察管壁的结构,能准确识别其病理变化。对动脉夹层分离诊断的敏感性和特异性接近角 100%。但同属侵入性检查,有一定危险性,不常用。

1.3.8 血和尿检查

可有 C 反应蛋白升高,白细胞计数轻中度增高。胆红素和 LDH 轻度升高,可出现溶血性贫血和黄疸。尿中可有红细胞,甚至肉眼血尿。平滑肌的肌球蛋白重链浓度增加,可用来作为诊断主动脉夹层分离的生化指标。

1.4 主动脉夹层的主要征象

急起剧烈胸痛、血压高、突发主动脉瓣关闭不全、两侧脉搏不等或触及搏动性肿块应考虑本病。在急救现场出现以下各点应考虑主动脉夹层的存在[11]。

1.4.1 多部位疼痛

如患者出现不同部位疼痛,可能代表夹层的撕裂变化。如:患者首发胸痛、剑突下疼痛,继而咽痛,提示夹层自下而上撕裂致升主动脉。

1.4.2 胸痛,心电图却无动态演变

动态心电图的改变对诊断心肌梗死很有意义,没有心电图改变的胸痛需要警惕主动脉夹层可能。

1.4.3 心脏听诊心音钝

需警惕是否为夹层破裂或渗血至心包,导致心包积血。

1.4.4 主动脉听诊区可闻及舒张期杂音

对于胸痛患者,一旦主动脉听诊区可闻及舒张期杂音,需高度警惕,因为这可能提示夹层血肿涉及主动脉瓣环或影响瓣叶的支撑时发生主动脉瓣关闭不全,急性主动脉瓣反流可引起心力衰竭。

1.4.5 心电图示下壁导联 ST 段抬高

由于 A 型急性主动脉夹层的原始破口常位于升主动脉右前方,因此右侧冠状动脉比左侧更容易被累及,故下壁急性心肌梗死更为常见。

在诊断上考虑急性下壁梗死时,尚需警惕和除外病因上是夹层撕裂并累及右冠状动脉可能,这个时候要注意是否有以下三点:

（1）胸痛是非常突发的、撕裂样痛。

（2）左右上肢或下肢血压及上下肢血压存在明显异常。

（3）X 线胸片显示纵隔增宽。

如出现上述三种情况,夹层引发心肌梗死(以下壁常见)的可能性非常大。

1.4.6 胸痛呈间歇性发作

当患者胸痛呈间歇性时,考虑急性心肌梗死时需要高度存疑。因为梗死所致胸痛往往呈持续性胸痛,很少或几乎不会呈间歇性胸痛,如除外不稳定性心绞痛,那么,间歇性胸痛,往往提示急性主动脉夹层可能。

1.4.7 胸痛伴发热

在这种情况下,进行胸痛病因分析以及鉴别诊断时,尚需高度警惕主动脉夹层。文献报道,动脉夹层患者会出现发热,原因可能与血管内膜撕裂,内生性致热源暴露,血块吸收热,以及血栓、组织坏死、细胞因子和被血栓、组织坏死诱导的氧自由基等有关。

1.4.8 剧痛,血压居高不下

当遇到降压、扩血管药物(不管乌拉地尔还是硝普钠)无法纠正的高血压时,一定要想到主动脉夹层的可能。

1.4.9 年轻人、体胖且伴高血压病史

不管疼痛是否剧烈,心电图何种变化,都要常规先排除动脉夹层。

1.4.10 四肢脉搏改变、血压不对称者

脉搏改变,一般见于颈、肱或股动脉,一侧脉搏减弱或消失,反映主动脉的分支受压迫或内膜裂片堵塞其起源。

1.5 治疗

AD 的治疗方法包括内科保守治疗、外科手术治疗、血管腔内覆膜支架腔内隔绝术。治疗方式将在前景及进展中详细阐述。

2 护理及观察要点

（1）第一时间严密监测生命体征，尤其是血压和心率的情况。主动脉夹层急性期时，建议收缩压不高于 120mmHg，舒张压不高于 80mmHg，心率维持在 60~75 次/min 左右为宜[1]。如果心率和血压有问题时，要及时汇报医生。

（2）严密的心电监测、严密监测血流动力学指标，绝对卧床休息，保持镇静状态，以减少心肌不必要的耗氧，延缓夹层的继续进展。

（3）保持充足的睡眠以及大小便通畅等。因此，需要给患者多食用一些通便的食物，如青菜、水果，并安抚患者的情绪。

（4）预防血栓栓塞，尤其是长期卧床的合并心衰、高龄、肿瘤、心肌梗死、下肢关节手术的患者。

3 注意事项

对任何可疑或诊断为本病患者，应即刻严密监测血流动力学指标，绝对卧床休息，强效镇静与镇痛，必要时静脉注射较大剂量吗啡或冬眠治疗。入院后即住院进入监护病室（ICU）治疗，升主动脉夹层特别是波及主动脉瓣或心包内有渗液者宜急诊外科手术。

具体急救措施：

（1）镇痛。疼痛严重可给予吗啡类药物止痛，并镇静、制动，密切注意神经系统、肢体脉搏、心音等变化，检测生命体征、心电图、尿量等。采用鼻导管吸氧，避免输入过多液体升高血压及引起肺水肿等并发症。

（2）控制血压和降低心率。联合应用 β 受体阻断剂和血管扩张剂，以降低血管阻力、血管壁张力和心室收缩力，减低左室 dp/dt，控制血压于 100~120mmHg。心率控制在 60~75 次/min 之间以防止动脉夹层进一步的扩展[10]。

（3）降主动脉夹层急性期病情进展迅速，病变局部血管直径≥5cm 或有血管并发症者应争取介入治疗置入支架（动脉腔内隔绝术）。

4 前景及进展

4.1 流行病学

AD 不是临床上罕见的疾病，据国外文献报道，AD 的发病率与患病危险因素相关，年发病率为（5~30）/1000000，美国每年的新发病例至少为 7000 例。急性主动脉夹层国际注册研究（the International Registry of Acute Aortic Dissection，IRAD）报道男性发病率明显高于女性（为女性 2~3 倍），好发年龄在 50~70 岁人群，男性发病年龄为（60.3±13.7）岁，女性发病年龄在（66.7±13.9）岁[8]，但无论是手术治疗还是非手术治疗，女性患者的死亡率都高于男性患者。AD 发病有昼夜和季节的节律性变化，早晨 6 点至中午 12 点发病高于其他时段，冬、春季节发病率更高。

在一项费时超过 27 年，以大宗人群为基础的纵向研究中，其中包括对 66 名住院患者和 18 名非住院的患者的连续观察，AD 患者有 21% 在送往医院前死亡，即使进入医院，住院 6h、12h、24h 内死亡率分别为 22.7%、33.3%、50.0%，入院后第二天死亡率高达 68.2%。Dixon M 报道在急诊室 AD

的误诊率高达 25%~50%。近年来,随着生活水平的提高、高血压患病率的增加,社会人口预期寿命的延长;CT 血管造影(CTA),磁共振血管造影(MRA)等影像学检查技术的普及,AD 的发病率有逐年升高的趋势。因此,早期确诊和积极治疗对 AD 患者是极为重要的[9]。

4.2 病因学

病因目前尚不明确,一般认为是多种易感因素共同作用下的结果,其发病基础都是主动脉中层和平滑肌存在病变,导致动脉内膜撕裂、动脉管壁剥离及血肿在动脉壁中间蔓延扩大全层,是异常中膜结构和异常血流动力学相互作用的结果。常见的病因考虑于以下几点有关:①先天性心血管畸形,所有 AD 患者中,先天性主动脉瓣二瓣畸形患者占 3.4%,先天性主动脉缩窄的病人易发生 AD,其发病率为正常人 8 倍。先天性主动脉瓣二瓣畸形患者主动脉中膜层常可见囊性坏死的结构性改变,主动脉缩窄患者主动脉中膜为退行性病变。主要的原因是因为血管形状的改变,导致血流动力学的改变,使得应力集中在一点,从而改变此点中膜结构,形成主动脉夹层动脉瘤;②遗传性疾病,7% 的 AD 患者年龄<40 岁,这类患者没有性别的差异,但明显与遗传因素相关。如 Marfan 综合征、Turner 综合征、Ehlers-Danlos 综合征、多囊肾病、骨源性疾病等,主要是一些可以引起主动脉壁结缔组织异常的遗传性疾病,病理常提示存在主动脉囊性中层坏死;③获得性 AD,长期高血压可致血管重构,平滑肌细胞肥大、变性及主动脉中层坏死,但正常成人的主动脉壁可耐受 500mmHg 的压力,可见造成夹层裂开的先决条件是主动脉壁缺陷,尤其是中层的缺陷。获得性 AD 还见于动脉瘤、动脉粥样硬化、主动脉炎性疾病(巨细胞主动脉炎、Takayasu 主动脉炎、系统性红斑狼疮、类风湿关节炎)等,滥用可卡因是年轻 AD 患者常见原因;④医源性 AD,各类心脏手术、介入性检查和治疗时插管损伤等亦可引起 AD。

4.3 临床特点

AD 的临床表现主要取决于夹层的部位、范围、程度,主动脉及各分支受累情况不同,故 AD 临床表现多样,缺乏特异性。

4.3.1 临床症状

疼痛为 AD 最主要和突出的特征, 2006 年,Ringstrom E 一项对既往 Medline 文献回顾性分析显示 AD 患者疼痛特点为:一发作即达到高峰的剧烈疼痛(胸、背、腹、胁部),其敏感性为 90%,呈刀割样或撕裂样,一般常规剂量镇痛药如吗啡难以缓解。与此相反,急性心肌梗死的疼痛发生较缓慢,随着时间的推移,疼痛才会逐渐加重。部分 AD 患者具有疼痛部位转移的特征,提示 AD 病变在扩展。尽管大多数患者在临床上表现为令人印象深刻的胸痛,但是少部分 AD 患者的症状可能表现得像不明原因发热一样轻微,无痛性的 AD 通常见于老人和有神经系统疾病的患者。

除此之外,AD 累及到各系统可表现出各种症状:①心血管系统:AD 常导致急性主动脉瓣关闭不全、冠状动脉受损、心包填塞,可导致心源性休克;AD 破裂引发低血容量性休克。②神经系统:据国外文献报道 17%~40%AD 患者出现暂时性或永久性的神经症状,最常见的并发症为急性缺血性脑卒中,还表现为晕厥(通常由于心包填塞)、昏迷;AD 累及肋间动脉可影响脊髓供血引起截瘫;AD 压迫颈交感神经节引起 Horner 综合征。③消化系统:AD 病变延伸至腹主动脉极其大分支,可产生剧烈腹痛、恶心、呕吐等类似急腹症表现。④其他:AD 阻塞肾动脉导致肾缺血、急性肾功能不全、血尿;AD 破裂入胸膜腔内引起胸腔积血,可出现咳嗽、咯血、呼吸困难等。

4.3.2 体格检查

高血压是最常见的,绝大多数 AD 患者原来就有原发性高血压,疼痛可使其血压进一步升高,

AD 阻塞肾动脉导致高血压危象,高血压可以加剧夹层,增加 AD 破裂的危险性[4]。颈静脉怒张、奇脉、心包摩擦音均提示 AD 心包内破裂,50%近端 AD 患者可闻及主动脉关闭不全杂音。AD 累及主动脉分支血管常导致脉搏短绌,左下肢灌注减低最为常见。

4.3.3 诊断检查

急性发病 AD 患者多有白细胞轻度增多,考虑可能与 AD 应激反应或主动脉病变所致炎症反应相关,C 反应蛋白作为非特异性急性炎症的反应标志物,在 AD 患者中有显著增高,其水平还与患者预后相关。心肌酶、肌钙蛋白等心脏标志物检测有助于鉴别急性心肌梗死。有研究显示,D-二聚体测定可作为排除主动脉夹层的常规检测,血清浓度<0.1mg/L 可以排除 AD,其阴性预测值达 95%,因此,怀疑 AD 患者在 D-二聚体升高可能有助于决定是否进行相应的影像学检查。

4.3.4 器械检查

过去 10 年来,AD 影像学检查进展迅速,计算机体层扫描成像(CT)已成为确诊 AD 的最重要检查方法,磁共振血管造影(MRA)、经胸超声心动图(TTE)/经食管超声心动图(TEE)主动脉 DSA 造影等检查也是重要的。IRAD 显示 CT 是 AD 最常用的检测方法(61%),其次是超声心动图(33%)、主动脉造影(4%)和 MRA(2%)。 心电图(ECG)不能用于诊断 AD 但是可以发现冠状动脉受累引起的心肌缺血改变,但是,对于一些 AD 引起胸痛的患者,心电图的异常很可能被误诊为急性冠脉综合征,将延迟 AD 的诊断,同时增加 AD 患者的死亡率。虽然高达 90%AD 患者的胸片出现异常,表现为主动脉增宽,但是几乎不能作出 AD 的特异性诊断。与胸痛相关的主动脉增宽原因很多,此时需考虑行 CT、超声心动图或 MRI 检查。计算机体层扫描成像(CT)是诊断 AD 及其并发症的好方法,因为 CT 具有实用性、准确性、预测破裂的能力和鉴别诊断能力。

4.4 治疗方式

4.4.1 内科药物治疗

主要包括镇痛、控制血压、镇静、吸氧、卧床、通便等对症治疗。对于高血压患者,主要应用降压药控制血压,包括硝普钠、钙通道拮抗剂、β 受体阻滞剂、血管紧张素转换酶抑制剂(ACEI)等,使患者心率保持在 60~75 次/min,收缩压维持在 100~120mmHg。如患者处于休克状态,血压明显低于正常,应给予补液扩容,辅以间羟胺、多巴胺等升压药。对于由于疼痛引起烦躁不安、面色苍白、大汗淋漓、呼吸急促者可予吗啡等药物镇痛、镇静。内科药物治疗可明显降低无并发症的 Stanford B 型 AD 早期病死率,其效果可能并不亚于外科手术治疗[11]。因此,内科药物治疗既可成为无并发症的 Stanford B 型夹层的独立治疗方法,也是需要行主动脉覆膜支架腔内隔绝术或外科手术的基础治疗,并且是长期预防再发的治疗手段。

4.4.2 腔内治疗

目前,主要是经皮植入主动脉覆膜支架腔内隔绝术,又称为主动脉腔内修复术(TE-VAR),主要用于 Standford B 型 AD 的治疗[13]。该手术将覆膜支架植入到主动脉真腔内,对夹层原发的破口进行封堵,以通过阻断假腔内血流、降低假腔内压力、继发形成血栓、改善分支血管血流等机制,降低主动脉进一步扩张或破裂的风险[3]。 自 1999 年开展 Stanford B 型 AD 腔内治疗以来,其适应证已逐步拓宽。然而,对于非复杂性或者无并发症的 B 型 AD,虽然药物治疗结果优于开放手术,但是否明显优于腔内治疗还存在争议[12]。近年来,多项临床研究结果显示,Stanford B 型 AD 主动脉覆膜支架腔内隔绝术与内科药物治疗的近期及中期生存率相似,但实践证明,腔内治疗对于改善真腔构型更为有利,且远期随访结果显示腔内治疗远期效果明显要优于药物治疗[7]。研究结果显示,可以明显提高5年以上的生存率。最近,Wang等系统分析中国159项研究5531例患者资料。结果显示,TEVAR治疗Stanford B型AD具有很高的成功率、低并发症和低短期病死率等优势。但支架治疗AD有一定的局限性,其适应证在病变局部解剖有一定要求:①AD原发破口位于降主动脉或距左锁骨下动脉分支远端1cm以上;②降主动脉破口位置在胸10动脉分支近侧;③主动脉与支架近端接合处无明显的主动脉扩张或动脉粥样硬化现象;④股动脉和髂动脉的直径和条件可满足支架植入等[14]。AD的腔内支架隔绝术治疗创伤小、成功率和安全性很高,并发症和死亡率较低,近年来已逐步成为Stanford B型AD的主要治疗方法之一[11]。尽管AD腔内隔绝治疗取得了很大进展,但仍然有一些并发症,虽然发生率不多,但多数后果严重,需尽可能采取措施加以避免。AD腔内治疗的近期并发症主要包括:①内漏:为术后较常见的并发症,部分内漏在随访中可自行消失,但部分可导致主动脉扩张或破裂,必要时应采用再次植入支架或外科手术修补内漏;②截瘫:因主动脉支架阻塞相关肋间动脉,使脊髓根大动脉缺血所致;③股动脉和髂动脉切开局部的并发症;④支架移位、支架本身或支架传输系统对主动脉壁的损伤;⑤脑部并发症等。远期并发症主要是覆膜支架近端夹层逆向撕裂及远端夹层内膜再破裂等[6],通过远端预先放置限制性裸支架或覆膜支架等预防措施可能有助于降低此并发症。

4.4.3 外科手术治疗

腔内治疗有一定的局限性,在以上腔内治疗中已阐述,以下情况需行外科手术治疗:①形成夹层动脉瘤,最大直径>6.5cm,有夹层分离症状或破裂征兆;②进展期的AD累及重要脏器,使其出现灌注不良;③累及升主动脉或伴重度主动脉瓣反流;④急性期内科药物治疗难以控制的疼痛或高血压,或局部形成动脉瘤且进展等。AD外科手术治疗的主要目的是尽可能彻底切除主动脉病变处撕裂的内膜,阻止血液进入假腔,应用人工血管重建主动脉,同时治疗并发症。目前,主要外科治疗方法包括:单纯升主动脉人工血管置换、带瓣膜升主动脉人工血管置换、主动脉半弓人工血管或全弓人工血管置换、烟囱术等[2]。近十余年,随着人工血管、无创缝线生物胶、抑肽酶等新型材料在手术中的应用,以及深低温体外循环及术中脑灌注、肝素涂层管道等技术的开展,使AD手术的安全性升高,并发症发生率不断下降,存活率上升,死亡率下降[5]。

4.4.4 联合治疗

对于复杂病变的治疗,如主动脉弓部夹层的治疗,可应用杂交(Hybrid)技术,即联合外科手术和主动脉腔内隔绝术。杂交手术通常是通过动脉旁路术提供分支血流,然后对原主动脉弓部进行腔内隔绝术。杂交技术可以缩短手术时间、减小手术范围和创伤,降低死亡率。

主动脉夹层病情危重,如不及时救治,进展迅速,病死率高。随着对AD病理生理深入了解,诊治水平的不断提高,AD的预后也在不断改善,病死率、致残率在不断下降。

研究结果提示,只要临床医生耐心细致了解病史,及时准确做出诊断,随着医学治疗方法的不断发展,AD的治疗结果会越来越好。

参考文献:

[1]李小燕,袁凤其,葛永贵.主动脉夹层的急救护理[J].护士进修杂志,2000, 15(6):42-443.

[2]段志泉,张强.实用血管外科学[J].沈阳:辽宁科学技术出版社,1999: 322-327.

[3]高斌,叶建荣.胸主动脉瘤和主动脉夹层的腔内治疗[J].国外医学外科学分册,2003,30(3):157-160.

[4]华琦,范振兴.高血压与主动脉夹层[J].岭南心血管病杂志,2012,18(1):4-5,68.

[5]张涛,高长青.升主动脉夹层动脉瘤的外科治疗,医药产业资讯,2006,3(17):156-157.

[6]师天雄,胡锡祥,缪建航.腔内隔绝术后主动脉夹层再发的原因及预防措施,Guangdong Medical Journal,2006,27(2):302.

[7]景在平,冯翔.主动脉夹层胸内隔绝术[M].北京:人民军医出版社,2010:13.

[8]张源明,陈曦,木胡牙提,等.乌鲁木齐市主动脉夹层病例临床特征变化趋势10年回顾性分析[J].中华流行病学杂志,2008,29(7):720-723.

[9]曾武涛,柳俊,陈国伟.心血管病最新诊断与防治策略[J].2011:568-577.

[10]Baguet J P, Chavanon O, Sessa C, et al. European Society of Hypertension scientific newsletter: hypertension and aortic diseases[J].J Hypertens,2012,30(2):440-443.

[11]Karthikesalingam A, Holt P J, Hinchliffe R J, et al. The diagnosis and management of aortic dissection[J]. Vasc Endovascular Surg,2010,44(3):165-169.

[12]Eggebrecht H,Nienaber CA,Neuhauser M,et al. Endovascular stent-graft placement in aortic dissection: a meta-analysis[J]. EurHeart J,2006,27(4): 489-498.

[13]Xiong J, Jiang B,Guo W, et al. Endovascular stent graft placement in patients with type B aortic dissection: a meta-analysis in China[J].J Thorac Cardiovasc Surg,2009, 138(4): 865-872.

[14]N ien aber CA, FattoriR, Lund G, et al. Non surgical reconstruction of thoracic aorticd issection by stent graft placement[J] . N Engl JM ed,1999,340(20): 1539-1546.

急性 ST 段抬高型心肌梗死
早期溶栓的护理

丽江市人民医院　和盛花

1 护理概述

我国大约有 1100 万名冠心病患者,这个患病率持续上升,每年有 60 万急性心肌梗死病人,2 万人介入治疗,只有 9 万人进行溶栓治疗。全世界,冠心病的死亡率,在因病死亡的所有疾病中排名第二,每 10.5s 就有一个人因为心血管疾病而倒下。那在中国呢? 2018 年中国心血管疾病报告权威公布,近 25 年来心血管疾病一直名列死亡之首。

日益加重的心血管疾病的疾病负担,一方面,仍要强调提高医疗护理水平,改善医疗质量,加强对心血管危险因素的控制;另一方面,也须大力开展健康知识普及,强调"每个人是自己健康的第一责任人",积极控制行为危险因素。这也是贯彻"以基层为重点,以预防为主"的国家方针,真正实现心血管预防为主战场由医院逐步向基层社区和个人转移。在确诊为急性 ST 段抬高型心肌梗死时,我们需立即用留置针开放静脉通路,在确保静脉通畅的情况下,才能够静脉溶栓,降低死亡率及减少并发症,为抢救赢得先机。此方法不用搬动转运患者,是一项操作简单而实用的方法,并且效果迅速。早期溶栓的护理为潜在风险及并发症施行外科手术提供安全保障方面具有重要意义。

2 早期溶栓

2.1 适应证

(1)两个以上(包括两个)相邻导联的 ST 段抬高或心肌梗死伴左束支传导阻滞,脑导联≥0.2mV,肢体联≥0.1mV。

(2)起病时间<12h,年龄<75 岁。

(3)ST 段抬高型心肌梗死发病已达 12~24h,但仍有胸痛中广泛 ST 段抬高者。

(4)溶栓发病在 3h 内决定是否溶栓,考虑风险/效益比。发病至就诊时临床及血液动力学特征,并发症,出血风险。

2.2 溶栓绝对禁忌证

(1)已知脑血管结构异常。

(2)既往脑出血或不明原因的卒中。

(3)入院时有严重没有控制的高血压。

(4)颅内恶性肿瘤。

(5)一个月内发生过内脏出血或已知出血倾向。

3 使用方法

急性 ST 段心肌梗死的静脉溶栓于发病 12h 之内的患者,可以使闭塞的冠状动脉再通,心肌得到再灌栓,濒临坏死的心肌可能得以存活,或者是坏死范围缩小,减轻梗死后的心肌重塑,从而改善预后,是一种非常积极的治疗措施。在患者没有条件实施介入治疗时,应该在接诊患者的 30h 之内实施该疗法。

为使患者尽早尽快地得到有效的治疗,应减少院前系统和院内救治延误,建立区域协同救治和规范化胸痛中心,标准化溶栓治疗。基层密切协作关系,打通胸痛"最后一公里"。胸痛中心的建设及胸痛救治单元的建设,让治疗更加规范,路径更加的快捷通畅,让更多的老百姓收益。

4 护理及观察要点

4.1 溶栓前准备

(1)休息、发病 2h 内绝对卧床休息。

(2)吸氧。

(3)立即开通静脉留置针,保证有效的抢救开通绿色通道和前提条件。

(4)病情观察:心电监护,监测血压和血氧饱和度,观察生命体征,及时发现恶性心律失常。

4.2 缓解疼痛、呼吸困难和焦虑

(1)疼痛会引起交感神经系统激活,并会导致血管收缩和心脏负荷增加。STEMF 伴剧烈疼痛患者遵医嘱给予阿片类药物或杜冷丁缓解疼痛(如静脉注射吗啡 3mg,必要时间隔 5min 重复 1 次,总量不超过 15mg),烦躁不安者注意呼吸抑制,血压下降。

(2)给予心理护理及相应的疾病用药知识宣教,消除紧张焦虑情绪,严重焦虑者可使用中效镇静剂(如第二氮类)。

(3)饮食:低盐、低热量,低脂易消化饮食,少食多餐,避免饱腹,多吃纤维性食物。

(4)应用抗白小板及抗凝药物,严密观察出血倾向。

(5)溶栓治疗:溶栓前询问禁忌证,注意观察出血。

(6)出院指导:注意保暖,避免突发因素;控制疼痛方法,带硝酸甘油按时服药,注意复查。

5 注意事项

(1)一旦确诊后,首先评估患者出血风险,到达医院 30min 内溶栓,防止梗死面积扩大和缩小心肌缺血范围,维持心肌功能,及时处理各种并发症,防止猝死。

(2)抗栓是抗凝和血小板药物预防形成血栓;溶栓是针对血管内急性血栓形成,已经有了血栓。

(3)溶栓过程中采取科学、合理、规范的护理措施,严密观察病情及预防并发症的发生。认真细致的观察及精心的护理和减少并发症,提高血管再通率,改善患者预后提高其生活质量的重要保证。

(4)如何判断溶栓是否溶解,血管是否再通:可以通过冠状动脉造影直接观察是否再通,或者根据心电图抬高的 ST 段于 2h 内回落>50%,胸痛在 2h 内基本消失,2h 内出现再灌注心律失常。

6 前景和进展

对于急性 ST 段抬高型心肌梗死临床常见的心血管疾病,其具有较高的死亡率与并发症,STEMI 的诊断只要临床表现、心电图及实验室酶学的检查,虽然可能有假阳性的可能,但是可以明显降低心肌梗死的发病率和死亡率,静脉溶栓护理治疗也是未来溶栓研究的一个重要方向,也是基层医院,特别是偏远山区的医院治疗心肌梗死,保证患者生命的一个重要的方法。而静脉溶栓具有半衰期短、高效、安全、用药方便,价格低廉等特点,是静脉溶栓的发展目标。降低并预防静脉溶栓

的并发症,特别是出血,也是提高静脉溶栓成功率的重要指标。

参考文献:

[1]郝巨英.急性 ST 段抬高型心肌梗死早期溶栓的护理体会[J].基层医学论坛,2013,17(27):3556-3558.

[2]贾丽娜.老年急性 ST 段抬高型心肌梗死早期溶栓 45 例临床护理体会[J].中国现代药物应用,2014,8(5):36-37.

[3]余丽丽,代丽丽.优质护理干预应用于急性 ST 段抬高型心肌梗死患者早期溶栓治疗中的效果[J].临床医学研究与实践,2018,3(17):195-196.

[4]张杏.急性心肌梗死早期溶栓疗法的护理干预[J].内蒙古中医药,2016,35(10):161-162.

[5]陈国军,郭喜娟.急性心肌梗死病人早期静脉溶栓治疗的观察和护理[J].齐齐哈尔医学院学报,2007(23):2934-2935.

[6]朱文君,戴新娟.急性 ST 段抬高型心肌梗死护理进展[J].中国伤残医学, 2015, 10(23):201-202.

[7]杨艳敏,朱俊,谭慧琼,等.中国 ST 段抬高的急性心肌梗死临床特征及治疗现状[J].中华医学杂志, 2005, 85(31):2176-2182.

[8]Eagle K A, Goodman S G, Avezum A, et al. Practice variation and missed opportunities for reperfusion in ST-segment-elevation myocardial infarction: Findings from the Global Registry of Acute Coronary Events (GRACE)[J]. Lancet, 2002, 359(9304):373-377.

[9]Wu K L ,Tsui K L , Lee K T , et al. Reperfusion strategy for ST-segment elevation myocardial infarction: trend over a 10-year period[J]. Hong Kong medical journal 2012, 18(4):83-276.

[10]Thomas J L , French W J . Current State of ST-Segment Myocardial Infarction[J].Heart Failure Clinics, 2016, 12(1):49-63.

[11]Gersh, B. J . Population Trends in the Incidence and Outcomes of Acute Myocardial Infarction[J]. Yearbook of Cardiology, 2011.

[12]Chen, Normand, SLT, et al. Recent Declines in Hospitalizations for Acute Myocardial Infarction for Medicare Fee-for-Service Beneficiaries Progress and Continuing Challenges[J].CIRCULATION, 2010, 121(11):1322-1328.

电击除颤在临床的应用及影响因素

丽江市妇女儿童医院　和晓艳

1 概　论

心脏骤停是目前公共卫生面临的重大课题与挑战,也是急诊科时常要面对的最紧急状况。美国每年有 30 万~60 万人因心脏骤停而死亡,我国近年来的发生人数也呈逐年上升趋势。80% 以上的心脏骤停由恶性室性心律失常引发,心室颤动是其中最严重类型,也是其他室性心律失常发展的趋势和结果,可直接危及患者生命。电除颤是终止心室颤动最有效的方法[1]。电除颤是指在严重快速型室性心律失常时,用额定短暂高能脉冲电流通过心脏,使全部或大部分心肌细胞在瞬间同时除极,造成心脏短暂的电活动停止,然后由最高自律性起搏点(通常为窦房结)重新主导心脏节律的治疗过程。电除颤是心脏电复律技术的一种,又称非同步心脏电复律。自 1947 年 Beck 首次成功将此技术应用于临床以来,电击除颤目前仍是终止心室颤动的唯一有效方法。尽管近年来有关心肺复苏的技术和设备不断进步,但目前对心脏骤停的现场抢救成功率依然不尽人意,在我国仅为 5% 左右,在欧美等发达国家仅为 20% 左右[2]。

作为国际心血管急救和心肺复苏指南提出的生存链中的重要一环,心脏体外电击除颤技术一直是一个备受关注的重要领域,而便捷、安全、高效、智能则是除颤仪相关技术的研究重点和发展目标[3-5]。

AED 又称自动体外除颤仪,能够自动识别需要电击的异常心律并给予电击。它具有疗效高、作用快、操作简便等优点,常用于各种场合的急救过程中。目前,直流电除颤和电复律已在世界各地广泛应用,除颤仪器设备也越来越自动化。近年来还相继开展了经静脉导管电极心脏内低能量电复律,置入心律转复除颤仪(ICD)等技术。目前,多数医院都配备了电除颤仪,成功挽救了成千上万的濒死患者。

2 电除颤和电复律的机制

心脏电复律是在短时间内向心脏通以高压强电流,使全部或大部分心肌在瞬间同时除极,然后心脏自律性最高的起搏点重新主导心脏节律,通常是窦房结,因最早用于消除心室颤动,故亦称为心脏电除颤。

3 电复律与电除颤的适应证和禁忌证

3.1 适应证

(1)心室颤动和扑动是心脏电复律的绝对指征。

(2)心房颤动和扑动伴血流动力学障碍者可选择电复律。

(3)药物及其他方法治疗无效或有严重血流动力学障碍的阵发性室上性心动过速、室性心动过速、预激综合征伴心房颤动者可选择电复律。

3.2 禁忌证

（1）病史多年，心脏（尤其是左心房）明显增大及心房内有新鲜血栓形成或近 3 个月有栓塞史。

（2）伴高度或完全性房室传导阻滞的心房颤动或扑动。

（3）伴病态窦房结综合征的异位性快速心律失常。

（4）有洋地黄中毒、低钾血症时，暂不宜电复律。

表 1 电除颤的绝对禁忌证和相对禁忌证

绝对禁忌证	相对禁忌证
1.洋地黄中毒引起的快速性心律失常	1.拟近期接受心脏外科手术者
2.室上性心律失常伴高度或完全性房室传导阻滞	2.电解质紊乱尤其是低血钾，电复律应在纠正后进行
3.持续心房颤动在未用影响房室传导的药物情况下心室率已缓慢者	3.严重心功能不全未纠正者，因转复后有发生急性肺水肿的可能
4.伴有病态窦房结综合征（即快-慢综合征）	4.心脏明显扩大者，即使成功转复后，维持窦性心律的可能性也不大
5.近期内有动脉栓塞或经超声心动图检查发现左房内存在血栓而未接受抗凝治疗者	5.甲状腺功能亢进伴心房颤动而未对前者进行正规治疗者
	6.伴风湿活动或感染性心内膜炎而未控制的心脏病患者
	7.转复后在胺碘酮的维持下又复发或不能耐受抗心律失常药物维持治疗者
	8.心房颤动为阵发性，既往发作次数少、持续时间短，预期可自动转复者。因为电转复并不能预防其发作

4 电复律与电除颤的种类与能量选择

4.1 直流电非同步电除颤

临床上用于心室颤动与扑动，此时已无心动周期，ECG 也无 QRS 波，病人神志多已丧失，应立即实施电除颤。除颤开始时间越早，除颤成功率越高。通常成人使用单相波除颤能量为 360J，双向波能量为 200J。有时快速的室性心动过速或预激综合征合并快速心房颤动均有宽大的 QRS 和 T 波，除颤仪在同步工作方式下无法识别 QRS 波而不放电，此时也可用低电能非同步电除颤，以免延误病情。

4.2 直流电同步电复律

适用于除心室颤动与扑动以外的快速型心律失常。除颤仪一般设有同步装置，使放电时电流正好与 ECG 的 R 波同步，即电流刺激落在心室肌的绝对不应期，从而避免在心室的易损期放电诱发室速或室颤。通常经胸壁体外电复律能量选择为：心房颤动和室上性心动过速在 100~150J；室性心动过速为 100~200J；心房扑动所需能量一般较小，为 50~100J。

表 2 经胸壁体外电复律常用能量选择

心律失常	能量	心律失常	能量
心房颤动	100~200J	室性心动过速	100~200J
心房扑动	50~100J	心室颤动	200~360J
室上性心动过速	100~150J		

5 体外电复律与电除颤的操作方法

5.1 患者准备

（1）对心室颤动或伴严重血流动力学障碍的快速室速患者,应立即电除颤。

（2）向择期复律的病人介绍电复律的目的和必要性、大致过程、可能出现的不适和并发症,取得其合作。

（3）进行全面的体格检查及有关实验室检查,包括电解质、肝、肾功能,心腔内是否存在血栓等。

（4）复律前应禁食 6h,以避免复律过程中发生恶心呕吐。

（5）如患者正在服用洋地黄类药物,应在复律前停服 24~48h。有心房颤动着复律前应进行抗凝治疗。

（6）复律前 1~2d 口服奎尼丁,预防转复后复发,服药前做 ECG,观察 QRS 波时限及 QT 间期变化。

5.2 物品设施准备

进行电复律的房间应宽敞,除颤仪、0.9 氯化钠溶液、导电糊、纱布垫、地西泮、心电和血压监护仪及心肺复苏所需的抢救设备和药品。

5.3 麻醉

除患者已处于麻醉状态或心室颤动时意识已经丧失而无需麻醉外,一般均需要快速、安全和有效的麻醉,以保证电复律和电除颤时患者没有不适感和疼痛感。这对于可能需要反复电击者尤为重要。

5.4 操作技术要点

（1）患者仰卧于绝缘的硬板床上,松开衣领,有义齿者取下,术前做全导联心电图。

（2）清洁电击处的皮肤,连接好心电图监测仪,贴放心电监测电极片时注意避开除颤部位。

（3）连接电源,打开除颤仪开关,选择一个 R 波高耸的导联进行示波观察。选择"同步"按钮。

（4）患者一旦进入理想的麻醉状态,充分暴露其前胸,将均匀涂满导电糊或裹有湿盐水纱布的两个电极板,分别置于胸骨右缘第 2、3 肋间（心底部）和心尖部,两个电极板之间距离不小于 10cm,与皮肤紧密接触,并有一定压力。按充电钮充电到所需功率,嘱任何人避免接触病人及病床,以及同患者相连接的仪器,以免发生触电,两电极板同时放电。

（5）电复律后应立即进行心电监测、并严密观察患者的心率、心律、血压、呼吸和神志。监测应持续 24h。

（6）根据情况决定是否需要再次电复律。

5.5 电复律与电除颤的并发症

虽然电复律和电除颤对快速型心律失常是一种快速、安全和有效的治疗措施,但仍可伴发许多并发症。主要包括:诱发各种心律失常,出现急性肺水肿、低血压、体循环栓塞和肺动脉栓塞、血清心肌酶增高,以及皮肤烧伤等。

6 影响成功电除颤的因素

心肺复苏时,电除颤成功与否是决定心肺复苏结果的关键因素。实际上,电除颤能够终止心律失常的本质是足够而适当的经心电流及其作用时间,而经心电流的大小取决于除颤能量和经胸阻抗大小[6]。因此,充分认识影响电除颤成功的因素,对于提高心肺复苏的成功率意义重大。这些因素主要包括除颤仪相关因素、除颤操作相关因素和患者因素。

6.1 除颤仪相关因素

6.1.1 电极位置

电除颤时,要保障有足够有效的电流作用于心脏,因此除颤电极在胸部的放置位置至关重要。目前有两种常用的电极安放位置: 前—侧位 (电极板放置在左侧第五肋间与腋中线交界处及胸骨右缘第二肋间) 和前—后位(电极板放置在左腋前线第 5~6 肋间和右背肩胛骨下角部)。针对心房颤动患者心脏复律的研究表明: 前—后位放置电极所需能量较小且成功率较高[7~8]。但对于心室颤动患者,目前没有研究能证实这两种电极放置方式中的哪个更有明显优势。多版心肺复苏国际指南建议: 前—侧位电极位置是合适的默认位置,前—后位更适用于右胸部装有永久起搏器者。

6.1.2 电极类型

目前,还没有相关研究比较手持式电极板与自黏式电极片孰优孰劣。但对于持续心房颤动需要电复律的患者,一项随机研究表明采用手持式电极板转复比黏贴式电极片更有效[9],这可能与手持式电极板与皮肤接触更佳使经胸阻抗降低有关。因此,电除颤时使用哪种电极类型应该取决于当时可获取的仪器设备以及操作者根据患者具体情况做出的判断。

6.1.3 电极板大小

电极板大小是决定电除颤时经胸电流大小的一个重要因素[10]。较大面积的电极片或电极板可使阻抗降低、电流增加。成人除颤电极直径为 8~12cm。在此范围内,电极板越大除颤成功率越高,但是超过此范围的电极反而会导致电流密度下降。

6.1.4 除颤波形

根据除颤仪电流脉冲通过心脏的方向,可将除颤波形分为单相波和双相波。双相波较单相波具有明显的优势: ①除颤电流随胸壁阻抗值变化自动调整,首次电击成功率较高;②在除颤过程中所需能量更低,峰值电流明显减小,对患者心肌细胞损伤及皮肤灼伤的可能性降低;③通过反方向的第二相电流消除第一相残留电荷,可减少除颤后心室颤动的复发率。由于心肺复苏的复杂性和紧急性,鉴于双向波除颤显示出了更高有效性、更少的有害证据,以及临床试验结局有获益倾向,因此临床应用中应首选双相波除颤。

6.2 操作相关因素

6.2.1 除颤时机

心脏骤停患者最常见的心律失常是心室颤动。除颤时机是影响除颤效果的最重要因素,尽可能在较短的时间内进行电除颤是治疗心室颤动的关键。大量研究证实,从心室颤动开始到除颤的时间越长,除颤成功的可能性就越小: 每延迟 1min,心室颤动致心脏骤停患者的生存率就下降 7%~10%[11]。3min 内除颤的效果最好; 5min 内除颤效果较好; 超过 10min 进行除颤,患者几乎没有生存机会。

6.2.2 除颤能量

终止心律失常的本质是足够的经心电流。目前,临床上还是根据能量(焦耳)来设置除颤级别。由于采用同等能量时的双向波电除颤比单向波电除颤更有效,所以在成人复苏过程中多使用双向波电除颤,推荐的能量为 150~200J; 而使用单向波电除颤推荐的能量为 300~360J。如果 1 次电击没有成功,则后续电击至少应使用与前次相当的能量级别或者更高能量级别。

6.2.3 影响经胸阻抗的操作

经胸阻抗是电除颤过程中影响电流到达心脏多少至关重要的因素。经胸阻抗的存在可导致电除颤能量被耗损分流至肺、胸廓,以及其他胸部结构[12]。因此,在除颤时要注意操作的规范性。第一,不要将电极放在胸骨上, 以免明显增加除颤时的经胸阻抗; 且两块电极板之间的距离不应<10cm。第二, 要确保电极与皮肤接触紧密: 将导电糊均匀涂抹在电极板上, 除颤时电极板边缘不能翘起; 要对电极板施加足够的压力, 使电极板与皮肤充分接触以有效降低胸壁阻抗; 胸毛较多者需要备皮。第三,如果患者仍有自主呼吸,除颤操作应尽量选择在患者呼气末进行,以减小经胸阻抗。第四,经过多次电击后,由于肌肉血流量增加和组织水肿,可以导致经胸阻抗减少; 胸壁的外伤、手术,以及胸腔积液也可以使经胸阻抗下降。

6.3 患者相关因素

6.3.1 心律失常类型

心律失常的类型和患者的临床情况是除颤能否成功的重要决定因素。与失代偿充血性心力衰竭和低血压所致的继发性心室颤动患者相比,原发性心室颤动患者更容易获得除颤成功[13]; 规则的室性心律失常(如持续性单形性室性心动过速)起源于一个离散的折返环路,易被较小电流除极; 而不规则的室性心律失常(如多形性室性心动过速和室颤)有多个波阵面,且累及更多的心肌数量,往往需要更高能量才能终止。相较于心室颤动,终止室性心动过速所需的能量一般更小。

6.3.2 心律失常持续时间

对于心室颤动的患者来说,其心律失常持续时间的长短是电冲动规则化程度的决定因素[14]。越是新发的心室颤动,其颤动波振幅越大,除颤越易获得成功。随着心律失常的持续存在(即超过 10~30s),其颤动波振幅变得更细小,成功终止的可能性也随之下降[15]。

6.3.3 抗心律失常药物的应用

抗心律失常药物可增加或降低心室颤动患者除颤所需的能量。总的来说,钠离子通道阻滞剂(例如利多卡因)可增加除颤所需的能量; 而钾离子通道阻滞剂(例如胺碘酮、索他洛尔)和儿茶酚胺可降低除颤所需能量。肾上腺素有助于提高除颤成功率,其机制可能是其对心动周期长度、同步化,以及颤动波的复极离散有影响。

6.3.4 患者其他疾病因素

严重缺氧、酸中毒、低钾血症、高钾血症,以及某些药物因素(如洋地黄过量)等都可以降低电除颤的成功率,应积极纠正。

7 总结

电除颤是快速终止恶性室性心律失常的有效手段,其成功与否是决定心肺复苏结果的关键因素。除颤器的除颤波形和电极种类,操作中的电除颤时机、电极位置、能量选择,患者的心律失常类型、基础疾病状况,以及经胸阻抗变化等因素都会影响电除颤的效果。充分认识这些影响因素,采取正确的选择和操作,对于提高电除颤的成功率意义重大。

8 电复律与电除颤技术的新进展

8.1 1980 年,一例心脏性猝死幸存者植入了第一台植入型心律转复除颤器(ICD)

近年来,经静脉置放心内膜除颤电极已取代了早期开胸置放心外膜除颤电极。ICD 的体积也明显减小,已可埋藏于胸大肌和胸小肌之间,甚至像起搏器一样可埋藏于皮下囊袋中。但功能却日益强大,同时具备抗心动过缓起搏(antibradicardia pacing)抗心动过速起搏(antitachycardia pacing,ATP)和低能电转复(cardiovertion)以及高能电除颤(defibrillation)多种功能。

8.1.1 ICD 的明确适应证包括

（1）非可逆性原因引起的室颤或血流动力学不稳定的持续室速导致的心脏骤停。

（2）器质性心脏病的自发持续性室速,无论血流动力学是否稳定。

（3）原因不明的晕厥,在心电生理检查时能诱发有显著血流动力学改变的持续室速或室颤。

（4）心肌梗死所致 LVEF<35%,且心肌梗死后 40d 以上,NYHA 心功能 Ⅱ 或 Ⅲ 级。

（5）NYHA 心功能 Ⅱ 或 Ⅲ 级 LVEF≤35% 的非缺血性心肌病患者。

（6）心肌梗死所致 LVEF<30%,且心肌梗死 40d 以上,NYHA 心功能 Ⅰ 级。

（7）心肌梗死后非持续室速,LVEF<40%,且心电生理检查能诱发出室颤或持续室速。

8.1.2 ICD 的随访

植入 ICD 的患者必须经常随诊,术后第一年每 2~3 个月随诊一次,此后可半年随诊一次。随诊时,有关 ICD 的工作状态的测试及有关功能及参数的设置,应由相关的专科医生接诊。

8.2 个性化体外除颤方案的研究

分析不同患者室颤发生的根本原因并依据其生理体征施以个性化、精准化的治疗,是近年来该领域的一个研究趋势[16-18]。尤其在心脏骤停患者中,有一类被称为顽固(难治)性室颤患者,占所有室颤患者的 20%~30%,其死亡率高达 85%~97%[19-20]。而如何治疗顽固性室颤患者,目前仍是临床上尚未解决的一个重要难题[21]。Aiello 等[22]则运用家猪室颤的心肺复苏模型,探索了基于 AMSA 驱动的个性化除颤与复苏方案。该研究证实采用基于室颤波形特征驱动的个性化复苏方案,可以降低不必要的电击除颤和复苏后的心肌损伤。尽管越来越多的研究者认为,个性化的精准体外除颤技术是未来发展的趋势,但这方面的研究工作还只是刚刚起步,仍有很多的技术问题需要进行深入研究与探索。根据检测到的患者生理信息与心肌状态,设计可编程的个性化除颤波形并实施精确化的除颤治疗,是心脏体外除颤技术的研究方向,也是未来心脏体外除颤仪的发展目标。

参考文献：

[1]Merchant RM,Topjian AA,Panchal AR,et al. Part 1: Executive summary: 2020 american heart association guidelines for cardiopulmonary resuscitation and emergency cardiovascular care [J]. Circulation,2020,142(16 suppl-2): S337-S357.

[2]Rajan S, Folke F, Hansen S M, et al. Incidence and survival outcome according to heart rhythm during resuscitation attempt in out-of-hospital cardiac arrest patients with presumed cardiac etiology[J]. Resuscitation, 2017, 114: 157-163.

[3]Huang Y, Wen X, Wang J, et al. Toward miniaturization of defibrillators: design of a defibrillation charge/discharge circuit[J]. Conf Proc IEEE Eng Med Biol Soc, 2019, 2019: 6155-6158.

[4]徐津申. 自动体外除颤仪在急诊心搏骤停患者救治中的应用[J]. 医疗装备, 2019, 32(2): 29-30.

[5]Okamura H, Desimone C V, Killu A M, et al. Evaluation of a unique defibrillation unit with dual-vector biphasic waveform capabilities: towards a miniaturized defibrillator [J]. Pacing Clin Electrophysiol, 2017, 40(2): 108-114.

[6]武军元,李春盛,袁伟. 猪经胸阻抗大小对除颤有效性和安全性的影响[J].中华急诊医学杂志, 2017,26(3): 308-312.

[7]Botto GL,Politi A,Bonini W,et al. External cardioversion of a trial fibrillation: role of paddle position on technical efficacy and energy requirements[J]. Heart,1999,82(6): 726–730.

[8]Kirchhof P,Eckardt L,Loh P,et al. Anterior–posterior versus anterior–lateral electrode positions for external cardioversion of atrial fibrillation: a randomised trial [J]. Lancet,2002,360（9342）: 1275–1279.

[9]Cheskes S,Hillier M,Byers A,et al. The association between manual mode defibrillation,pre–shock pause duration and appropriate shock delivery when employed by basic life support paramedics during out–of–hospital cardiac arrest[J].Resuscitation,2015,90: 61–66.

[10]Dalzell GW,Cunningham SR,Anderson J,et al. Electrode pad sizetransthoracic impedance and success of external ventricular defibrillation[J].Am Cardiol,1989,64(12): 741–744.

[11]Bircher NG,Chan PS,Xu Y,et al. Delays in cardiopulmonary resuscitation,defibrillation,and epinephrine administration All decrease survival in in–hospital cardiac arrest[J].Anesthesiology,2019,130(3): 414–422.

[12]Lerman BB,Deale OC. Relation between transcardiac and transthoracic current during defibrillation in humans[J].Circ Res, 1990,67(6): 1420–1426.

[13]Coult J,Kwok H,Sherman L,et al. Ventricular fibrillation waveform measures combined with prior shock outcome predict defibrillation success during cardiopulmonary resuscitation[J].J Electrocardiol, 2018,51(1): 99–106.

[14]Coult J,Blackwood J,sherman L,et al. Ventricular fibrillation wave form analysis during chest compressions to predict survival from cardiac arrest [J].Circ Arrhythm Electrophysiol,2019,12（1）: e006924.

[15]万智,唐万春.2015 心肺复苏指南展望[J].中华急诊医学杂志,2011,20(1): 7–10.

[16]Cay S, Ozcan F, Ozeke O, et al. Defibrillation failure: Considerations [J]. J Arrhythm, 2018, 4(3): 333–334.

[17]Kuschner C E, Becker L B. Recent advances in personalizing cardiac arrest resuscitation. F1000Res, 2019, 8: F1000 Faculty Rev– 915.

[18]Schuger C. Is the best（waveform)the enemy of the good （waveform)A defibrillation challenge. JACC Clin Electrophysiol, 2019, 5(7): 863–864.

[19]Shanmugasundaram M, Lotun K. Refractory out of hospital cardiac arrest [J]. Curr Cardiol Rev, 2018, 14(2): 109–114.

[20]Nichol G, Sayre M R, Guerra F, et al. Defibrillation for ventricular fibrillation: a shocking update. J Am Coll Cardiol, 2017, 70(12): 1496–1509.

[21]Simon E M, Tanaka K. Double sequential defibrillation[J]. Cardiol Clin, 2018, 36(3): 387–393.

[22]Aiello S, Perez M, Cogan C, et al. Real–time ventricular fibrillation amplitude–spectral area analysis to guide timing of shock delivery improves defibrillation efficacy during cardiopulmonary resuscitation in swine. J Am Heart Assoc, 2017, 6(11): e006749.

他汀类药物在 ACS 中的用法

丽江市人民医院感染疾病科　贺旭宏

1 概　述

随着我国社会的不断发展,人们的生活水平不断提高,人们的饮食结构产生了很大变化,生活中,普遍存在高油、高脂、高盐饮食习惯,再加上社会节奏加快,人们压力增加,肥胖及高脂血症人群不断增加,导致冠心病、冠脉综合征患者越来越多。目前,冠心病、急性冠状动脉综合征(ACS)已成为危害我国人民群众健康的发病率最高的疾病。急性冠脉综合征(ACS)是由于血栓形成或血管痉挛引起的冠脉狭窄急性加重或冠脉急性闭塞引起的一类综合征。包括不稳定型心绞痛、非 ST 段抬高性心肌梗死和 ST 段抬高性心肌梗死[1]。主要与冠状动脉粥样硬化、炎性反应、斑块破裂、血栓形成密切相关,与抽烟、饮酒、高血压、高脂血症、糖尿病、高同型半胱氨酸等一系列因素共同导致冠状动脉粥样硬化,斑块形成,引起心肌缺血。患者可出现胸骨后紧缩压榨感、压迫感、胸闷,有放射痛,症状间断发作,合并有出汗、呼吸困难、恶心、呕吐,病情严重甚至可导致心力衰竭、阿斯综合征、休克、窒息、晕厥。急性冠脉综合征的"突发性"和"高致死、致残率"已成为严重危及人们生命健康的疾病[2]。对于急性冠状动脉综合征,积极探索有效治疗方法成为当前社会迫切需要,近年来,经皮冠状动脉介入治疗已发展成为治疗急性冠脉综合征的重要手段,但药物治疗仍是治疗急性冠脉综合征的基础,器械和药物成为治疗急性冠脉综合征的两大法宝,其中他汀类药物是急性冠脉综合征患者长期应用的最重要的药物之一, 对冠心病有重要的治疗作用。他汀类药物是于 20 世纪 80 年代后期所开发的一种羟甲基戊二酰辅酶 A 还原酶抑制剂,其不仅对胆固醇合成有抑制性作用,还具有降血脂、抗炎、抗氧化应激、改善机体血管内皮功能作用。当前,临床上常用的他汀类药物主要包括:辛伐他汀、阿托伐他汀、瑞舒伐他汀、普伐他汀等,合理应用他汀类药物具有显著的临床效果。

2 他汀类药物的药理作用机制

他汀类药物一般分为亲水性他汀和亲脂性他汀,前者如普伐他汀、瑞舒伐他汀,后者包括洛伐他汀、辛伐他汀、阿托伐他汀和西立伐他汀。他汀类药物通过抑制 3-羟基 3-甲基戊二酰辅酶 A (HMG-CoA)转化成甲羟戊酸,减少下游胆固醇的生物合成,而胆固醇合成减少,使肝细胞内胆固醇水平继发下降,肝细胞内胆固醇水平的下降使肝细胞表面低密度脂蛋白(LDL)受体表达增加,促进肝细胞从血液摄取更多 LDL,从而使循环 LDL 水平下降。他汀类药物在抑制胆固醇合成的同时,也使胆固醇合成途径中间产物类异戊二烯的合成减少,使许多蛋白质活性降低,导致细胞的生长、增殖、凋亡、分泌等功能产生变化。如三磷酸鸟苷(GTP)结合蛋白家族的 Rho、Ras、Rac 蛋白,Ras 活性降低可以抑制内皮细胞增殖、减轻内皮炎症;RhoA 活性降低可以使内皮细胞 NO 合成增多,改善血管舒张功能;而 Racl 活性降低可以减轻氧化应激。他汀类药物通过抑制这些蛋白的活性,使血管内皮功能得到改善,抑制动脉粥样硬化的进一步发展[3-4]。

3 他汀类药物在 ACS 中的应用

他汀类药物在急性冠状动脉综合征，应用广泛，降脂效果明显，且对冠心病有预防效果。同时，他汀类药物还能够对血管内皮功能进行改善，对炎性反应进行抑制，使患者粥样斑块恢复稳定，并对患者血流变学进行改善，能够阻止和逆转冠状动脉粥样硬化疾病的病情发展，使患者易损心肌得到稳定和恢复。

3.1 他汀类药物既能控制血脂水平阻止逆转动脉粥样硬化斑块，又能达到控制不良反应的效果

在冠状动脉粥样硬化进程中，LDL-C 水平与发病风险直接相关，LDL-C 可通过血管内皮进入血管壁内，在内皮下滞留的 LDL-C 被修饰成氧化型 LDL-C，后者被巨噬细胞吞噬后形成泡沫细胞，泡沫细胞不断增多融合，构成动脉粥样硬化斑块的脂质池核心。因此，降脂治疗冠心病，主要是降低 LDL-C 水平，降低 LDL-C 水平首选他汀类药物。一项试验数据证实降低 LDL-C 水平对冠心病、急性冠脉综合征患者是有益的，能够显著减少心血管事件，降低冠心病的发生率和死亡风险，使总病死率下降。LDL-C 每降低 39mg/dL，心血管事件相对风险可降低 22%，这意味着绝对风险高的患者可从 LDL-C 降低中获得更多益处。中等剂量他汀药物配合良好生活习惯（低脂饮食、戒烟、限酒、运动锻炼），达到既能控制血脂水平阻止逆转动脉粥样硬化斑块，又能达到控制不良反应的效果。

3.2 他汀类药物降血脂效果理想，且减少了心血管事件的发生率

其机制可能主要表现为以下几方面：①他汀类药物可能诱导内皮 NO 合成作用，从而使内皮功能得到改善，提高了内皮细胞对扩血管物质的反应性；②他汀类药物可对动脉粥样斑块内的细胞产生发生作用，从而抑制血管平滑肌细胞、巨噬细胞增殖和迁移；③减少动脉壁巨噬细胞及泡沫细胞的形成，使动脉粥样硬化斑块稳定和缩小；④他汀类药物可使单核细胞、内皮细胞的黏附性下降，使动脉粥样硬化斑块炎性细胞数量以及活性下降，并使斑块稳定，扩张血管管径，抑制血小板的聚集，提高纤溶活性等。

3.3 他汀类药物的抗炎、稳定斑块作用

冠状动脉硬化与动脉内膜损伤、炎性、氧化作用，进一步暴露内皮下组织，引起局部血小板的聚集，形成局部血栓。新的检查冠脉造影的发展，将动脉斑块分为稳定型斑块和不稳定型斑块。稳定型斑块其表面的纤维帽较厚，不易破裂，因而不易发生血管事件。不稳定型斑块其表面的纤维斑块较薄，内部的脂质池较大，容易破裂出血，引起急性血管事件。他汀类药物的抗炎、稳定斑块作用，是表层纤维帽增厚，内部脂质池缩小，能使不稳定型斑块转为稳定型斑块，预防急性血管事件。急性冠状动脉综合征的发病基础主要与脂质斑块不稳定而破裂所致，脂质斑块不稳定的原因是斑块内的脂质核心较多，加之炎性细胞浸润。因此，对于急性冠状动脉综合征的临床防治，主要是稳定动脉硬化斑块，保护血管内皮，而他汀类药物具备上述作用，可有效控制急性冠脉综合征的病情[5-6]。

4 他汀类药物的用法

中等剂量的他汀类药物在抗炎、降脂、保护血管内皮、稳定逆转斑块等方面具有显著作用，多中心循证证据证实效果确切，同时不良反应较低。他汀类降脂药物，从降脂的作用强度顺序为：瑞舒伐他汀>阿托伐他汀>辛伐他汀>普伐他汀>氟伐他汀。其中普伐他汀、瑞舒伐他汀为水溶性，氟伐他汀、辛伐他汀、阿托伐他汀为脂溶性，脂溶性高的他汀药物易通过细胞膜而起到抑制细胞合成胆固

醇的作用,生物利用度高。水溶性的他汀药物能通过肝细胞主动转运选择性进入肝细胞,起到降脂作用。他汀药物大多在肝脏中经 P450 酶代谢,其中辛伐他汀、阿托伐他汀主要经过 P3A4 酶代谢,氟伐他汀主要经 P2C9 酶代谢,瑞舒伐他汀主要经过 P2C9 和 P2C19 酶代谢,普伐他汀不经过 P450 酶代谢[3]。选用他汀药物时,要注意避免使用经共同代谢途径的其他药物合用,以免增加不良反应发生率。氟伐他汀、阿托伐他汀主要经胆道排泄,普伐他汀、辛伐他汀、瑞舒伐他汀主要经粪便排泄,阿托伐他汀、瑞舒伐他汀半衰期长,可在 1d 内任意时间服药,均不影响药物发挥作用,其他半衰期较短的他汀药物,因为胆固醇合成高峰在晚上,故应晚上服用。具体用量用法:阿托伐他汀 40mg,1次/d、辛伐他汀 20mg,1 次/d、瑞舒伐他汀 20mg,1 次/d、氟伐他汀 40mg,1 次/d,口服。

5 护理及观察要点

患者服用他汀类药物后,针对可能出现的药物不良反应给予以下护理措施:

5.1 神经感觉异常

部分患者在用药过程中可能会产生四肢麻木、皮肤紧绷等症状,严重者甚至产生轻微刺痛感[7]。护理人员此时应该定时询问患者自觉症状,做好患者用药后保暖措施,指导患者饮食过程中严禁食用生冷、冰凉的食物类型,联合家属定时为患者四肢按摩并要求每晚入睡前必须用热水泡脚;护理人员可以在医生准许下为患者补充维生素含量。

5.2 胃肠道不适

部分患者在用药过后可能会出现恶心、腹痛、食欲下降、腹泻等胃肠道不适症状,护理人员此时应该密切关注患者用药过后如厕次数,询问患者如厕过程中是否有黑便腹痛、腹泻、呕吐、恶心等临床症状。做好相应记录并叮嘱患者整个治疗过程中都应该以少食多餐为进食原则,要求患者切勿食用油炸、刺激以及辛辣型食物,主食应该以半流质、易消化,以及清淡的食物为主,约束患者每天进食总量。

5.3 精神抑郁

部分患者在用药过后可能产生精神抑郁症状。护理人员此时应该加强对患者病房的巡查力度,严防患者自伤甚至是自杀的可能性。护理人员可以联合患者家属共同看护患者,为患者建立舒适、安静、流通、阳光充足的病房,保证病房环境的安全性并结合患者实际要求调整病房内的温度、湿度,以及声音。患者入睡前应该关掉手机、电视等多余光源,要求患者睡前尽量不看刺激类、兴奋类的电视节目,联合家属为患者制定相应的活动规划,加强与患者的交流沟通,使患者能够在安全舒适的环境中保持健康的生理及心理状态。护理人员可以在必要时遵从医嘱给予患者安定性药物,保证睡眠舒适,为患者树立积极、乐观的治疗心态,缓解患者内心不良情绪,树立治疗榜样。

5.4 横纹肌溶解综合征

有关研究显示,他汀类药物服用之后很有可能引发横纹肌溶解综合征。横纹肌溶解综合征是指患者横纹肌损伤并不断释放肌红蛋白、肌酸磷酸激酶、乳酸若氢酶等激素并引发患者一系列临床和实验室综合征,患者若不及时治疗将会引发急性肾衰竭,对患者生命安全造成严重威胁[8]。横纹肌溶解综合征患者病发时多表现为急性肌痛、肌肉痉挛、肌肉水肿、触摸肌肉有注水感,全身相关性症状以及恶性、呕吐、酱油色尿液为主。护理人员必须密切关注患者如厕情况,每次查房时都应该询问患者是否有肾脏疼痛、排尿频繁等症状,合理安排休息时间,若出现横纹肌溶解综合征,护理人员应该立即停止患者他汀类药物服用,及时为患者补液并保证静脉输液通常,给予患者速尿以清除肾脏内过多的激素指标,及时告知医生并采取相应的急救措施。

6 注意事项

使用他汀类药物（包括辛伐他汀、普伐他汀、洛伐他丁、阿托伐他汀、瑞舒伐他汀等），既能够调节血脂水平，又能稳定人体血管里的潜在病灶——粥样斑块（稳斑块），从而能有效降低心脑血管疾病的发生率。不过，使用他汀类药物需要注意以下几点：

6.1 用药疗程

对于已有心脑血管疾病发生（如脑卒中）的患者，或者有高危因素（如糖尿病、高血压）患者，血脂水平即使在正常范围，也需要在医生指导下服用此类药以预防疾病再次发作，长期坚持服药才能有效。

6.2 服用剂量

他汀类药物所致肝损害的发生与服用剂量有一定的关系。服用 10~20mg 的剂量，一般不引起转氨酶升高；但如果剂量增加至 40mg 或大剂量 80mg 时，就会出现以转氨酶升高为特征的肝损害。因此请记住，不能擅自增加服用剂量。

6.3 肌肉疼痛

极少数患者服药后会出现无法解释的肌肉疼痛不适、肌肉酸软、僵直或痉挛，如有此类情况发生应速来医院就诊[9]。对肌肉损伤发生率顺序为辛伐他汀>阿托伐他汀>普伐他汀>氟伐他汀。

6.4 肝损害

极少数患者服药后会出现转氨酶升高，如果检查肝功能发现有此异常，如果转氨酶超过正常值上限的 3 倍，需要停药就诊。建议初次服药后 1~2 个月复查肝功能，如果没有异常，可半年或 1 年复查肝功能 1 次。还有极少数患者会有肝炎临床症状，如出现纳差、乏力、腹胀、恶心、呕吐、黄疸、肝痛，此时应立即停药就诊。肝损伤总的不良反应风险依次是瑞舒伐他汀>阿托伐他汀>辛伐他汀>普伐他汀>氟伐他汀，提示降脂效果越强，肝脏毒性也越大。

6.5 对肾功能的影响

他汀类对肾病患者不是禁忌证，当肾小球滤过率<30mL/min 时，辛伐他汀、氟伐他汀和瑞舒伐他汀需减少剂量，而阿托伐他汀和普伐他汀不需调整剂量。因此，在应用他汀类降脂药物时，应根据患者具体病情，结合他汀类药物具体特点，选择最适合患者，同时最安全、有效的药物，以达到有效、安全、合理的目的。

6.6 对糖代谢的影响

现有研究显示，长期应用他汀类药物治疗可能会增加新发糖尿病风险[9]。在临床上，无论是糖尿病高危人群还是已经确诊糖尿病的患者，只要具备他汀治疗的适应证就一定要积极应用。对于这些患者，更应加强生活方式干预，特别是要叮嘱患者加强饮食控制与合理运动并控制体重，以降低新发糖尿病风险。若他汀治疗过程中出现血糖增高，可对其进行相应的非药物或药物治疗。

6.7 联合用药

联合用药是他汀类药物所致肝损害的重要危险因素。如果同时服用氯吡格雷、阿奇霉素、胺碘酮、罗红霉素、非诺贝特、氟他胺、曲格列酮等药，由于肝脏代谢减慢，可促进他汀类药物的血药浓度，从而增加副作用。因此，服用他汀类药物患者在就诊时，一定要告诉医生自己正在服用哪些药，并注意有无上述不良反应的发生。

6.8 生活方式

服药同时务必保持健康生活方式，低盐低脂均衡饮食加上坚持锻炼身体，才能有效降低心脑血管疾病发生率。

总之,作为治疗冠心病的经典药物,他汀类药物降脂作用与剂量呈正相关,剂量增加,降脂效果增强,但相关不良反应发生率同时增加,所以采取恰当的剂量,才能取得最好的治疗效果,同时尽可能控制不良反应的发生。中等剂量的他汀类药物在抗炎、降脂、保护血管内皮、稳定逆转斑块等方面具有显著作用,多中心循证证据证实效果确切,同时不良反应较低。

7 前景及进展

目前,我国冠心病已成为心血管疾病的最常见疾病,且呈逐渐增加的趋势,生活中人们存在很多不健康的生活方式,日积月累,也会促进冠心病、高脂血症等的发生。已有证据证实生活方式对冠心病的康复有不可替代的作用,因此要普及健康知识,提倡健康的生活方式,低脂均衡饮食,坚持运动锻炼,避免肥胖,戒烟限酒,控制体重指数,对预防冠心病同样有重要作用[10]。同时采用他汀类药物对急性冠状动脉综合征实施治疗,可有效改善患者血脂指标,缓解心肌缺血,对患者病情稳定以及症状抑制有积极意义,值得推荐。随着2013年度国内外多项指南的更新,他汀类药物被视为高胆固醇脂血症,心脑血管疾病防治的基石,他汀类药物临床应用的范围越来越广泛,对各个系统疾病的研究也不断深入。

7.1 循环系统疾病

7.1.1 动脉粥样硬化和冠状动脉粥样硬化性心脏病

他汀类药物被认为是防控心血管疾病及高危人群的基石,其调制作用及非调质作用即"多效性"在冠心病的预防及治疗领域发挥了非常重要的作用。近年来,相关指南尤其是2013年全球发布的指南充分肯定了他汀类药在ACS患者治疗中的基石地位,特别是ACS极高危患者更应该积极推荐早期启动他汀类药物治疗[13]。

7.1.2 心律失常

他汀类药物可能对心肌电生理有益,资料显示可能与其"多效性"有关,通过抗炎、改变离子通道、延缓心肌重构、改善自主神经功能等实现其抗心律失常作用。

7.1.3 高血压及其引起的心肌肥厚

他汀类药物对血压和心室重构均具有有益的调节作用。瑞舒伐他汀可通过抑制GATA4转录因子的活化来抑制心肌肥厚的发生,延缓心室重构。

7.2 呼吸系统疾病

7.2.1 肺动脉高压

他汀类药物治疗肺动脉高压的具体作用机制尚未明确,但能与其"多效性"有关。他汀类药物可以有效缓解肺动脉高压,减轻右心室肥厚,合理应用改善肺动脉高压的效果更加显著[12]。

7.2.2 支气管哮喘

是由多种细胞(如嗜酸粒细胞、肥大细胞、T细胞、中性粒细胞、气道上皮细胞等)和细胞组分参与的气道炎症性疾病。他汀类药物通过抑制炎症反应、抑制气道平滑肌增生、免疫调节等参与治疗哮喘。

7.3 神经系统疾病

2013年,美国心脏学会/美国卒中学会(America J1 Heart AssOciatiOn /American Stroke Association,AHA /ASA)《急性缺血性卒中早期管理指南》指出,入院前使用他汀类药物具有直接的急性神经保护作用,考虑可能与其"多效性"有关,即保护内皮细胞、抗炎、稳定斑块、维持血管内稳态等作用。他汀类药物能减少神经元损伤,减小梗死灶体积,其神经保护作用呈剂量依赖性。Blanco等的研究也证实,在卒中急性期立即启动他汀类药物治疗能明显改善患者的神经功能评分,降低卒中早期神经功能缺损的发生率,减小梗死灶体积[11]。

7.4 其他疾病

7.4.1 高脂血症

他汀类药物直接的调脂作用可治疗高脂血症,降低心血管事件。

7.4.2 肿瘤

他汀类药物可抑制肿瘤细胞增殖,诱导、促进细胞凋亡。持续性他汀类药物治疗与癌症风险降低有关,他汀类药物有助于癌症的预防。也有研究证实辛伐他汀可明显降低肿瘤坏死因子诱导的人脐静脉内皮细胞基质金属蛋白酶9的表达,为恶性肿瘤的治疗提供了新的思路。

7.4.3 治疗骨质疏松症

该作用是他汀类药物与降脂作用无关的新的药理作用。一些临床研究发现,服用他汀类药物可伴有髋部骨密度增加和骨折危险性降低。他汀类药物可促进骨形成,可能影响骨吸收,提高骨密度,影响骨代谢指标,降低髋部骨折及其他骨折的风险,这一重大发现极大地发展了对骨质疏松症的机制及治疗的认识。

7.4.4 对肾的保护作用

他汀类药物可直接作用于肾脏细胞,减轻肾小球硬化,延缓肾脏病变进展,尤其对糖尿病肾病具有较好的治疗作用。其机制可能是:抑制炎症反应;减少系膜基质、层粘连蛋白、透明质酸的形成;增加一氧化氮(NO)的生物活性进而改善血管内皮细胞的功能等。

总之,他汀类药物有着广泛的临床应用价值,作为这一系列药物,每种药物的作用强度和效果各有差异,所以这类药物还有许多问题需要认真解决和完善。通过不断研究和发现他汀类药物临床上的实际应用价值,将会一步步揭开他汀类药物许多潜在的应用价值,相信他汀类药物必将有美好的应用发展前景。

参考文献:

[1]张奕.他汀类药物在急性冠状动脉综合征的应用[J].医药前沿,2013,3:209.

[2]高鹏..急性冠状动脉综合征的治疗新进展[J].2015,1:196.

[3]陆再英,钟南山主编.内科学.第 7 版,北京:人民卫生出版社,2008:267–299.

[4]李云超,刘晓静.他汀类药物在急性冠状动脉综合征中的应用[J].河北医药,2018,18:28–29.

[5]张茹岩.他汀类药物在急性冠状动脉综合征的应用[J].养生保健指南,2017,16:121–122.

[6]宋鑫.他汀类药物在心血管疾病中抗炎作用的研究进展[J].临床医药文献电子杂志,2017,4:59–60.

[7]吴颖华.他汀类药物治疗高脂血症不良反应的护理分析[J].临床医药文献杂志,2016 ,3(40):79–89.

[8]王加良,张艳丽,赵玉梅.他汀类药物治疗高脂血症不良反应临床分析[J].卫生软科学,2014,28(1):51–52.

[9]商春青.他汀类药物的不良反应[J].临床医药文献杂志,2018,2:39.

[10]王盼,赵然尊.急性冠脉综合征患者强化他汀治疗研究进展[J].医药卫生,2016,17:239.

[11]吕彩萍,陈爱华.他汀类药物的临床应用进展[J].中国心血管病研究,2014,12(8):48–55.

[12]吴娜琼,李建军.2013 年美国心脏病学会/美国心脏协会成人降胆固醇治疗以降低动脉粥样硬化性心血管风险指南解读[J].中国医学前沿杂志(电子版),2017,9:3–7.

[13]赵水平.冠心病整体防治中他汀类药物的重要地位[J].中华心血管病杂志,2004,32:379–381.

张力性气胸的诊断及现场处置要点

丽江市人民医院　黄　鹏

1 概　述

1.1 气胸及张力性气胸的概念

由于患者自身呼吸系统疾病的因素或者突然受到外力因素使肺组织和脏层胸膜破裂,或者胸部创伤导致外界气体进入到胸膜腔内,使胸膜腔内形成积气,从而导致肺组织被压缩,形成气胸。

胸膜腔内的气体可以通过呼吸运动来自肺脏、气管、支气管、食管、膈下空腔脏器或者是胸壁的创口开放导致外界气体的进入。

气胸的分类方法很多,按照病理生理变化可以分为闭合性(单纯性)气胸、开放性(交通性)气胸、张力性(高压性)气胸[1]。按照病因分类可以分为人工气胸、创伤性气胸、自发性气胸和特殊类型气胸(综合征气胸、月经性气胸、复杂的继发性气胸等)。

临床上气胸的分类也不是绝对的,肺组织或者脏层胸膜裂口可随着患者病情的变化而改变,气胸的类型也会随之改变。而张力性气胸是所有气胸类型中对患者生命威胁最大,发病最急,需要医护人员对其争分夺秒进行抢救的急诊之一。因此,临床上对于张力性气胸的鉴别诊断尤为重要,对于医护人员紧急处置的能力要求也非常高。所以需要提高警惕,不断学习,积累相关的经验,更好的处置这一类的疾病。

张力性气胸,又称高压性气胸。主要见于患者较大肺泡的破裂或者较大较深的肺裂伤,以及支气管的破裂,裂口与胸膜腔相通,形成一个单向活瓣,使得胸膜腔内压力持续升高的一种病症[2]。

1.2 张力性气胸的病理病因

张力性气胸患者吸气时,胸膜腔内压力降低,活瓣开放,空气从裂口进入到胸膜腔内;而呼气时活瓣关闭,空气只能进不能出。导致胸膜腔内气体不断聚集,压力不断增高,压迫伤侧肺部使之逐渐被压缩,并将纵隔推向健侧,挤压健侧肺脏,产生呼吸和循环功能严重障碍[3],颈部、面部及胸部等皮下气肿,严重时可压迫心脏及大血管而危及生命。

1.3 张力性气胸的发病机制

由于张力性气胸单向活瓣的作用,气体持续进入到胸膜腔内而不能排出,导致机体发生以下改变:

(1)肺容量减少,肺通气和换气功能降低。随着时间的推移,胸膜腔内的气体不断增多,患侧肺脏被完全压缩,从而完全丧失肺通气和肺换气的功能。当纵隔不断向健侧移动,健侧肺脏部分被压迫,则影响健侧的通气和换气功能。肺组织被压缩20%以上即可影响通气功能。进行肺功能测定时,表现为肺容量、肺活量和最大通气量均下降,呈限制性通气功能障碍。

(2)肺泡通气量减少,动脉血氧饱和度和氧分压降低。当气体不断进入到胸膜腔内,开始换气肺血流量并不减少,因而发生通气血流比例失调,导致心外动静脉分流,即肺动脉内包含的静脉血还未经气体交换就流回左心房。表现为动脉血氧饱和度和氧分压降低,但动脉二氧化碳分压常变化不大[4]。

(3)压迫心脏和大血管,循环功能严重障碍。当胸膜腔内压力持续升高,压力达到一定程度(0.1~19.6kPa)时,迫使纵隔向健侧移位,上腔静脉和下腔静脉压力低,首先受到影响,静脉血回流受阻,使回心血流量减少,心脏充盈速度减慢,心脏搏出量下降,心率加快,血压下降。从而导致患者休克,甚至心博骤停、死亡。

张力性气胸病情的变化是一个不断加重的过程,刚刚开始胸膜腔内气体不多,则病人呼吸困难程度不重,能够耐受和代偿。但是随着时间的推移和不断的呼吸运动,胸膜腔内的气体越来越多,不尽早做胸膜腔减压治疗,病人可以迅速休克、死亡。

2 临床表现

2.1 症状

2.1.1 呼吸困难

这是张力性气胸典型症状表现,需要端坐进行呼吸。患者缺氧比较严重的时候,会出现烦躁不安,精神高度紧张、恐惧、烦躁、气促、窒息感、发绀、出汗等现象[5]。根据患者年龄、肺压缩的程度、胸膜腔内压力、病情严重程度等因素,临床症状也会有所不同。

2.1.2 胸痛

这是张力性气胸患者最常见的主诉,而且在轻度气胸时可能是唯一症状。随着胸膜腔内的气体不断增多,胸腔内压力逐渐增大,壁层胸膜受到牵张,胸痛症状也越加明显。患者常常出现尖锐性刺痛和胸膜性[6],不同患者疼痛的部位也不一定,有的仅仅局限在胸部,有的可向肩部、背部、上腹部放射。如果明显的纵隔气肿存在时,可出现持续的胸骨后疼痛,需要和其他心脏类疾病鉴别诊断。

2.1.3 心悸、血压降低、四肢发凉

当胸腔内压力过大,压迫大血管及心脏,则会出现心悸、血压降低、四肢发凉等症状,甚至出现意识不清、昏迷、休克。

2.2 体征

2.2.1 胸部体征

患者患侧胸廓隆起明显,呈现饱胀感,呼吸幅度减弱,肋间隙增宽。患者胸部叩诊出现鼓音,听诊则呼吸音减弱或者消失。当患者气胸合并纵隔气肿时,在胸骨左缘可闻及与心博一致的高调粗糙的杂音,称 Hamman 征(纵隔气肿综合征),可能与心脏搏动时撞击左侧胸膜腔内气体和纵隔内气体有关。当患者张力性气胸合并皮下气肿时,可在前胸壁、头面部触及捻发感。

2.2.2 气管、心脏向健侧移位

患者胸膜腔内气体逐渐增多,压力增高,则会迫使气管、心脏向健侧移位。张力性气胸患侧肺部被极度压迫,迫使纵隔向健侧移位,可造成心脏及大血管移位、压迫,影响血液回流,出现体循环瘀滞的表现,如静脉怒张等。

2.3 检查

2.3.1 X 线检查

胸部 X 线检查是诊断气胸最可靠的方法,具有快速、经济、准确的特点,且能在床旁进行检查,

应作为首选的检查手段。它可以显示肺萎缩的程度、肺内情况、有无胸膜粘连、纵隔移位等。

X线检查可见胸腔内大量积气,外凸弧形的细线条形阴影,为肺组织和胸膜腔内气体的交界线,线内为压缩的肺组织,线外见不到肺纹理,透亮度明显增加。气胸延及到下胸部时,肋膈角显示锐利。在大量气胸和张力性气胸时,如无胸膜粘连,患侧的肺脏完全萎缩,被压缩回肺门,聚集在肺门呈球形阴影,纵隔和心脏像健侧移位,患侧膈肌受压变得低平。如果是右侧张力性气胸,右侧膈肌会比左侧膈肌还要低平。有的患者胸腔内气体较多时,还可见到肺尖部的肺大疱;当胸内出现粘连带时,萎缩的肺失去均匀向肺门压缩的状态,显示出不规则状压缩或肺压缩边缘呈分叶状;患侧膈肌明显下降,患者心脏、气管向健侧移位;若合并纵隔气肿和皮下气肿时,可见纵隔和皮下积气影。

对于正位X线胸像,根据Kircher提出简便计算法,大致可以计算肺脏被压缩的程度,对于临床上处理气胸有一定指导意义。

(1)当胸腔内气带宽度相当于患侧胸廓宽度的1/4时,提示肺被压缩大约为35%。

(2)当胸腔内气带宽度相当于患侧胸廓宽度的1/3时,提示肺被压缩大约为50%。

(3)当胸腔内气带宽度相当于患侧胸廓宽度的1/2时,提示肺被压缩大约为65%。

临床上,常常根据肺压缩的程度将气胸又分为小量气胸(<20%)、中量气胸(20%~40%)、大量气胸(>40%)。

2.3.2 CT检查

胸部CT检查能清晰显示胸腔积气的范围和积气量、肺压缩的程度,同时还能显示胸腔积液的多少。在X线上容易漏诊的在CT上则无影像重叠的弱点,能明确诊断。

3 诊断与治疗

3.1 诊断要点

3.1.1 询问病史

首先认真询问患者的病史,是否有钝性外伤或者是否有其他外力直接作用于患者胸部。再者询问患者是否有气管、支气管镜、食管镜、胃镜的检查。最后也需要了解患者是否患有肺气肿、肺大疱的病史。

3.1.2 结合临床症状及体征

对于张力性气胸的患者最典型症状表现是呼吸困难,需要端坐进行呼吸。患者缺氧比较严重的时候,会出现烦躁不安,精神高度紧张、恐惧、烦躁、气促、窒息感、发绀、出汗等现象。其次是胸痛,患者常常出现尖锐性刺痛和刀割样痛,不同患者疼痛的部位也不一定,有的仅仅局限在胸部,有的可向肩部、背部、上腹部放射。

患者患侧胸廓隆起明显,呈现饱胀感,呼吸幅度减弱,肋间隙增宽。患者胸部叩诊出现鼓音,听诊则呼吸音减弱或者消失。

外伤性张力性气胸可以在几分钟内导致呼吸循环障碍致死,必须充分认识到这一点。本病根据临床症状及体征即可明确诊断,切不可非要透视或者照片来明确诊断才作处理,以致延误治疗时机,从而导致患者死亡。再者对于胸外伤患者,即使患者临床症状及体征尚不典型,也需要高度警惕,时刻观察患者情况[7]。

3.1.3 辅助检查

胸部X线及CT检查是诊断气胸患者最可靠的方法,并且对于处理气胸有一定的指导意义。能迅速对患者气胸的进展有所了解,为后续治疗提供有利的条件。

3.1.4 胸腔穿刺

患者需要对胸腔穿侧来测试压力,如果胸膜腔内的压力大于标准范围之外,那么就可以确诊为张力性气胸。

3.2 紧急治疗原则

张力性气胸患者的治疗原则是立即排气,降低胸膜腔内压力。一旦患者确诊为张力性气胸,则需要进行紧急处理,临床上常常利用粗针头进行抽气减压[8]。

选用粗针头(18 号针头)从患侧锁骨中线第二、三肋间刺入胸膜排气,可以挽救生命。在转运过程中,为了保证患者的安全,可在插入针的针栓处扎上一个橡胶指套,并且将指套硬端剪一个 1cm 开口,可以起到活瓣作用。当患者在吸气时,能张开裂口排气,呼气时闭合,防止空气进入;或者可用一根长的橡胶管或塑料管连接插入针头的针栓处,另一端放置到无菌水封瓶液面下,注意连接处不可有漏气的情况。

胸膜腔穿刺时有高压气体冲出,抽气后患者症状有所好转,但很快又会症状加重,这种反复有助于诊断。特别张力性气胸患者一旦确诊就需要紧急处理,不宜再去行其他检查,以免延误抢救时机。但是需要注意不进行胸部 X 线检查而直接进行临床处理可能过于武断,容易导致医疗纠纷,且胸部 X 线检查只能发现是气胸,不能确定是否是张力性气胸,需要结合患者进行性恶化的临床表现。因此在救治过程中有多个矛盾体,这就需要急救医生有丰富的临床经验以及与患者家属良好的沟通能力。

3.3 治疗方法

3.3.1 排气治疗解除压力

(1)紧急情况下,用粗针头建立新的临时排气通道,将张力性气胸变为开放性气胸。此种方法适用于在环境条件差的情况下的紧急治疗,及院前急救或者战地医疗,解除危机后需立即送往医院进一步救治。

(2)胸膜腔穿刺抽气。利用粗针头、连接管、注射器等物品,将粗针头刺入胸膜腔内,紧急排气后,连接连接管及注射器,利用注射器抽吸的力量,再次充分排出胸腔内多余的气体。但此种办法只能是暂时性的治疗,缓解胸腔内压力,若不能解除病因,则不能治愈。

(3)胸腔闭式引流[9]。这是张力性气胸的正规处理方法。在患者积气最高的位置放置胸腔引流管,通常是锁骨中线第二肋间,再连接胸腔闭式引流瓶。有时尚需在胸腔闭式引流瓶上连接负压装置,才能更好的排尽胸腔内的气体,促进肺部的复张。在治疗的同时使用抗生素,预防感染。经治疗后,一般肺部小的裂口多在 3~7d 内闭合,待漏气停止 24h 后,经胸部 X 线检查,肺部已经膨胀复张,即可拔出胸引管。

如果患者放置胸引管后,仍旧长时间漏气,或者漏气仍旧严重,患者呼吸困难并未好转,往往提示是患者肺脏、气管、支气管裂伤较大或者断裂,应该及早剖胸探查,修补相应的破口。

一般情况下,大多数患者经过胸腔闭式引流术后,可暂时控制病情,此时则应该继续进一步胸部 CT 等检查,明确病因,再进行针对病因的治疗。因为有些疾病及时手术治疗可以获得满意的治疗效果,若拖延时间越久,延误了治疗时间,可能引起严重后果。

3.3.2 合修补与胸膜腔相通的漏口

(1)创伤性张力性气胸时,缝合修补肺脏、气管、支气管的裂口,若裂口较大较为严重时,需要做肺脏部分切除术或者支气管的切除再吻合术。

（2）缝合清创胸壁的损伤与破口，终止开放性气胸。在进行修补时注意仔细修补好各层面上的损伤与破口，防止漏气而需要再次手术。

（3）自发性气胸引起的张力性气胸，需要行肺大疱、肺小疱切除。对于此项手术应持积极的态度，现在由于VATS（电视胸腔镜外科手术）的广泛应用，病人手术创伤小、痛苦少、效果好、恢复快。特别是对于一些高危人群，如远洋轮船上的船员、从事飞行业人员、高海拔地区作业人员、深海作业人员，以及体形消瘦的青年等，在第一次发作时就采取根治性手术，防止复发。为了避免术后漏气延长，可以用人血纤维蛋白胶喷涂于封堵缝线的针孔。

（4）消化道空腔脏器破裂穿孔引起，则应根据患者具体情况采用缝合修补术，切除吻合，清创引流，冲洗引流和"开窗"等。如食管破裂引起的张力性气胸，自食管破裂后24h之内手术，因为感染和组织水肿不十分严重，食管破口缝合修补的概率很高；若未能及时手术，延误的时间越久，组织的炎性水肿越严重，修补后再裂开的概率也越大。

3.3.3 促进胸膜腔粘连闭合

外科手术中较少使用化学物质促进胸膜腔粘连闭合，常常用手术进行：

（1）使用干纱布进行胸膜摩擦

用干纱布将壁层胸膜、膈肌和纵隔胸膜全部摩擦，摩擦动作要适度，特别纵隔胸膜摩擦要轻柔。摩擦时应全面无遗漏，胸腔顶部常常遗漏。擦过的胸膜呈现的是发红而无明显的出血。

（2）壁层胸膜切除

4 护理及观察要点

4.1 张力性气胸急救配合

4.1.1 严密观察患者情况

对于胸部有闭合性损伤或者开放性损伤的患者、哮喘的患者、自发性气胸的患者，以及行胃镜、支气管镜、肠镜等术后患者，特别注意患者的情况，是否有呼吸困难、胸痛、心悸、血压降低、四肢发凉等症状。随时检查患者胸部的体征，是否有胸廓隆起明显，呈现饱胀感，呼吸幅度减弱，肋间隙增宽等。如发现上述情况及时报告医师。

4.1.2 做好急救的准备

准备好急救药品、气管切开或插管包、呼吸气囊、除颤仪等常规急救物品及设备。对于张力性气胸患者，还需备好胸腔穿刺术或胸腔闭式引流术的相关物品。对于张力性气胸患者，时间就是生命，应该随时做好急救的准备。

4.1.3 遵医嘱给予氧疗及开通静脉通路

张力性气胸患者会有呼吸困难的症状，及时备好鼻导管或者面罩给氧的相关物品，根据患者情况遵医嘱使用。遵医嘱给予留置针开通静脉通路，及时输注药物及补充液体。对于有出血的患者，必要时给予深静脉穿刺，确保及时补充血容量，挽救患者生命。

4.1.4 防止跌倒坠床，造成二次损伤

张力性气胸患者缺氧比较严重的时候，会出现烦躁不安，精神高度紧张、恐惧、烦躁的情况，需要防止患者坠床，注意拉起床栏，必要遵医嘱给予约束。避免患者跌倒引起更为严重的二次损伤，增大患者体内器官或者胸膜破口，导致病情的恶变，造成医疗纠纷。

4.1.5 做好术前准备或者转院准备

对于需要进行手术的患者,应马上联系手术室、做好术前准备,给予备皮、更换手术衣、交待相关注意事项等,及时让患者得到手术治疗。对于患者需要行手术但是本院不具备相关条件时,做好初步急救处理后,在患者生命体征相对稳定条件下,得到患者家属同意,备好救护车辆及医护人员,及时进行患者转运。

4.2 张力性气胸术后护理

(1)严密观察患者的生命体征,特别是呼吸、血压及血氧饱和度的情况。当发现有病情变化时及时报告医生,找出原因,及时处理。

(2)患者在手术后,根据患者情况,需要卧床休息一段时间。在这期间要注意床上翻身运动及深呼吸、咳嗽的锻炼,以便促进肺部的复张和防止术后感染。对于一些活动无耐力的患者,还可以采用吹气球、吹风车或者利用吸管往水瓶里吹气泡等办法,增加趣味性,有利于疾病的康复。

(3)患者在术后常常需要留置胸腔闭式引流管,需保持胸引管的通畅,防止出现脱管、管路堵塞、扭曲、漏气、受压等情况发生,严格按照胸引管管路的护理要求进行[10]。

4.3 饮食与运动

(1)张力性气胸的患者饮食需注意清淡有营养,不可食用辛辣刺激性食物。可进食一些高蛋白、富含维生素、粗纤维的食物。平时注意多饮水,少食浓茶、咖啡等饮料,保持大便的通畅及充足的睡眠。

(2)在康复期注意适量运动,不可剧烈运动。可以进行一些比较柔和的运动,如散步、慢跑、打太极等。

(3)对于张力性气胸患者应该戒烟、戒酒,避免复发。如出现长时间咳嗽应及时就诊,对症治疗。

5 注意事项

在实际的临床工作中,张力性气胸的情况比较复杂,增加了诊治难度,这就需要医师敏锐的观察力以及长期的临床经验。以下情况需要特别注意:

(1)休克或者昏迷的患者。当患者处于以上状态时,医师不能向患者及时了解呼吸情况,从而影响诊断。因此要求医师全面及时了解患者情况,尽早做出判断。

(2)部分患者因气胸放置胸腔闭式引流管,则主观上及心理上产生一种安全感,认为已经处理好了,不会有危险。曾经有报道一位患者因引流管位置不当和血块堵塞管路,引流不畅造成的张力性气胸。

(3)其他特殊或者少见的张力性气胸。如吉善和[11]等报告一例青年男性,因急性上消化道梗阻引起的胃扩张穿孔及张力性气胸。

(4)张力性气胸作为其他疾病引起的并发症或者伴随症状,常常会被忽略。如多发伤、复合伤经常是创伤性休克伴随张力性气胸。慢性阻塞性肺疾病(COPD)、肺结核、肺肿瘤、胃食管破裂、膈疝等都可能引发张力性气胸,需要密切注意患者情况。如邢金荣[12]报告一例慢性纤维空洞型肺结核患者突发张力性气胸,病情来势凶猛,紧急胸穿抽气,接着开胸行胸腔闭式引流术,15d后病灶好转出院。

6 前景与进展

对于张力性气胸的治疗,需要根据患者的不同情况及所处的环境采取不同的治疗办法。除了发生张力性气胸进行紧急救治外,还要注意患者基础疾病的进展,避免发展或造成张力性气胸。目前,我国对于气胸患者,气管镜、胸腔镜微创介入是新的发展方向。

有医院运用小导管协助减压模拟胸腔闭式引流术[13],治疗交通性和张力性气胸。方法是利用小导管配电子程控式微负压协助排气减压的治疗设施,前瞻性治疗张力性及交通性气胸患者。结论是该气胸治疗设施治疗效果极佳,与粗管胸腔闭式引流术治疗方法相比,更具有安全性、愈合快、微创、痛苦小等特点,有推广运用前景。

有研究表明,引流管侧释放套管针及可冲洗胸腔引流管胸腔内植入,与中心静脉导管胸腔内置入治疗气胸比较具有更好疗效[14]。该操作方法简单、有效,特别适用于交通性及张力性气胸、年老体弱或有严重心肺疾病不宜手术的患者,具有广阔的临床应用前景。

随着医疗技术的不断发展,手术设备和器械的不断完善,对于气胸患者的治疗手段也将不断提升,最终提高医师的技术手段,减轻护士的工作量,减少患者的痛苦,提升张力性气胸患者的救治率和降低其发病率。

参考文献:

[1]胡品津,谢灿茂.内科疾病鉴别诊断学(第6版)[M].北京:人民卫生出版社,2014:645-646.

[2]吴肇汉,秦新裕,丁强.实用外科学(第4版)[M].北京:人民卫生出版社,2017:9221-9225.

[3]陈灏珠.实用内科学[M].第12版.北京:人民卫生出版社,2005:1579-1582.

[4]刘大为.实用重症医学(第2版)[M].北京:人民卫生出版社,2017:2980-2981.

[5]林果为,王吉耀,葛均波.实用内科学第15版(上)[M].北京:人民卫生出版社,2017:9472-9473.

[6]中国医学会.中华医学会杂志社.中华医学会全科医学分会.胸痛基层诊疗指南(2019)[J].中华全科医学杂志,2019,18(10):913-919.

[7]王传益.最新医疗纠纷防范与处理实务全书[M].警官教育出版社,1998:876-878.

[8]刘淑艳.自发气胸30例临床分析[J].吉林大学学报(医学版),2009,5(3):548.

[9]张文武.急诊内科学(第4版)[M].北京:人民卫生出版社,2017:4477-4482.

[10]何惠仪,谭日丽,苏悦珍.自发性气胸留置胸腔引流管的护理体会[J].吉林医学,2013,34(22):186.

[11]吉善和,贺志高,谭刚.急性上消化道梗阻致胃扩张穿孔及张力性气胸[B].临床误诊误治,2007,4(20):4.

[12]邢金荣.张力性气胸1例的抢救和护理[A].护理研究,2013(1):133.

[13]刘贵真,黄艳霞,肖明.小导管协助减压治疗交通及张力性气胸[J].南方大学学报,2006(4):48.

[14]曹磊.应用引流管侧释放套管针治疗自发性气胸的临床研究[J].河北医科大学,2008(1):87.

致死性胸痛的诊断鉴别
及现场救治要点

华坪县人民医院　罗　艳

1 概　述

胸痛在内科急症中较为常见,其疼痛的部位和严重程度,并不一定和病变的部位与轻重相一致。一系列心血管性的及非心血管性的情况均可以导致胸痛或胸部不适,其中心源性胸痛大约占45%。起源于浅表或局部的轻微损害容易诊治,但由于内脏或躯干病变所致者病变往往比较隐蔽,给诊断带来了不同程度的困难。在基层医院或临床急诊工作中,首诊医师的任务是尽快将那些具有生命威胁的胸痛甄别出来,使其得到及时救治。而提高早诊断、治疗致命性胸痛的能力,减少误诊、漏诊,防止过度检查和治疗,改善临床预后也是胸痛中心的最终目标。

什么是致死性胸痛?

致死性胸痛(高危胸痛)是指可能迅速危及病人生命的胸痛。临床上威胁生命的胸痛往往是心脏、肺和大血管病变所引起的疼痛,比如急性冠脉综合征、主动脉夹层、急性肺栓塞、气胸、心包填塞。这些均属于应该进入医院快通道(绿色通道)处理的胸痛疾病。

2 致命性胸痛特征表现

社区医生接诊了急性胸痛病人后应该如何处理呢? 如何筛选高危胸痛病人呢?

原则上讲,任何原因的胸痛只要伴有自主神经系统症状(如面色苍白、出汗、皮肤冷),都应进入快通道。具备以下特点之一的病人均应考虑为高危胸痛:[1]

(1)症状:持续进行性胸痛伴任何一项——呼吸困难、冷汗、胸部重压感放射至上腹、咽、肩或背部,复发性胸痛。

(2)呼吸:呼吸频率>24 次/min,严重呼吸困难状。

(3)神志:差于正常。

(4)循环:心率<40 次/min 或>100 次/min,肢体末梢发冷,颈静脉怒张。

(5)心电图:ST 段抬高或压低,严重心律失常。

(6)血氧饱和度<90%。

3 致命性胸痛分型

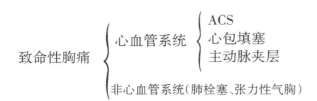

4 致命性胸痛鉴别诊断

4.1 急性心肌梗死

（1）ST 段抬高心肌梗死：应在首次接触后 10 min 内记录 12 导联心电图，首次 ECG（心电图）不能明确的应在 10~30min 后复查，超急性期可为异常高大且两支不对称的 T 波，之后出现。ST 段弓背抬高，伴或不伴病理 Q、R 波降低，当考虑下壁和正后壁需加做 V3R–V5R 和 V7–V9 导联，左冠状动脉梗阻，可伴有新出现的左束支传导阻滞。如图 1，为急性 ST 段抬高型广泛前壁、高侧壁心肌梗死图形。

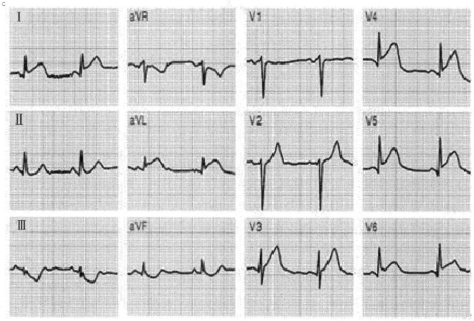

图 1　ST 段抬高型心肌梗死心电图

（2）非 ST 段抬高心肌梗死：非 ST 段抬高的心梗是指心电图上无病理性 Q 波，仅有 ST–T 波演变的急性心肌梗死，根据急性期心电图特征可分为 3 型：

①ST 段压低型发作时 ST 段呈水平型或下斜型压低≥1mm，T 波可直立，双向或轻度倒置。

②T 波倒置型发作时 T 波双肢对称，深倒置，而无明显 ST 段移位，以后有典型的梗死 T 波演变。如图 2 所示。

③ST 段抬高型发作时 ST 段抬高（肢体导联抬高≥2mm，V1–V4 抬高≥3mm），以后 ST 段恢复，伴 T 波演变，在 ST 段压低组。

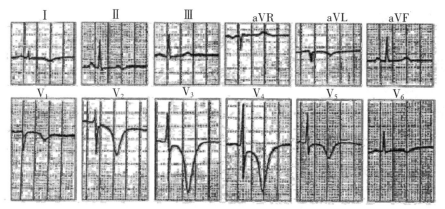

图 2　非 ST 段抬高型心肌梗死心电图

在临床工作中不要延误急性心肌梗死的诊断。以下是急性心肌梗死诊治中值得注意的一些问题：

（1）症状持续、怀疑急性心肌梗死，但当前心电图为非诊断性，应每隔5~10min重复心电图检查，并且要求进行18导联心电图检查。

（2）急性下壁心肌梗死，应立即加做右胸导联心电图，因为RV4导联上ST段抬高约半数在发病10h后消失，易导致漏诊急性右室心肌梗死。

（3）心肌梗死前心绞痛，或急性心肌梗死形成过程中，病人胸痛症状表现为断断续续，不能凭借胸痛缓解期"正常"心电图而放跑病人。

（4）部分急性心肌梗死心电图演变十分缓慢且不明显时一定要耐心、慎重。2008年，新英格兰医学杂志报道了冠状动脉前降支急性闭塞的一种新的心电图改变，在前降支闭塞引起急性前壁心肌梗死的病人中，约2%不是前壁导联的ST段抬高，而是鞍形压低，J点下移1~3mm，紧接高耸正向对称的T波，aVR导联的ST段抬高1~2mm。目前，机制仍未明确，所有病人均经冠状动脉造影证实前降支急性闭塞。在临床工作中，一旦接诊病人缺血性胸痛持续不缓解并伴有上述心电图典型表现，诊断等同于ST段抬高的急性前壁心肌梗死，应立即进行急诊冠状动脉造影及介入治疗，但不足以支持静脉溶栓治疗[2]。

4.2 心包填塞

症状表现为胸部压迫感和气短，迷走神经兴奋变现，如恶心等；体征变现为颈静脉充盈或怒张，低血压，心动过速，脉压差变小，奇脉；辅助检查：心超诊断价值最大（急性填塞是150mL积液即可产生症状）（如图3所示）；ECG可表现为电交替；胸片可正常或心影增大。

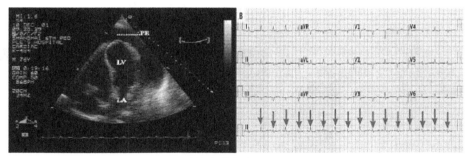

图3 心包填塞的超声心动图特点

4.3 主动脉夹层

症状表现为撕裂样疼痛，并向后背、髋部或双下肢放射，多个器官有缺血表现；体征表现为血压升高，双上肢血压差别明显，脉搏减弱或消失，伴心脏杂音；影像学：主动脉增强CT是首选，（如图4所示）有造影禁忌证的患者可考虑经食管心超[3]。

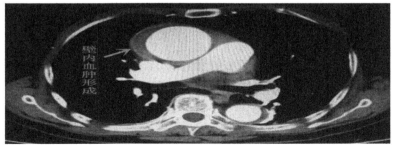

图4 主动肺夹层的增强CT改变

4.4 肺栓塞

症状表现为呼吸困难、快速呼吸、胸膜样胸痛、咳嗽、咯血、下肢静脉血栓;体征往往无特异性;辅助检查:肺动脉 CTA 有较高的诊断价值,(如图 5 所示)心脏彩色多普勒超声提示右心负荷增加,ECG 往往无特异性,D-二聚体阳性[4]。

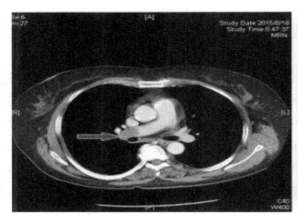
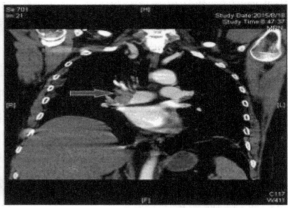

图 5　肺栓塞的肺动脉增强 CT 改变

4.5 张力性气胸

症状表现为突发呼吸困难、胸膜炎样胸痛,严重患者出现呼吸循环衰竭;体征表现为纵隔移位,呼吸音减弱,叩诊因减弱,叩诊呈过清音或鼓音,有时可合并胸腔积液;辅助检查:胸片表现为外凸弧形的细线条形阴影,称气胸线,CT 表现为胸膜腔内极低密度气体影,伴肺组织萎缩改变(如图 6 所示)。

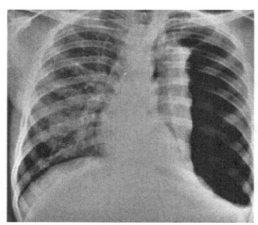
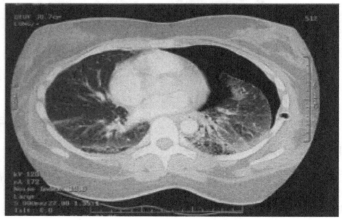

图 6　气胸的 CT 改变

5 急性胸痛处理要点

急性胸痛病人的快通道有 5 条:

(1)病人反应:立即就诊? 在家等待?

(2)社区医师(全科医师):快速识别、诊断和紧急救治,呼叫"120"转运高危病人。

(3)救护中心:快速反应、快速调遣能力,对高危胸痛病人实施优先救治。

(4)救护车:快到、快识别、快处理、快送。

(5)医院绿色通道畅通程度:比如,对于急性 ST 段抬高型心肌梗死的病人,要求从急诊室大门至静脉溶栓开始的时间(Door-to Needle time)<30min,A-MI 病人从急诊室大门至急诊经皮冠脉介

入治疗球囊到位时间(Door-to-Balloon time)<90min。目前,国内不同地区、不同医院、不同医生的诊治水平和方法差别甚大,差距多是发生在延误有效治疗方面。高危胸痛人群紧急求治意识淡薄,发病后拖延就诊者不在少数。救护系统反应迟缓,医疗救护水平也有待提高。病情稳定后的后续和康复治疗属于随意状态,致残率、复发率和总死亡率高于发达国家,增加了不必要的医疗负担。因此,对高危人群进行宣教、普及疾病知识、提高自救意识,对社区医生进行培训,提高社区卫生服务中心紧急抢救和心肺复苏的水平,是降低高危胸痛病人总死亡率的重要环节。

(6)脐以上部位疼痛均要做心电图。

6 胸痛处理流程

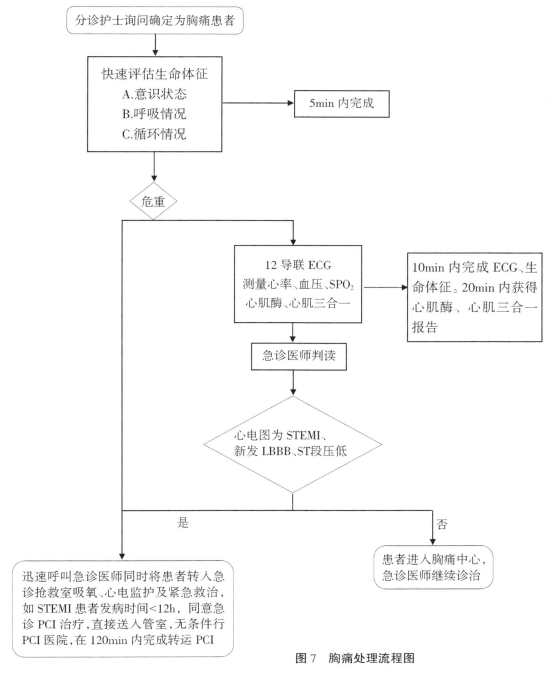

图7　胸痛处理流程图

STEMI:ST 段抬高性心肌梗死;LBBB:左束支传导阻滞;PCI:经皮冠状动脉介入手术。

胸痛患者的诊断与处理对临床医师仍是一个严峻的挑战。正确判断胸痛病因的基础应该是病史、体检及相关辅助检查。医学越发展,诊断方向判断越要正确,否则坐失良机可能造成灾难性后果。

参考文献:

[1]李玉明,姜铁民,张梅,等.急性肺动脉栓塞诊断治疗指南.天津科技翻译出版公司,2008:11-12.

[2]张兆国.AMI 诊断新模式下心电图价值的再评价[J].心电学杂志,2012,1(1):60-61.

[3]刘玉清.主动脉夹层壁间血肿和穿透性溃疡影像学诊断新进展[J].中国实用内科杂志,2012,32(2):81-82.

[4]刘斌,赵世华.2010 年冠状动脉 CT 血管造影专家共识解读[J].心血管病学进展,2011,32(1):39-42.

深静脉穿刺及置管术围手术期护理

丽江市人民医院手术麻醉科　史丽香

深静脉置管指的是通过位置比较表浅的静脉,向深部的大静脉和中心静脉置入导管的一种治疗方法。中心静脉置管经常应用于各种抢救时、各种重大手术时,特别是心脏手术需要长期进行监测用药、抽血、化验等情况时;持续进行血液透析、长时间输血、输液、长时间用药等情况时。深静脉置管对于保证危重患者需要检测血气、电解质等各种化验检查,监测中心静脉压,安全有效用药等情况。深静脉置管对于保证危重患者的抢救、治疗、监测具有非常重要的意义,对于提高抢救成功率意义重大。

1 技术概述

1.1 入路选择

根据操作目的、患者机体客观条件、操作者技术水平及操作习惯综合判断。基于人体解剖的不对称性,深静脉入路一般右侧优于左侧。

颈内静脉(CVC、PORT、PICC)

锁骨下静脉(CVC、PORT、PICC)

股静脉(CVC、小儿 PICC)

颈外静脉(小儿 PICC、PVC)

腋静脉(CVC、PORT 患者比较瘦,胸壁外侧可扪及腋动脉;或行超声引导)

贵要静脉(PICC 最常用)

头静脉(PICC 较常用;胸大肌三角肌沟外科血管解剖手术途径埋植 PORT)

肘正中静脉→贵要/头静脉

肱静脉(超声引导 PICC 置入)

1.2 穿刺技术

(1)传统 Seldinger 技术:带针芯的穿刺针穿透血管前壁及后壁,退出针芯后缓慢回退穿刺针,见回血后从穿刺针管内引入导丝至血管腔,保留导丝退出穿刺针,再沿导丝引入导管,退出导丝后固定导管。

(2)改良 Seldinger 技术:穿刺针穿透血管前壁进入血管腔,抽得回血或见回血后从穿刺针管内引入导丝至血管腔,保留导丝退出穿刺针,再沿导丝引入导管,退出导丝后固定导管即可。

传统法穿透血管前壁及后壁,一般用于动脉穿刺,特殊情况下亦用于静脉穿刺。改良法只穿透血管前壁,损伤相对较小,可用于动脉及静脉穿刺。

1.3 相关技巧

(1)注射器的单手操作标准手法。

（2）穿刺体位：很重要！使目标血管处于标准应用解剖位置及最佳暴露状态，以便于穿刺。

锁骨下静脉穿刺时应避免耸肩，肩部应尽量下垂，必要时请助手向下牵拉穿刺侧手臂，可使得定位更准确，并可有效预防导管压闭综合征。

（3）无菌技术：尽量做到最大无菌屏障。特别是一人操作时，需要准备充分，合理布局，巧妙安排操作流程。先消毒，使药物与皮肤有足够的作用时间。可同时消毒颈部及锁骨下穿刺点，便于迅速更换穿刺点。穿刺困难及穿刺失败时仍始终坚持无菌原则。

（4）皮肤麻醉及骨膜麻醉：皮下组织尽量少打、麻醉针试穿（判断颈内静脉及股静脉定位是否准确，预判断锁骨下静脉穿刺路径）。

（5）试穿与穿刺的区别：穿刺针粗细不同（7 号针尖直径 0.7mm，18Ga 穿刺针直径 1.24mm），针尖锐利程度不同（刻意设计，穿刺手感更好，便于导丝引入），穿刺阻力感不同，组织及血管形变不同，穿刺距离不同。

（6）穿刺手法：寻找依靠以便于精细操作、固定进针点皮肤、斜面向上、进针角度适当、单手持针（颈内、股）、双手持针（锁骨下）、直进直退（退到皮下后调整穿刺方向）、微冲击式进针、间断抽吸、特殊情况侧向进针（股静脉塌陷、颈内静脉外路穿刺）。

（7）穿刺阻力的体会：皮肤、皮下脂肪、血管鞘、静脉、动脉。

（8）退针及旋转技术：血管较塌陷情况下，正式穿刺进针时有阻力感，但未抽得回血，不要直接放弃，缓慢退针，必要时适当旋转穿刺针，往往可抽得回血。

锁骨下静脉穿刺：针头斜面朝前穿刺（对锁骨骨膜刺激小、容易穿中血管、对血管损伤小）→抽得回血→旋转穿刺针使得针头斜面朝下（释放血管壁应力使血管管腔充盈、指引导丝方向朝下）→再抽回血（确认针头位于血管内）→引入导丝。

（9）导丝的推送技巧：弯头方向对准穿刺针针头斜面。拇指摩擦推送法→直接推送法，注意体会导丝出针头时是否有阻力感。

（10）导丝探查技术：判断目标血管通畅情况；是否异位至血管外组织或临近动脉；能否到达目标血管（锁骨下途径：入颈或入上腔）。

（11）异位血管压闭技术：调整锁骨下静脉穿刺时异位至颈内静脉导丝；如直接逆向穿中颈内静脉侧壁，则无法调整，一般也无需刻意调整。

（12）退导丝技术：穿中血管，有回血，但导丝引入困难时（另有文章详细描述）。

（13）退导管技术：程序复杂，风险系数大，尽量不要使用。退导丝技术一般能解决所有问题，目前极少使用。

（14）尽量不扩皮（容易渗漏），锁骨下途径，必要时可扩张穿刺道，减少导管受压机会。

（15）导管的推送技巧：头端旋转进入皮肤、小距离直线推送、牵拉导丝推送导管（注意保持导丝在导管前方）、先进后退释放张力。

（16）置管深度及影像评估：颈内静脉 13cm；锁骨下静脉 15cm；股静脉 20cm。

中心静脉导管在上腔静脉的理想位置：隆突下方至心房边缘（导管随心跳摆动，不易贴壁形成血栓）。

（17）抽回血：导丝退出时迅速用手指压迫导管体外端，防止空气栓塞。注射器乳头朝下缓慢抽回血，气泡消失时立即冲管。

（18）脉冲冲管及正压封管：层流→湍流，有效冲尽导管内血液。防止回血形成血栓。

（19）导管的"U"形固定：增加导管与贴膜的接触面积；改变导管体外端的受力方向，防止牵拉滑脱；增加患者的舒适度（颈内）；方便输液治疗操作（锁骨下）。应该采用欧米伽粘贴法，导管体外端采用甩尾固定法，尽量减少导管及其附件对皮肤的压迫及摩擦。

（20）贴膜边缘与穿刺点距离最大化：保持最大无菌面积，防止穿刺点局部感染。

（21）一针式缝合固定技术：损伤最小、简洁可靠、防止缝线滑脱。

（22）操作的基本原则：无菌（基本原则）；损伤最小化（基本原则）；准备充分（不要急于下针！）；精确定位（基本要求）；既快又好（不断实践→反思→提高）。

2 适应证

（1）各种原因（先天、休克、烧伤、长期静脉注射等）导致的外周静脉血管条件差，无法满足治疗要求，如快速补液、输血等，特殊情况下静脉采血。

（2）长时间连续或频繁静脉用药治疗，或频繁静脉采血，减轻患者痛苦。

（3）静脉使用高浓度或特殊性质的血管刺激性强的药物，如静脉高营养、静脉化疗、高渗性脱水剂等，保护患者外周血管。

（4）特殊情况下，中心静脉使用低渗性补液，防止经外周静脉补液时发生溶血。

（5）为血液透析治疗、持续肾脏替代治疗、血液成分分离治疗等建立通路。

（6）监测中心静脉压、肺动脉楔压等，为治疗提供依据。

（7）为上下腔静脉转流治疗、体液静脉转流治疗等建立通路。

（8）中心静脉穿刺为静脉系统介入治疗常规入路。

3 使用方法

3.1 常规穿刺体位

（1）颈内静脉及锁骨下静脉：患者穿宽松的开领衫，取仰卧位，两上肢自然下垂，尽量放松，平静呼吸，避免讲话或咳嗽，正确暴露穿刺部位，肩下垫一薄枕，头适度后仰并偏向穿刺点对侧。

（2）股静脉：患者取仰卧位，正确暴露穿刺部位，穿刺侧下肢伸直，轻度外展、外旋，保持放松状态。

3.2 定位方法

3.2.1 定位依据

解剖标志（血管、骨骼、肌肉、韧带）

影像资料（薄层螺旋 CT 增强最佳）

超声引导（肥胖、上臂置入 PICC、穿刺困难、腋静脉可引导、锁骨下静脉无法引导）

3.2.2 颈内静脉

（1）传统定位方法依据胸锁乳突肌

前路：几乎不用

中路：最常使用

后路：较少使用

（2）目前定位方法，主要依据颈动脉搏动，结合传统定位方法，避开胸锁乳突肌穿刺。

颈动脉鞘及其内容：颈动脉鞘上起颅底，下续纵隔。在鞘内全长有颈内静脉和迷走神经，鞘内上部有颈内动脉,颈总动脉行于其下部。在鞘内的上部,颈内动脉居前内侧,静内静脉在其后外方,迷走神经行于二者之间的后内方;在鞘的下部,颈内静脉位于前外侧,颈总动脉位于后内侧,二者之间的后外方有迷走神经。

颈总动脉位于哪一路,即从哪一路穿刺,必要时旋转颈部,创造穿刺条件。中路最常用:甲状软骨下缘环状软骨水平,颈总动脉搏动外缘进针,与冠状面夹角 30°~45°,指向同侧乳头方向穿刺。

3.2.3 锁骨下静脉:

定位主要依据:锁骨,注意触摸局部动脉搏动。

锁骨下缘下方一横指,锁骨中点至中内 1/3 点处进针,常取锁骨拐点下方进针,与胸壁夹角 5°~10°,紧贴锁骨后缘,指向同侧胸锁关节上缘方向穿刺。

3.2.4 股静脉

定位主要依据:股动脉、腹股沟韧带。

腹股沟韧带下方 1~2cm,股动脉搏动内缘内侧约 1/2 搏动宽度处进针,与冠状面夹角 30°~45°,指向髂血管方向穿刺。

4 护理及观察要点

4.1 术前护理

(1)心理护理:由于危重患者行为能力严重受限,家属对深静脉置管术缺乏必要了解,部分患者及家属担心并发症多等,对置管态度犹豫不决。护士应主动介绍置管对病情治疗的必要性、安全性,并说明在穿刺过程中及术后有可能出现的并发症及处理方法,使家属在消除各种不良情绪的同时,对置管术有一定的了解,主动签署《深静脉穿刺置管术协议书》,并配合医护人员完成置管操作过程。

(2)物品准备:单或双腔深静脉导管穿刺包 1 个,1%~2% 利多卡因 5mL,肝素稀释液(浓度为 25U/ mL)、无菌手套 2 副、无菌纱布、消毒用碘伏、棉签、肝素帽、5mL 注射器等。

(3)体位:协助患者按穿刺部位和要求取正确体位。颈内静脉置管取仰卧位头转向对侧并后仰一定角度。将软硬度及厚度均适合的一个小枕头垫高穿刺侧肩部,充暴露胸锁乳突肌。锁骨下静脉置管取仰卧位,同样肩下垫一小枕,头转向对侧,穿刺肩略向上提和外展。股静脉置管取仰卧位,穿刺侧臀下垫一个小枕头,同时穿刺侧下 肢外展、外旋,小腿屈曲成 90°。

4.2 穿刺方法

严格执行无菌技术操作,熟悉穿刺置管部位静脉解剖和走行方向。以 0.5% 碘伏常规消毒,铺洞巾。1% ~2% 利多卡因局麻。取穿刺套管针,根据不同穿刺部位将针头和皮肤成 30°~40°角从穿刺点刺入,进针深度 4~6mm,将导丝置入。退出套管针后,皮肤扩张器扩张皮肤后退出。经导丝引导置入硅胶管后退出导管丝。置管成功后见回血,证实部位正确后将适量肝素稀液推入,硅胶管接肝素帽,方可接输液导管输液。穿刺点用 3m 透明敷料固定。对部分躁动不安者约束四肢,必要时适当应用小剂量镇静剂。固定导管稳妥,并标上置管刻度。若置管位置在股静脉,应嘱患者尽量减少活动。

4.3 术后护理

(1)无菌消毒:保持穿刺处皮肤及穿刺周围皮肤清洁干燥,更换无菌敷贴、无菌敷料,1 次/1~2d。严密观察穿刺点局部皮肤是否出现红、肿、热、痛、渗血、脓性分泌物增多等炎性反应。定期用碘伏或 75% 乙醇消毒穿刺点周围皮肤。如患者出现不明原因发热,置管时间较长,及时报告医生并拔管,将导管穿刺端做细菌培养。

(2)导管护理:严密观察导管是否出现弯曲、压折、接头松动脱落。患者在睡眠、翻身、更衣、沐浴时注意将导管妥善固定。患者在用力咳嗽咳痰时应特别嘱其防止胸膜腔内压增大发生导管退出。科学制定输液顺序,注意药物间配伍禁忌。输液前以0.9%氯化钠注射液10mL冲洗导管,经回抽见回血成功后,可接输液管输液。如回抽时不太畅通,可用肝素稀释液(25U/mL)20mL实施冲管和封闭。有堵管倾向者可用2000U/mL的尿激酶稀释液溶栓[13]。再次输液时,要先行回抽,确定管腔是否存在栓塞。输黏度较大的血制品及脂肪乳等药物时,一般不应安排到最后输液。熟练掌握并规范实施冲管封管技术,输完后及时用0.9%氯化钠注射液彻底冲管,用肝素盐水封管,以免堵塞导管。一旦发生堵管,应在24h内疏通。采用2000 U/mL的尿激酶稀释液,也可抽取少量肝素盐水冲管,然后尽量往外吸出血栓,不可强行向内推注,防止发生血栓。要注意导管各连接处紧密牢固,防止发生液体走空或接头松滑脱落漏血或空气栓塞。深静脉穿刺置管后,注意控制输液速度,避免发生肺水肿等不良后果。

(3)保证管道通畅:当导管内有回血,应迅速处理,先抽出回血,然后用每毫升0.9%氯化钠注射液0-10U/mL单位肝素的溶液冲管,以防血凝块堵塞管腔。切记有回血时千万不可将回血推进血管,防止凝块进入血液循环引起组织器官的栓塞等严重后果。

(4)保证管道进入处皮肤干燥无菌,局部涂金霉素眼膏,贴无菌手术膜,外敷无菌纱布。夏季及高热多汗病人需每日消毒并更换敷料一次,特殊情况随时更换。春秋冬季,每两日一次,以保证穿刺处皮肤及敷料清洁干燥,输液导管每日更换。

(5)保证管道封闭及有液体充盈,因腔静脉压力较周围静脉压低2~4cm水柱,血容量不足或深吸气时可降低至0甚至负压,易使空气进入形成气栓甚至突然死亡,故输液时不能使液体流完,接头脱落。更换药液时或静脉推注药液时应先用封管卡封闭管道,再进行上述操作,以防引起空气栓塞。

(6)封管及接管:每日输液进行输液接管时,消毒肝素帽用注射器抽到回血后,插入输液针尖即可,输液结束后应用管导容积加延长管容积2倍的0.9%氯化钠注射液或肝素盐水正压封管,正常情况每周更换肝素帽一次,污染时及时更换。

(7)推注药物应慢,因导管置于上腔静脉近右心房处,推注药液过快,易引起心律失常等不良反应。

(8)穿刺处局部如遇污染或可疑感染,应立即中止输液并拔出导管,剪下末端置于培养基中送检。

(9)治疗结束决定拔出导管时,局部消毒,拔出导管,再消毒局部,涂金霉素眼膏封闭针眼,局部覆盖无菌敷料,必须时剪下导管末端送检。

5 注意事项

(1)因锁骨下出血后难以压迫止血,因此抗凝治疗或凝血障碍患者禁止锁骨下静脉穿刺置管。

(2)颅内高压或充血性心力衰竭患者不应采取Trencelenburg体位。

(3)颈内静脉穿刺进针深度一般为3.5~4.5cm,以不超过锁骨为度。

(4)锁骨下静脉穿刺进针过程中应保持针尖紧贴于锁骨后缘,以避免气胸。

(5)股静脉穿刺时,切不可盲目用穿刺针向腹部方向无限制地进针,以免将穿刺针穿入腹腔,引起并发症。

(6)注意判断动静脉,依据血的颜色、穿刺针血液搏动、穿刺抽取的血液血氧饱和度、接静脉输液袋判断压力或接压力换能器测定压力及波形。

（7）误穿动脉则退针压迫 5~15min，导管损伤动脉应予加压包扎。

（8）"J"形导丝的弯曲方向必须和预计的导管走向一致，并保证引导丝置入过程顺畅，否则会出现引导丝打折或导管异位的情况。有时可能出现血管瘪陷使引导丝不能置入，则可选用套管针穿刺，见到回血后，先将套管顺入血管，再经套管下引导丝。

（9）置入导管时必须首先将导丝自导管的尾端拉出，以防引导丝随导管一起被送入血管引起严重后果。

6 前景及进展

随着 PICC 技术的日益成熟，PICC 在危重患者治疗中得到广泛应用，也是临床抢救危重症患者的有效手段之一。但是 PICC 在临床应用过程中仍然存在一些问题，我们要不断进行深入研究，改进 PICC 操作技术，有效预防并发症的发生。

参考文献：

[1]滕敬华,汪霞,程红霞.深静脉穿刺置管术在肝硬化食管胃底静脉[J].齐鲁护理杂志,2012,18(5):44–46.

[2]邓永莲.深静脉穿刺置管术应用于老年病人中的效果与护理对策[J].中国地方病防治杂志,2014,29（S2）:292–292.

[3]孙瑜,刘旭颖.个性化心理护理应用于深静脉穿刺置管术中对并发症的影响[J].临床医学研究与实践,2021,6（3）:162–164+185.

[4]雷雪英,熊丽娜.新式制动托在经胭静脉穿刺置管溶栓病人中的应用研究[J].护理研究,2019,33（21）:3773–3775.

[5]李欢欢.经下肢外周静脉穿刺至深静脉置管的临床应用效果观察[J].双足与保健,2019,28（10）:75–76.

[6]宋敏.对实施深静脉置管术患者的护理体会[J].求医问药（下半月）,2011,9（9）:178–179.

[7]张志娟,阮淑芳,袁兰.个体化整体护理在大面积烧伤患儿股静脉穿刺置管中的应用分析[J].基层医学论坛,2020,24（27）:3900–3902.

[8]姚静.呼吸重症监护患者深静脉穿刺置管并发症分析及护理策略[J].首都食品与医药,2019,26（5）:135–136.

[9]高淑芳.深静脉穿刺置管术的常见并发症及处理措施[J].数理医药学杂志,2015,28（3）:347–348.

[10]田丹,王继营,李崇阳,等.浅谈实施深静脉置管术的常见并发症及处理措施[J].求医问药（下半月）,2012,10（11）:85–86.

[11]周英凤,王凯蓉,陆箴琦,等.经外周穿刺中心静脉导管置管、维护及拔管操作的成本核算[J].中国卫生资源,2021,24（2）:181–184.

[12]陈瑞治.老年肿瘤患者外科手术后锁骨下静脉穿刺置管术的应用与护理研究[J].中外医疗,2017,36（29）:147–149.

[13]封秀琴,金丁萍,梁皎.应用尿激酶疏通深静脉导管堵塞的护理观察[J].中华护理杂志,2005,40（9）:709–710.

临时起搏器植入患者的护理及围手术期护理配合

丽江市人民医院心血管内科护师　王晓芳

1 概　述

人工心脏起搏系指用特定的脉冲电流刺激心脏,使心肌除极,引起心脏收缩和维持心脏泵血功能。临时心脏起搏器是一种通过电极刺激来实现心脏急救起搏的抢救方式,是临床上的重要抢救设备之一[1]。临时心脏起搏是将电极导线经外周静脉穿刺送入右心室心尖部,将电极接触到心内膜,起搏器置于体外[2]。据中国心源性猝死流行病学调查资料估计,我国每年心源性猝死事件达54.4万例,其中80%以上由恶性心律失常引起[3],各种原因引起的致命性缓慢心律失常,特别是合并高度房室传导阻滞时,药物疗效往往不佳,必须实施紧急人工心脏临时起搏。以维持血流动力学稳定,保证重要脏器灌注[4]。心脏起搏能够有效治疗症状性、缓慢性心律失常,同时也能有效治疗药物难以控制的顽固性快速性心律失常或药物治疗有矛盾的复杂心律失常。心脏起搏还可用于心脏病的诊断、心脏电生理研究、麻醉、手术和心脏侵入性检查的心脏保护。紧急的临时心脏起搏常采用经静脉心内膜起搏或者无创性体外起搏,为患者抢救创造条件。也有经食管心脏起搏、经胸腔心肌起搏和心外膜起搏等。

2 植入适应证

（1）紧急临时心脏起搏。

（2）预防性或保护性临时心脏起搏。

（3）其他(过度性临时起搏)。

（4）心脏外科手术。

3 操作方法

（1）术前准备:心电图机或心电监护仪、除颤仪、急救车(急救药品及物品),可常规配置异丙肾上腺素备用。

（2）方法:锁骨下静脉穿刺路径、颈内静脉穿刺路径、股静脉穿刺路径。穿刺成功后根据心电监护的心电图特征给予电极导管定位与固定,如在导管室操作,可使用 X 线定位。起搏电极到位,调节起搏参数,固定电极。

4 并发症

（1）心律失常。

（2）导管电极移位。

（3）膈肌刺激。

（4）术后近期心脏穿孔。

（5）其他

如动静脉瘘、误伤动脉、出血或血肿、穿刺部位感染等，锁骨下静脉穿刺可能会引起气胸等并发症。

5 护理及观察要点

5.1 术前护理

（1）术前准备心电图机或心电监护仪、除颤仪、急救车（急救药品及物品），可常规配置异丙肾上腺素备用，检查临时起搏器功能并确保使用正常。

（2）向患者解释手术的目的、方法及简单的操作程序，取得患者信任与配合。

（3）给予患者心理护理，确保患者密切配合，向患者耐心解释手术的目的及方法，以消除患者紧张情绪，树立其信心。

5.2 术中配合

术中严密观察患者意识状态，随时询问患者有无不适。连接心电监护，密切监测生命体征，观察心率心律的变化。注意起搏信号，观察电极插入的深度，及时连接临时起搏器测试仪，调节起搏参数。配合医生妥善固定起搏电极导管和临时起搏器，将外露导管绕圈后无菌敷贴胶布固定在穿刺点附近。

5.3 术后护理

（1）临时起搏器固定于床边，可悬挂在床头或者输液架上，便于观察起搏器工作状态，以保证起搏器安全有效的使用。护士应该掌握临时起搏器的开关，频率、电压正常数值的调节，电池使用状态。

（2）穿刺部位的护理：患者取平卧位，避免右侧卧位，左上肢制动，嘱患者勿用力咳嗽，必要时使用镇咳药物，防止电极脱落。保证穿刺口敷料清洁、干燥、无菌，每日换药一次。严密观察穿刺部位有无渗血渗液，观察皮肤颜色、温度变化，周围有无皮下血肿及气肿，有无捻发感。遵医嘱使用抗生素。

（3）持续心电监护，注意心率、心律变化，使用临时起搏器患者若发生室颤，应立即关闭起搏器，进行电除颤及心肺复苏，除颤距离起搏器 10cm 以上。

（4）避开磁场、打雷、禁止使用电热毯以免影响起搏器正常工作。

（5）术后可用盐袋加压 6~8h。

6 健康教育

为患者讲解疾病的相关知识，嘱患者绝对卧床休息，锁骨下静脉置管避免穿刺侧肢体上抬。根据患者情况指导床上活动，如：握拳、屈肘、腕部活动。采用股静脉穿刺者右下肢应制动，避免大幅度翻身，避免用力咳嗽及用力排便，以防止电极脱位。指导患者多食用新鲜蔬菜及水果，多食用粗纤维食物，以保持大便通畅。

7 注意事项

临时心脏起搏器属短时间应用，通常放置在体外，一般使用时间不超过 4 周。

8 前景及进展

诊断或研究性起搏：

（1）快速性心房起搏诊断缺血性心肌病。

（2）窦房结功能测定等。

（3）药物治疗无效或不宜用药物及电复律治疗的快速心律失常,达到治疗的目的。

（4）改良式临时起搏器植入方式。

早有报道应用螺旋电极进行临时起搏,该方式被证明是安全有效。在国内,通过穿刺锁骨下静脉将心室主动电极导线植入后连接外置的心脏起搏器,以替代传统的临时起搏的临床实践也逐渐开展。有研究认为[5],相对于传统临时起搏,主动固定临时起搏可显著降低临时起搏器相关的并发症发生率、增加患者的舒适度,减轻临床护理工作量。术后无须卧床绝对制动,显著降低了静脉内血栓形成的风险。有文献研究 β 受体阻滞剂联合心脏临时起搏器成功救治电风暴 1 例;PCI 联合临时起搏器植入治疗 AMI 并缓慢心律失常患者,可显著地改善心功能,减轻心肌损伤程度,提高预后生活质量[6]。

为急性心肌梗死急诊 PCI+保护性临时起搏器安置术患者行关键环节超前护理,可降低并发症的发生率,有着较高的价值,可对患者恶性心律失常等并发症的发生控制,提高患者和医师的满意度,更好改善患者预后,意义重大[7]。

参考文献:

[1]陈英.临时心脏起搏器在心血管危重症患者临床救治中的研究进展[J].中国医疗器械信息,2021,5:42.

[2]陈燕.内科护理学[M].北京:中国中医药出版社,2016:162.

[3]陈璇,王雨锋,张筑欣,等.中国心律失常现状及治疗进展[J].中国研究型医院,2020,7（1）:75-78+198-201.

[4]沈法荣,郑良荣,徐耕.现代心脏起搏治疗学[M].上海:上海科学技术出版社,2004:11-59.

[5]闫京京.改良式临时起搏器植入方式的并发症研究及护理体会[J].安徽卫生职业技术学院学报,2020,19（3）:79-80.

[6]刘琴玲,赵晓莉,赵婷婷.PCI 联合临时起搏器植入治疗 AMI 并缓慢心律失常的疗效[J].心血管康复医学杂志,2020（3）:320.

[7]严超燕,张静,林朝霞.急性心肌梗死急诊 PCI+保护性临时起搏器安置术患者行关键环节超前护理的影响[J].心血管病防治知识,2020,10（19）:67.

ST 段抬高型心肌梗死转运病人
途中观察及护理要点

丽江市人民医院　杨惠芳

1 技术概述

　　急性 ST 段抬高型心肌梗死（ST-segment elevation myocardial infarction,STEMI）通常由冠状动脉粥样硬化斑块破裂,血小板和凝血过程激活,引起冠脉血栓性完全阻塞所致,具有很高的致死率与致残率。多个临床研究已证实 STEMI 患者实施早期再灌注治疗的临床获益,及时开通梗死相关动脉是降低急性心肌梗死患者死亡率、改善预后的关键。再灌注治疗的措施包括溶栓治疗、经皮冠脉介入治疗（percutaneous coronary intervention,PCI）及冠脉旁路移植术。溶栓治疗迅速易行,大部分医院均可完成,临床实践中应用普遍,但此方法心肌再灌注不够充分,再梗死率高,出于充分了解冠脉病变的目的,大部分患者最终还是需要冠脉造影（coronary artery angiogram,CAG）进而接受 PCI 治疗;PCI 虽可使 TIMI3 级血流重建率达到 85%~95%,较好地防止再发性心肌缺血和梗死相关动脉再闭塞,降低致死率与致残率,荟萃分析发现,如果从接受药物治疗至患者入导管室的转运时间<90min,则直接 PCI 住院期死亡率可下降至 3.3%,远期主要不良心血管事件（死亡、非致死性心肌梗死和卒中）发生率下降至 7%[1]。在我国,PCI 治疗已经得到很大的发展,但是,仍有大部分医院,尤其是基层医院不能开展 PCI 治疗, 这意味着大部分急性心肌梗死患者就诊后不能在较短的时间内接受 PCI 再灌注治疗。因此,对于不能开展 PCI 的医院,就需转运至可行 PCI 的医院行急诊 PCI 治疗,力争在 90 min 内开通血管, 而对于院前急救最重要的任务就是在最短的时间将患者转运至介入室。为了更好地缩短外院转运到本院的急性 ST 段抬高型心肌梗死患者血管开通的时间, 胸痛中心借助本院信息化系统和新的通信方法,制定了新的救治流程,对外院需转运的急性 ST 段抬高型心肌梗死患者实施救治。医联体建设试点是我国医药卫生体制改革十项重点工作之一,是通过在各级医疗机构之间建立统筹协调和分工合作机制,在区域内三级医院的牵头带领下,不断提高本地区基层医疗机构的诊疗水平[2]。医联体的建设,加快了 STEMI 患者的转运。基层医院对于接诊的急性心肌梗死患者,应快速准确的做出诊断,同时给予合理的治疗并转院。而医联体的建设,进一步规范了基层医院对于急性心肌梗死患者的治疗,完善了院间的网络连接,实现了院前及院内绿色通道的无缝隙连接,为尽早开通梗死相关血管、挽救更多存活心肌提供了可能[3]。需要转运的患者多为急危重症患者,途中危险性极高,有学者统计,70% 的医疗不良事件与患者的转运有关[4]。准确评估转运前患者的病情及转运途中可能发生的危险,对预防转运途中意外的发生有重要意义,及时有效的处理危险能够大大降低转运患者的途中死亡率,提高转运后救治率。

2 适应证

2.1 转运 PCI

　　STEMI 患者首诊于不可行 PCI 医院, 需将患者尽快转至可行 PCI 医院接受进一步血运重建治疗。

（1）如预计 FMC 至 PCI 靶血管开通的时间延迟<120min 时,应将患者转至可行急诊 PCI 的医院。

（2）如预计 FMC 至 PCI 靶血管开通的时间延迟>120min 时,则应于溶栓治疗后,将患者转至可行急诊 PCI 的医院。

（3）合并心源性休克或严重心力衰竭的患者立即转至可行 PCI 的医院,无需考虑时间延误。

（4）溶栓禁忌的患者应立即转至可行 PCI 的医院,无需考虑时间延误[5]。

2.2 院内转运

（1）对于自行到达医院的胸痛患者,急诊科立即开通绿色通道。

（2）确认/排除急性 ST 段抬高型心肌梗死(STEMI)诊断。

（3）经胸痛中心会诊后一键启动导管室,按照转运预案将患者转至导管室或 CCU 进一步治疗。

3 使用方法

3.1 救护车转运

（1）根据症状描述,就近派出符合急性 ST 段抬高型心肌梗死(STEMI)急救要求的救护车。

（2）指导患者自救,救护车尽快到达现场。

（3）评估生命体征,实施现场急救。

（4）到达后 10min 内完成心电图检查。

（5）维持生命体征稳定,包括吸氧、心电监护、开发静脉、硝酸甘油等。

（6）对持续胸痛 15min 和心电图 ST 段抬高无禁忌证的患者,即刻给予阿司匹林 300mg、氯吡格雷 300mg 顿服。

（7）优先转至最近的有急诊 PCI 资质的医院。

（8）利于车载信息、微信、彩信等多种形式心电图等院前信息至目标医院。

（9）拨打医院专用电话联系进行确认,转运患者至急诊科,如条件允许,将患者直接送至导管室。

（10）完成患者及资料的交接手续,并签字确认。

3.2 外院转运 PCI

（1）可利于医联体平台与目标医院确认可收治患者,院前信息传至目标医院。

（2）目标医院已安排人员、设备和地点接收患者。

（3）提前给予抗血小板药物阿司匹林 300mg,氯吡格雷 300mg。

（4）转运过程中维持患者生命体征。

3.3 院内转运

（1）胸痛患者到医院就诊,立即开通绿色通道,10min 内完成首份心电图,尽快采血进行心肌损伤标志物及其他血液检查。

（2）将所有心电图、简要病史拍照,上传至胸痛微信群,不必等待结果可以启动胸痛中心会诊,再灌注治疗。

（3）核对患者发病后至今抗血小板药物、抗凝药物等用药情况,避免用药过量及重复。无禁忌 STEMI 确诊患者,补充给予负荷量的双联抗血小板药物至阿司匹林 300mg 氯吡格雷 75~600mg 或替格瑞洛 180mg,具体剂量根据早期再灌注治疗方式确定。

（4）吸氧、心电监护、药物等其他对症急救处理，维持生命体征稳定。

（5）迅速评估早期再灌注治疗的适应证和禁忌证，胸痛中心会诊确定再灌注治疗方案。

（6）签署知情同意书，一键启动导管室，按照转运预案转运患者至导管室行急诊 PCI 治疗，或送至重症监护室溶栓治疗。

（7）避免在和家属知情同意书签署、办理住院手续方面延误手术时机，手术和住院手续同时办理。

（8）保守治疗患者送至 CCU 治疗。

4 护理及观察要点

4.1 转运途中的安全管理

4.1.1 转运前的准备

（1）医患及护患沟通转运前向病人家属交代病人目前的病情、途中可能出现的病情变化及转运的必要性，以取得配合，并在《急诊危重病人送住院同意书》上签字。

（2）转运前的评估有资料显示，高达 71% 的转运病人在转运途中或检查过程中发生轻微至严重后果的并发症[4]。因此，STAMI 病人转运前需经主管医生认真评估与权衡，责任护士必须全面了解病人的生命体征是否平稳，并准备好急救药品、仪器，必要时携带除颤仪。

（3）转运人员要求负责转运的护士必须有较强的责任心、准确的判断力，具有独立工作和应急处理问题的能力。若病人生命体征不平稳，特别是容易发生心室颤动的 STAMI 病人，转运途中至少需 2 名陪同人员，并有主管医师同往。

（4）选择合适的转运工具，STAMI 病人忌用力，所以转运时尽量以整床转运，避免因搬运造成管道拖出，甚至诱发心室颤动。

（5）病人的准备检查各种管路是否通畅，最好采用静脉留置针输液，以确保转送途中保持有效的静脉通路。注意各种管道是否连接紧密，防止管道扭曲、滑脱。

（6）保证"绿色通道"的畅通，急诊科在转运 STAMI 病人前应与 CCU 及相关部门联系好，认真交代病人病情，确保 CCU 能了解病人病情并预测可能发生的意外，以做好准备，避免因工作不协调延长病人等待的时间而加重病情。护士应熟知途中的路程、所需时间，同时联系好运送电梯，以保证急诊"绿色通道"的畅通[5]。

4.1.2 转运过程的护理

（1）搬运病人时应采取正确有效的方法：从床上往担架上转移病人时一定嘱咐病人勿用力，这是转运成功与否的关键。转运途中密切观察病情变化，备好抢救用药，做好心脏电复律的准备。

（2）转运所需的物品均置于患者床头以便使用，医生、护士、护工各就各位，转运时支起两侧床栏，防止坠床及物品跌落，对于躁动不安的患者可采取约束带保护。推送过程应迅速平稳，避免颠簸。

（3）转运途中医护人员应位于患者头侧，观察患者胸廓起伏、神志、面色、有无躁动、鼻导管与氧气袋连接是否完好，各种引流装置是否通畅，肢体留置管路是否通畅等。急性 ST 段抬高型心肌梗死致命的主要原因包括：急性左心衰、心源性休克、恶性心律失常、室颤等[7]。

（4）保证氧气的正常供给。在转运时采用便携式氧气瓶给氧，避免氧枕供氧带来的不便，并严格遵医嘱给予有效的氧气，在转运途中检查氧气装置是否通畅并观察病人缺氧改善情况，保证氧气的正确供给。

（5）转运途中做好监测并及时记录。

4.2 心理护理

（1）急性 ST 段抬高型心肌梗死,病情凶险,病程重,患者通常会出现焦虑、恐惧、紧张等情绪,并有濒死感,容易出现心率加快、心肌耗氧量增加,导致冠状动脉痉挛从而使梗死范围扩大[6]。医护人员在抢救时患者的不良情绪会增加心脏负荷和心肌耗氧量,因此要紧张而有条不紊地进行工作,并保持镇静,主动向患者介绍本病的救治措施及使用各种监测设备的目的,让患者感到安全。并向患者及家属介绍成功的病例。转运途中积极询问患者不适,及时处理患者不适。

（2）心理护理特别重要,STAMI 病人一般都有恐惧感,易激动、烦躁,所以必须做好病人的心理安慰及健康宣教,必要时遵医嘱用吗啡或地西泮消除病人的恐惧心理[7]。

4.3 转运后的交接

（1）护送人员将患者转运到目的地后,仍要重视转运末期患者的安全,交接双方在患者床边,通过手腕带、病历等共同确认患者的身份,共同安置好患者。

（2）护送方医师、护士与接收方主管医师、管床护士应认真、详细交接患者的病情、管道、用药、特殊检查结果、皮肤,以及转运途中的情况。

（3）进行床边交接时,注意使用保护性语言,避免交接的内容对患者产生不良的情绪和心理影响。交接完毕后,交接双方无疑问后共同填写危重患者院内转运登记本,护送方方可离开。

5 注意事项

5.1 救护车转运途中注意事项

（1）转运途中应严密监测患者意识状态、心率、血压、呼吸等生命体征,根据患者病情变化,调整补液及药物使用。同时需与目的医院保持密切联系,随时汇报患者病情变化。

（2）及时了解路况信息,选择合适路线避开拥堵路段,防止因交通堵塞等因素延误患者抢救[8]。

5.2 院内转运途中注意事项

（1）运送人员熟练掌握平车/轮椅的性能及使用方法,使用前首先检查平车/轮椅是否处于安全使用状态。使用运送工具,要倒退着进入电梯和下坡道[9]。

（2）注意观察地面是否过度潮湿/或有污物。

（3）在移动病人前首先要确保各种管路的安全。

（4）危重病人及烦躁病人使用床档及约束带。

（5）使用运送工具时不要太快,当通过门时应以背部先开门,不可以车撞门。

（6）推车床和轮椅转弯时要尽量减慢速度及与转弯处保持一定的距离以便看清楚前来的人。

（7）在运送病人途中确保病人身体的任何部位都在平车或推床上。

6 前景及进展

（1）据世界卫生组织调查,缺血性心脏疾病是全球居于首位单因素的死亡原因,其中急性 STEMI 是造成急性死亡的重要原因。在我国,大部分 STEMI 患者由于自身原因及医疗急救体系等原因,不能在规定的再灌注时间内到达有能力实施急诊 PCI 的医院,从而错过救治的最佳时机。对急性 STEMI 患者的院前、院间转运,"120"指挥中心启动绿色通道,立即优先调派"120"救护车定向转运至胸痛中心。急性 STEMI 患者绕行急诊室和冠心病监护室,直接进入导管室,急诊行 PCI 治疗。可有效降低死亡率,提高预后[10]。胸痛中心、"120"指挥中心、胸痛救治网络医院利用远程信息急救系统,将急性胸痛患者院前的数据、症状体征动态变化、心电图情况、病历资料的即时传输,胸痛中心值班医生可根据传输资料,指导院前诊断、急救与转送,有利于急性STEMI患者抢救前移。通过实时医疗数据共享,可为胸痛中心医生提前医疗决策,提前开放导管室,胸痛中心医生可提前与患者家属沟通告知。胸痛中心专家连接远程信息急救系统,可随时给予会诊及指导急救。开具检查医嘱,做好PCI等术前准备,胸痛专家可以实时与家属的交流沟通,有利用获得患者及家属对于治疗方案的认同,提高治疗依从性,缩短患者和家属同意PCI治疗时间。信息化优先定向转运救治急性STEMI患者的应用,可大大缩短急性STEMI患者首次医疗接触至球囊扩张的时间、可提高急救成功率,减少住院天数及费用,该应用具有良好的社会效益和经济效益,值得临床推广应用[10]。吕剑平等[11]的研究指出,STEMI患者降低主要心血管不良事件发生率、减少经济负担、降低STEMI、死亡率、改善心功能及缩短首诊于非PCI医院的再灌注时间的最好办法是建立区域合作的救援模式。本研究只有少数STEMI患者家属自行拨打了"120"急救电话,这说明患者及其家属的急救意识以及对急性心肌梗死相关知识的认识还有待进一步加强。针对以上情况,我们需要对社会大众健康教育,树立起自救意识,将其对急性心肌梗死的判断能力以及认识提高,最大程度上将急性心肌梗死患者FMC时间缩短,有效改善患者临床预后。

（2）全程无缝隙护理是现代护理管理中的新型护理模式,完整性、连续性及无缺陷性的护理模式对患者的医疗需求、生理需求及心理需求给予满足,全方位提升护理质量[12]。①无缝隙护理管理能为危重急症心脏病患者赢得救治时间。救治危重急症心脏病患者,需要医院开展以CCU以及急诊科室为依托的绿色抢救通道。危重急症心脏病患者进入抢救流程之后,相当于进入绿色抢救圈中,整个抢救过程交接、转运过程层层关联、环环相扣。护理人员需要提高患者转运的规范性,在转运之前全面评估患者病情,及时准备所需物品并加强转运过程中患者生命体征监测。转运到下一科室后,对患者生命体征、危急值、重要物品、各项检查报告等进行交接,这对医生快速了解患者病情并积极救治有重要作用,为抢救危重急症心脏病患者赢得宝贵时间;②无缝隙护理管理还能有效完善危重急症心脏病患者转运流程,全面提高患者及家属满意度。院内转运是抢救危重急症心脏病患者的重要环节,转运过程的病情监护以及安全转运保护措施,是转运成功的重要保障。做好人员、设备等措施的准备,为危重急症心脏病患者提供持续不间断的监护与抢救,能有效降低各项转运风险,这为成功救治危重急症心脏病患者奠定了基础。使用转运交接单进行转运,能有效避免因口头交接导致的各种隐患,完善了转运抢救流程,使得各项医疗行为开展有据可依。通过签字确认等方式,明确了各方的权利和责任,这能有效降低科室间相互推诿、电话询问次数,提高交接效率与交接质量,全面提高了患者及家属满意度。

参考文献:

[1]沈峻,金惠根,刘宗军,等.不同转运模式对ST段抬高型急性心肌梗死直接PCI疗效的影响[J].中国临床医学,2016,23(1):25-27.

[2]阮小贞,董静,于纯文,等.急性ST段抬高型心肌梗死绿色通道在医联体模式下基层医院中的应用效果[J].中国当代医药,2019,26(23):177-180.

[3]顾燕新,黄小洁,袁君,等.医联体建设在急性心肌梗死患者转运中的作用[J].临床医药文献电子杂志,2018,5(74):176-177

[4]谭成群,李爱群,谢燕梅,等.提高危重患者安全转运评估率[J].心电图杂志(电子版),2018,7(3):67-68.

[5]张艳群.急性 ST 段抬高型心肌梗死患者医院间转运护理体会[J].中国冶金工业医学杂志,2018,35(6):725-726.

[6]李旭蓉,杨强,程林英,等.急诊危重症患者院内安全转运的相关危险因素分析[J].中国卫生统计,2019,36(6):928-929.

[7]迪丽妲尔·都来提开里迪,蒋琳.急诊科急性心肌梗死患者院内转运的护理体会[J].智慧健康,2018,4(29):129-130.

[8]徐晓峰.120 急救转运系统对急性 ST 段抬高型心肌梗死患者的救治意义[J].医药论坛杂志,2019,40(9):71-73.

[9]方园,徐捷.危重病人在院前急救及转运中的注意事项[J].中国卫生产业,2016,13(29):168-170.

[10]陈华斌,苏海芳,赖国荣.信息化优先定向转运在救治急性 STEMI 者中的作用[J].岭南急诊医学杂志,2021,26(2):135-137.

[11]吕剑平,梁仪,严金川,等.急性 ST 段抬高心肌梗死新型区域 协同救治模式探讨[J].中国医院管理,2015,35:31-33.

[12]谢莺.无缝隙护理在 PCI 术后安全转运中的应用体会及价值分析[J].心血管病防治知识(学术版),2020,10(8):44-46.

肺栓塞诊断及现场急救要点

丽江市人民医院儿科　张先竹

1 概　述

肺动脉栓塞(pulmonary embolism,PE),简称肺栓塞,是内源性或外源性栓子阻塞肺动脉引起肺动脉循环障碍的一系列临床和病理生理综合征,是常见的心血管急症。包括肺血栓栓塞、脂肪栓塞综合征、羊水栓塞、空气栓塞、肿瘤栓塞等。肺栓塞最多见的为肺血栓栓塞(pulmonary thrombo embolism,PTE),其血栓主要来源于深静脉的血栓形成,故肺血栓栓塞症多为深静脉血栓形成的并发症,而通常所称的肺栓塞即指肺血栓栓塞症。

流行病学研究显示,全球每年 PE 的发病率在 39~115/10 万人口。多数 PE 患者早期症状缺乏特异性,常常被忽略,部分患者往往在未得到及时诊断治疗前数小时内死亡,是猝死的重要原因。因此,如何做到早期识别与诊断,采取积极有效措施进行救治,从而降低 PE 患者死亡率,是我国乃至全球共同面临的重大健康问题。

引起肺栓塞的血栓主要来源于下肢的深静脉血栓形成,任何导致深静脉血栓形成的因素也是 PE 的因素。诱发肺栓塞的危险因素主要有静脉血流淤滞、血管壁损伤和血流高凝状态三大因素。凡是能产生上述条件的疾病和病理状态,即有血栓形成的危险,包括遗传性和获得性两类。既往有肺栓塞病史是住院患者复发的可预测的危险因素;外科治疗、外伤、制动、肿瘤、妊娠及分娩是重要的获得性危险因素。2019 年 ESC 急性肺栓塞诊断和管理指南将 PE 危险因素分为强危险因素、中等强度危险因素和弱危险因素。强危险因素包括下肢骨折、3 个月内因心力衰竭或心房颤动/扑动住院、关节或膝关节置换术、严重创伤、静脉血栓栓塞史等。中等强度危险因素包括自身免疫性疾病、输血、中心静脉输液、化疗、充血性心衰或呼吸衰竭、促红素制剂应用、口服避孕药、产后、炎症性肠病、恶性肿瘤(以胰腺癌、血液恶性肿瘤、肺癌、胃癌和脑癌风险最高)、瘫痪、易栓症等。弱危险因素包括卧床 3d 以上、高血压、久坐、肥胖、妊娠、下肢静脉曲张等。大多患者可有多种危险因素并存,然而 40% 的 APE 患者并没有发现明确危险因素。

2 临床诊断

肺栓塞的临床表现取决于血栓堵塞肺血管床的大小、程度、速度,以及患者的基础心肺功能状态。

2.1 临床表现

(1)症状:80%以上的肺栓塞患者可能没有任何症状而被临床忽略。有症状的患者其症状也缺乏特异性,有时昏厥可能是其唯一或首发症状。应特别强调的是,临床上出现所谓"肺梗死三联征"(呼吸困难、胸痛、咯血)者不足 30%。

①呼吸困难:80%~90%的呼吸困难为最重要的临床症状,尤以活动后明显,可伴有发绀。呼吸困难的程度和持续时间的长短与栓子的大小有关。

②胸痛:常为钝痛,可有心绞痛样痛及胸膜炎性疼痛。

③晕厥:11%~20%的患者出现晕厥,提示有大栓子存在,伴有脑供血不足。

④咯血:有肺梗死或充血性肺不张时,可出现少量咯血。

⑤其他:咳嗽,心悸,烦躁不安、惊恐甚至濒死感等。

(2)体征主要是呼吸系统和循环系统体征。常见有呼吸急促、发绀、发热、肺部湿啰音、哮鸣音、胸膜摩擦音、心动过速、奔马律、肺动脉第二音亢进、血管杂音、血压下降等。颈静脉充盈或异常搏动提示右心负荷增加;严重时可出现肝脏增大、肝颈静脉反流征和下肢水肿等右心衰竭的体征。下肢静脉检查发现一侧大腿或小腿周径较对侧增加>1 cm,或下肢静脉曲张,应高度怀疑肺栓塞。

2.2 临床患病概率评估

结合临床表现以及静脉血栓栓塞的危险因素,应评估 PE 的患病概率,进行肺栓塞可能性评估,对及时诊断是必要的,也是减少不必要的检查伤害及花费,特别对于基层急诊患者非常实用。目前,推荐使用修订版 Geneva 评分。对于急诊就诊的肺栓塞患者,新指南给出肺栓塞排除标准,即年龄<50 岁,脉搏<100 次/min,动脉血氧饱和度>94%,无单侧下肢肿胀,无咯血,近期无外伤或手术史,既往无静脉血栓栓塞史,未使用口服激素。如患者符合上述 8 项情况可安全排除肺栓塞,从而避免过度使用肺栓塞的诊断性检查。但这一标准尚不能推广到急诊之外的患者。

2.3 辅助检查

(1)动脉血气分析是诊断肺栓塞的筛选性指标。特点为低氧血症、低碳酸血症、肺泡动脉血氧分压差增大及呼吸性碱中毒。肺血管床堵塞 15%~20%即可出现氧分压下降,约 85%的患者有低氧血症。

(2)D-二聚体检测急性血栓形成会伴有血浆 D-二聚体水平的升高,敏感度可达 95%,但特异性仅 30%~40%,可作为肺栓塞的初步筛查。肿瘤、创伤、感染、心脑血管疾病和年龄因素[1]都可能使 D-二聚体升高。其阴性结果可基本排除 PE。但由于阳性预测值低,阳性结果不能确诊 PE。近年来,应用年龄校正的 D-二聚体临界值(>50 岁患者为年龄×10μg /L)可提高诊断的特异度,同时敏感度不受影响。

(3)心肌标志物部分 APE 患者病情严重可能引发心肌缺血,可引起肌钙蛋白升高,且与急性期不良预后相关,但其特异性及阳性预测值较低。APE 时 RV 压增大使心肌张力增加,导致脑钠肽和氨基末端脑钠肽前体升高。在对血流动力学稳定的肺栓塞患者的临床危险程度分层中,联合检测脑钠肽和肌钙蛋白,比单用其中一项更准确。

(4)心电图对肺栓塞的诊断无特异性。最常见的表现是 V1~V4 导联 T 波倒置和 ST 段下降,严重病例可表现为不完全或完全右束支传导阻滞等心电图改变。少数患者可出现房性心律失常。最常见心房颤动。在较轻的病例中,窦性心动过速可能是唯一的表现。

(5)胸部 X 线检查多有异常表现,但缺乏特异性。可出现肺缺血征象如肺纹理稀疏、纤细,肺动脉段突出或瘤样扩张,右下肺动脉干增宽或伴截断征,右心室扩大。也可出现肺野局部浸润阴影,尖端指向肺门的楔形阴影,盘状肺不张,患侧膈肌抬高,少量胸腔积液,胸膜增厚粘连等。

(6)超声检查超声心动图可以显示出肺动脉主干的栓子,食管超声诊断左、右肺动脉栓塞的准确率可以达到 80%以上,为 APE 的临床诊断提供有力的参考依据。超声学检查所观察到的 APE 间接征象有左心室变小、右心室扩大、肺动脉压增高、肺动脉增宽、三尖瓣反流等。而对于血流动力学不稳定的疑似肺栓塞患者,因血流动力学急剧恶化不能行肺动脉 CT 血管造影检查,应尽快给予床旁经胸超声心动图检查。如超声心动图提示右室过负荷和右心室功能不全,应高度怀疑 APE,立即行急诊再灌注治疗是合理的。

（7）CT肺动脉造影（CTPA）是临床诊断肺栓塞最重要首选的无创检查技术之一。CTPA直接征象为肺动脉内低密度充盈缺损，部分或完全包围在不透光的血流之内（轨道征），或者呈完全充盈缺损，远端血管不显影；间接征象包括肺野楔形条带状的高密度区或盘状肺不张，中心肺动脉扩张及远端血管分布减少或消失等。CTPA诊断肺栓塞敏感性及特异性都很高，其局限性主要在于对亚段及远端肺动脉内血栓的敏感性较差。低危患者如果CTPA结果正常，即可排除，对临床评分为高危的患者，CTPA结果阴性并不能除外单发的亚段肺栓塞。

（8）肺灌注显像肺核素通气/灌注（V/Q）显像是将 ^{99}Tcm 标记的大颗粒聚合人血清蛋白（^{99}Tcm－MAA）经静脉注入后一过性地嵌顿在肺毛细血管内，根据其放射性分布与血流灌注成正比这一原理来检测栓塞肺段，可不受肺动脉直径影响，对诊断亚段以下肺栓塞具有特殊意义。但任何引起肺血流或通气受损的因素均可造成局部通气血流失调，故此项检查敏感性高，特异性低，单凭此项检查可能造成误诊。

（9）肺血管造影（PA）是目前诊断肺栓塞的"金标准"，敏感性98%，特异性95%~98%，可直观显示段以下1~2mm大小的血栓，直接征象有肺动脉内造影剂充盈缺损，伴或不伴轨道征的学究阻断；间接征象有肺动脉造影剂流动缓慢，局部低灌注，静脉回流延迟。但由于其为侵入性操作，有一定风险，限制了临床应用。

（10）下肢深静脉检查 90%肺栓塞患者的栓子来源于下肢深静脉血栓，70%肺栓塞患者合并下肢深静脉血栓。当怀疑肺栓塞的患者都应检查有无下肢深静脉血栓形成。除常规超声外，对可疑患者可行加压静脉超声成像检查，也可应用MRI，且有人认为MRI比静脉造影术更准确且无创。

2.4 诊断流程肺栓塞主要根据临床表现及相关检查进行初步诊断

肺栓塞的临床表现不具有特异性，常规检查也缺乏特异性，对怀疑急性肺栓塞的患者，先进行临床可能性评估，再进行初始危险分层，逐级选择，然后行相关检查手段明确诊断。依据血流动力学是否稳定执行标准化的诊断流程。

（1）血流动力学不稳定的疑似PE诊断流程，见图1。

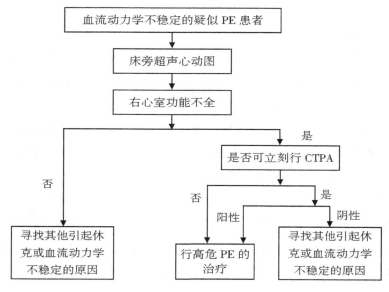

图1 血流动力学不稳定的疑似PE诊断流程

（2）血流动力学稳定的疑似 PE 诊断流程（见图 2）。

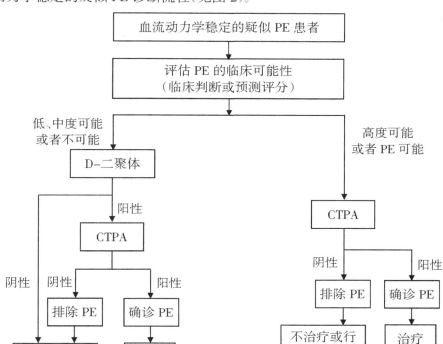

图 2　血流动力学稳定的疑似 PE 诊断流程

3 治疗肺栓塞发病急，需急救处理，治疗包括呼吸循环支持、抗凝治疗、肺动脉的再灌注

（1）呼吸循环支持是保障抢救成功和有效治疗的关键。绝对卧床休息、高浓度吸氧，严密监测呼吸、心率、心电图及血气变化，监测中心静脉压，限制补液量及速度，有低血压及休克时及时抗休克治疗，咳嗽时止咳，严重胸痛时镇痛。

（2）抗凝治疗一旦确诊肺栓塞排除抗凝禁忌证后应立即进行抗凝治疗，早期抗凝治疗可以减少肺栓塞的病死率和复发率。抗凝药主要有普通肝素、低分子肝素、华法林、磺达肝癸钠、利伐沙班等。低分子肝素发生血小板减少症、出血相对普通肝素少，临床应用优于普通肝素，但严重肾功能损伤或重度肥胖患者，推荐使用普通肝素。使用普通肝素时要注意监测 APTT 及血小板。初始抗凝治疗启动后，根据临床情况及时转换为口服抗凝药，两者至少重叠 4~5d。口服抗凝药有抗凝药华法林、利伐沙班，传统抗凝药华法林治疗时间窗窄、受食物影响大，需要频繁检测国家标准比值（INR），新型口服抗凝药利伐沙班使用方便、疗效确切，无须监测凝血指标，便于临床应用。有研究发现，利伐沙班治疗肺栓塞的临床疗效比华法林治疗更有效，可较好地提高患者的疗效及预后，无严重不良反应[2]，能够保护肺栓塞患者的内皮细胞功能，早期抗凝效果优于华法林[3]。

3.1 肺动脉的复通治疗

3.1.1 溶栓治疗

溶栓治疗是肺栓塞传统的治疗方法，溶栓治疗可快速溶解血栓，恢复肺灌注，从而改善肺通气，降低肺血管阻力，减轻右心室后负荷，减少严重肺栓塞患者的病死率及复发率。适用于高危肺栓塞患者，溶栓时间窗为 14d 以内，在栓塞发生 48h 内溶栓效果最好。溶栓前评估出血风险及有无禁忌证。溶栓治疗的绝对禁忌证：出血性卒中史或原因不明的卒中史、缺血性卒中（前 6 个月内）、中枢神经系统肿瘤、严重创伤、手术或头部损伤(前3周内)、出血性体质、活动性出血。相对禁忌证:短暂性脑缺血发作(前6个月内)、口服抗凝药、妊娠或产后1周内、穿刺部位无法压迫、创伤性心肺复苏、难治性高血压、重度肝病、感染性心内膜炎、活动性消化性溃疡。当存在绝对禁忌证时,由于出血风险大于可能的获益,一般不使用溶栓治疗,但若患者溶栓指征非常高且无替代治疗时,即使存在主要禁忌证风险,也应放宽禁忌证,评估是否需要溶栓。目前,临床使用的溶栓药物尿激酶、链激酶、阿替普酶、瑞替普酶、替奈普酶、去氨普酶等。在使用溶栓药物时应根据患者病情选择个体化的治疗方案,充分评估出血风险并严密监测凝血功能和血常规。

3.1.2 腔内治疗

近年来,血管腔内技术和设备的发展,通过腔内介入技术实现肺动脉血栓清除,恢复肺灌注,改善预后,成为肺栓塞治疗新趋势。方法主要包括经皮导管碎栓术、溶栓术、血栓抽吸术和血栓旋切术等。经过导管将药物直接注入病变部位可以降低剂量和潜在的全身出血。血栓的机械性清除装置的使用可能减少总体治疗时间和药物剂量,降低出血风险。即使有人说禁忌,仍然可以选择机械性的吸栓、碎栓术,快速清除肺动脉内血栓,恢复右心功能、改善循环障碍。

3.1.3 肺动脉切开术

在体外循环下行肺动脉切开血栓摘除术在进行肺栓塞治疗中是一种风险性较高的治疗手段,适用于紧急情况且有溶栓禁忌证患者。相比较药物治疗,肺动脉切开术的患者病死率较高,临床应用较少。

3.1.4 腔静脉滤器

对于急性肺栓塞合并抗凝禁忌证患者或抗凝后复发的肺栓塞患者应考虑使用下腔静脉滤器。根据深静脉血栓形成的诊断和指南[3]的建议,发现较大的、自由浮动的近端DVT,急性下肢深静脉血栓行导管溶栓、吸栓或取栓术者考虑使用下腔静脉滤器。滤器植入时间者可导致下腔静脉阻塞和较高的血栓复发,多选用可回收滤器。

4 护理及观察要点

(1)病情监测严密监测患者生命体征、意识,以及瞳孔变化。观察患者下肢动脉搏动情况、皮肤温度计颜色变化情况,主动询问患者有无疼痛、麻痹等症状,观察患者有无胸痛、咳嗽、气促等,及早发现患者不良反应,予以对症处理。

(2)基础护理在急救期间,协助患者进行各项检查,开通绿色通道,提前与检查科室做好沟通,做好转运工作,减少对患者的搬动、避免颠簸,对患者进行背部及肢体按摩,促进血液循环。

(3)呼吸道护理鼓励患者正确咳嗽,必要时给予雾化治疗、吸痰处理,确保患者呼吸道通畅。结合患者病情严重程度给予吸氧治疗,防止低氧血症的发生。

(4)治疗护理抗凝溶栓治疗前,检查患者凝血酶水平,了解患者既往是否存在溃疡、高血压、肝肾功能疾病等,治疗尽量采用微量泵,避免药物外渗。穿刺避开关节部位,控制滴速,观察患者注射部位皮肤变化情况,主动询问有无头晕、腹痛等,防止不良反应的发生。

5 注意事项

5.1 临床可能性评估

结合临床表现和VTE的危险因素可将患者划分为疑似PE患者和非PE患者,一般情况下可根据临床经验或临床预测标准进行疾病可能性评估。目前,基于胸部X线摄片和心电图检查等的临床经验判断并没有统一的诊断标准,新指南推荐使用简化的Wells评分和修正Geneva评分进行疾病可能性评估,从而提高临床适用性并提高 PE 的确诊率。

5.2 风险分层及预后评估

对病人进行全面的危险分层可决定诊疗策略的制定,主要以是否存在休克或持续性低血压等血流动力学障碍为标准,这取决于右心室应对后负荷的能力。

(1)高危组急性 PE 休克状态或持续性低血压(收缩压<90mmHg 或下降≥40mmHg 并持续>15min,排除心律失常、低血容量或败血症的原因)。高危组病人存在血流动力学危象,病死率高,临床处置应争分夺秒,对于能够耐受可疑高危PE 病人,首选肺动脉 CTA 检查明确诊断,难以耐受外出检查的情况下,可选择床旁超声、便携式 V/Q 检查进行诊断和鉴别诊断,一旦确诊立即启动 PE 治疗。

(2)非高危急性 PE 血流动力学稳定的 PE 尤为重视危险分层,可根据心肌损伤标志物、影像学检查(CTA 或超声心动图)来评估。目前,采用简化版本的 PE 严重指数 sPESI(评分指标包括年龄>80 岁、罹患肿瘤、合并慢性心肺疾病、心率>110 次/min、收缩压<100mmHg、SaO_2<90%,每项 1 分)来评估病人高危或低危。①中危组急性 PE sPESI≥1 或 CTA 或超声心电图显示右心室扩张或功能障碍,或存在提示心肌损伤(肌钙蛋白)或心肌扩张(BNP 或 NT-pro-BNP)阳性。2014 年欧洲心脏病学会年会[4]将中危 PE 又分为中-高危组(存在右室功能障碍合并生物标志物升高)以及中-低危组(存在右室功能障碍或生物标志物升高);②低危组 PE 血流动力学稳定,无临床不良预后标志物升高。对血流动力学稳定的患者进行风险分层的价值在于识别出哪些患者可以家中安全治疗,哪些患者需要密切监测并且积极治疗。

PE 患者早期(住院期间或发病 30d 内)预后评估包括影响 PE 病情加重的危险因素、临床状态和并发症。血流动力学稳定的 PE 患者,需行进一步的风险评估。包括临床症状、右心室大小和(或)功能评估,以及实验室生化指标。根据评估结果来确定高风险患者是否行再灌注治疗或监测,低风险患者选择早期出院和持续抗凝治疗。

5.3 复发及远期预后

多数 PTE 患者经积极对症、抗凝、溶栓治疗后短期内临床症状可缓解,但复发率高,远期预后差。影响患者远期预后的因素有年龄、恶性肿瘤、心房颤动、右心功能不全、休克\低血压、院外抗凝治疗情况、BNP、cTnl、PaO_2、D-2 聚体、PT 等指标。其中年龄、恶性肿瘤、右心功能不全及院外抗凝治疗差为独立危险因素[5]。首次发生的 APE 抗凝治疗疗程至少 3 个月,其后需评估血栓诱发因素是否持续存在做出进一步延展期抗凝治疗的决策,延展期抗凝治疗对于预防复发具有重要意义[6]。存在短期可逆性诱发因素(如创伤、骨折、手术)导致的急性 PTE 抗凝疗程相对较短,存在持续诱发因素(如活动期肿瘤、抗心凝脂抗体等)及无诱发因素的急性 PTE 抗凝疗程需适当延长或需终身抗凝。临床上患者存在个体化特征,很难界定诱发因素是短暂存在、持续存在还是两者均有,故需综合判断以抉择抗凝疗程。有研究发现[7],延长抗凝治疗疗程作为保护性因素可降低复发风险。

6 前景及进展

肺栓塞在各个国家多有较高的死亡风险,我国也是肺栓塞的发病大国,近年来,随着医疗水平及诊疗设施的不断提高和完善,肺栓塞的诊断及治疗都取得了很大的进展。

6.1 诊断进展及前景

随着 CT 扫描技术的迅速发展,CTPA 在保证图像质量满足临床诊断的前提下,已可大幅度地减少受检者的辐射剂量及对比剂用量,DMCT 技术及 Flash 炫速成像技术的出现,明显缩短扫描了时间,患者无需屏住呼吸即可获得较佳的图像质量,DECT 技术的发展,双能量灌注成像技术的日趋成熟以及 CT 重建层厚及层间距的减小,CTPA 联合 DECT 肺灌注图像检测肺外周性小栓子的敏感性明显提高[8]。相信随着 CT 技术的不断发展,CTAP 诊断肺栓塞的效能将会进一步提高,在临床预后评估方面将会有更广阔的前景。

6.2 治疗进展及前景

6.2.1 抗凝治疗进展及前景

近年来,新型口服抗凝药(NOACs)的推出,给 PE 患者提供了更可靠、有效的治疗药物,主要有两种:Xa 抑制剂(利伐沙班、阿哌沙班和依度沙班)和直接凝血酶抑制剂(达比加群酯)。多项研究[9]显示,NOACs 效果优于华法林,具有出血及血栓复发事件少,患者平均住院天数短,依从性好等优点。但是 NOACs 费用较贵,不适用于肾小球滤过率<15~30mL/min、机械瓣植入术及中-重度二尖瓣狭窄的患者。但是 NOACs 在特殊人群如孕妇、青少年中的应用尚缺乏依据,拮抗剂的问题也有待进一步研究。

6.2.2 溶栓治疗进展及前景

溶栓治疗是急性肺栓塞患者病情危重时挽救生命的重要治疗措施,但是溶栓治疗的出血风险,尤其是颅内出血的风险限制了其在临床中的广泛应用。近些年的研究主要集中在尝试拓展溶栓治疗的适宜人群,但在以 PEITHO 研究为代表的多项研究均获得阴性结果,ESC 在 2019 年急性肺栓塞诊疗指南里明确指出,只有高危肺栓塞患者推荐给予溶栓治疗[10]。但是中高危患者可能在抗凝治疗过程中发展为高危,因此需密切监测,随时考虑拯救性溶栓。溶栓药物不断更新,便捷、疗效佳而副作用小是新药追求的目标,但溶栓和出血本是矛盾体,不太可能设计出只有溶栓却无出血的药物。故此,通过优化溶栓方案和剂量,有可能实现溶栓与出血的平衡。MOPETT 研究中[11],体重>50kg 的患者给予 50mg rt-PA,体重<50kg 的患者给予 0.5mg rt-PA。结果显示,28 个月是减量溶栓组发生肺动脉高压的比例低于抗凝组,死亡和肺栓塞复发的复合指标依低于抗凝组,而两组的出血发生率均为零。另一项对症中国人群的研究中[12]需溶栓治疗的患者被随机给予 rt-PA 50mg/2h 或100mg/2h。结果显示,两组的总死亡率相似,而减量溶栓组的出血风险低于常规溶栓组。但这两项研究规模均不大,故减量溶栓是目前尚无定论、但似乎是最有前景的研究方向。亚洲人群体重普遍低于欧美人群,最有可能从减量溶栓中获益,其疗效尚需大规模前瞻性研究来证实。此外,全身溶栓后血流动力学仍不稳定患者、可能在全身溶栓起效前死亡者,以及出血风险较高患者,可行导管介入溶栓、碎栓、血栓吸取,最新研究表明,超声辅助导管溶栓(USAT)相较于传统导管溶栓具有更短的溶栓时间和更少的出血并发症。ULTIMA 研究中,中危肺栓塞患者被随机分配至 USAT+抗凝组或单纯抗凝组,结果显示,USAT+抗凝组右心室与左心室直径比的改善率优于单纯抗凝组,90d死亡和大出血情况两组差异无统计学意义[13]。目前,USAT 是唯一被美国食品药品监督管理局批准的导管溶栓技术,但是由于实验样本量小,亦未对导管溶栓与全身溶栓进行对比,目前的循证医学证据并不能证明局部溶栓优于全身溶栓,有待于更多的实验研究。

参考文献:

[1]习昕,杨京华,王增智,等.根据肾功能调整 D-二聚体界值在肺栓塞诊断中的价值[J].中华医学杂

志,2015,95(30):2433-2436.

[2]唐开维,莫桂清,潘禹辰.低分子肝素联合利伐沙班治疗急性肺栓塞的临床疗效[J].临床合理用药杂志,2018,11(15):55-56.

[3]郑新,张颖.利伐沙班和华法林用于急性肺栓塞的治疗效果对比[J].海峡药学,2020,32(7):142-144.

[4]中华医学会外科学分会血管外科学组.深静脉血栓形成的诊断和治疗指(第三版)[J].中国血管外科杂志(电子版),2017,9(4):250-257.

[5]王晓光.影响急性肺栓塞患者远期预后的危险因素[J].临床合理用药杂志,2016,23:1-2.

[6]中华医学会呼吸病学分会肺栓塞与肺血管病学组,中国医师协会呼吸医师分会肺栓塞与肺血管病工作委员会,全国肺栓塞与肺血管病防治协作组.肺血栓栓塞症诊治与预防指南[J].中华医学杂志,2018,98(14):1060-1087.

[7]李雅敏,孟晶晶,齐玥,等.急性肺血栓栓塞症3年随访复发相关危险因素分析[J].中国急救医学,2021,02:104-110.

[8]杜倩妮,隋昕,宋伟,等.CT肺动脉成像在急性肺栓塞诊断中的应现状及研究进展[J].医学综述,2017,17:3479-3483.

[9]刘雅莉,屈小雪,张薇.急性肺栓塞的治疗进展[J].临床与病理杂志,2019,7:1532-1536.

[10]Konstantinides SV,Meyer G,Becattini C,et al. 2019 ESC Guidelines for the diagnosis and management of acute pulmo nary embolism developed in collaboration with the European Respiratory Society(ERS)[J]. Eur Heart J,2019,54 1901647.

[11]Sharifi M,Bay C,Skrocki L,et al. Moderate pulmonary embolism treated with thrombolysis(from the "MOPETT" Trial)[J]. Am J Cardiol,2013,111: 273-277.

[12]Wang C,Zhai Z,Yang Y,et al. Efficacy and safety of low dose recombinant tissue-type plasminogen activator for the treatment of acute pulmonary thromboembolism: a randomized,multicenter,controlled trial [J]. Chest,2010,137: 254-262.

[13]Kucher N,Boekstegers P,Muller OJ,et al.Randomized, controlled trial of ultrasoundassisted catheterdirected thrombolysis for acute intermediaterisk pulmonary embolism[J].Circulation,2014,129: 479-486.

氧疗的规范性使用

丽江市人民医院创伤中心　赵普海

1 技术概述

氧是维持人体生命的必须物质,是维持机体器官功能的基本条件,但人体氧储备甚少,代谢所需氧全依赖呼吸器官不断从空气中摄取,并通过循环和血液系统的功能运往全身的器官和组织。因此氧疗已成为危重病人救治中不可缺少的手段和措施,但过度给氧对机体却有损害。现拟就氧疗的规范性使用作综述,积极倡导规范氧疗,以最大限度地发挥其在危重疾病救治中的作用,减少不合理氧疗给人体带来的危害。

从18世纪80年代人类发现氧气之后,逐渐认识到氧气在生命活动中的重要作用,氧气被慢慢应用于各种临床疾病治疗中[1]。迄今为止,氧疗已有200多年的历史,在这么多年的临床实践中,氧气的治疗作用被临床工作者所认可,但很少有人关注氧疗的副作用,对氧疗产生的副作用含糊不清[2]。目前,有研究报道临床医生关于氧疗过程中可能发生的不良反应以及危害认识不足,对于过度氧疗缺少必要的评估和随访,存在无限期延长氧疗时间和随意加大吸入氧浓度或氧流量的现象[3]。近期,美国医学杂志(JAMA)发表的一篇让人深思的临床研究文章,揭示了危重症患者病死率与过度氧疗相关的事实,警醒临床工作者应注意合理氧疗、规范氧疗[4]。

氧气吸入疗法(oxygen therapy,以下简称为氧疗)是指通过给氧,提高动脉血氧分压和动脉血氧饱和度,增加动脉血氧含量,纠正各种原因造成的缺氧状态,促进组织的新陈代谢,维持机体生命活动的一种治疗方法[5]。目前,氧疗不仅是临床常用的护理操作,也是抢救危重患者时护士能独立处置的急救法之一,而且广泛应用于家庭生活中,成为缺氧患者进行治疗和家庭保健的重要措施。氧疗作为一种诊疗方法,既可给患者带来有益的治疗作用,也可能会对患者造成不良影响。2018年4月,发表在Lancet的一篇系统评价[6]指出,对于血氧饱和度正常的患者给予氧气吸入会增加患者的病死率。氧疗作为一种临床治疗手段和医疗行为,很少有人以严格的医疗行为要求来实施,当前国内氧疗基本处于一种无章可循和随意性较强的状态,存在一些模糊、错误、甚至有害的观念和做法[7]。Girardis等[8]的研究揭示了危重症患者病死率与过度氧疗相关的证据,提示临床工作者应注意合理氧疗、规范氧疗。现就氧疗的适应证、使用方法、护理及观察要点、注意事项、前景及进展等方面综述如下。

2 适应证及禁忌证

2.1 氧疗的适应证

根据血气分析来定,急性缺氧者,PaO<60mmHg是氧疗的指标,慢性缺氧者,PaO<55mmHg为长期氧疗的指征。下列患者有氧疗指征,呼吸系统疾病如急性呼吸窘迫综合征(ARDS)、COPD、哮喘等;心血管疾病如急性心肌梗死、低血压、低心排血量等;中毒性疾病如一氧化碳(CO)中毒、有机

磷、氰化物、安眠药、奎宁等中毒;血液系统疾病如贫血等;产科患者如分娩时产程过长或胎心不良;严重感染伴高热或高分解代谢;其他如代谢性酸中毒、肝肾综合征和心绞痛也可考虑给予氧疗。

2.2 氧疗的禁忌证

未成熟早产儿、高碳酸血症等禁忌高流量氧疗,气胸禁忌高压氧治疗。

3 使用方法

3.1 几种常用给氧方法的比较

目前,我国临床上常用的吸氧方法有单侧鼻塞、单侧鼻导管和双孔吸氧管 3 种。单侧鼻塞吸氧法,大小以能塞严鼻孔为宜,插入到鼻前庭部,深约 1cm;单侧鼻导管给氧法,导管插入到鼻咽部;双孔吸氧管给氧法,插入至鼻前庭约 1cm 处。利用鼻塞、鼻导管和双孔吸氧管 3 种吸氧装置供氧,均可获得相似的氧疗效果。其中,以双孔吸氧管吸氧法易为患者所接受。在研究中,有 85.7% 的患者表示愿意接受,与此种吸氧装置对鼻腔刺激性小,易于固定有密切关系[9],值得临床推广应用。

3.2 简易面罩[10]

氧流量为 5~10L/min,氧浓度为 40%~60%。氧流量不能低于 5L/min,以避免患者再次吸入二氧化碳(CO_2)。该方法影响咳嗽、进食,睡眠体位更换时易脱落。

3.3 文氏管面罩[10]

空气和氧气的混合气体,有精确的氧浓度,以 24%~28%~35%~40%~60% 的设定值递增。正是因为有这种设定方式,无需通过提高氧流量来调节氧浓度(对呼吸频率增快的患者很有效)。

3.4 连接储存袋的高浓度面罩[10]

氧流量为 10~15L/min,氧浓度为 60%~90%。

3.5 气管切开术面罩[10]

适用于气管切开的患者。

3.6 氧帐[11]

应用于小儿,能提供各种浓度的氧气,帐内的氧浓度、气体的湿度和温度均可控制并根据需要调节,吸入氧浓度比较衡定,但耗氧量较大,设备较复杂。且不适于成人,也不适合伴有二氧化碳潴留的低氧血症患者。

3.7 经皮气管给氧[12]

行环甲膜穿刺,经皮插入内径 1mm 或 2mm 高强度导管。氧气可送达隆突气管内,疗效高,舒适,耗氧量少,氧流量低至 0.5L/min 仍可达充分氧含量。但易发生干燥分泌物阻塞导管末端,需要每日用 0.9% 氯化钠溶液冲洗,每天 2 次或 3 次,偶有皮下气肿、皮肤及肺部感染、出血等情况发生。适用于常规氧疗方法不能达到充分氧合,对其他氧疗手段依从性差、睡眠呼吸暂停综合征患者及不能耐受经鼻持续气道正压给氧者。

3.8 正压通气法[12]

当单纯给氧不能缓解患者的低氧血症时,可用正压给氧治疗,以尽快改善患者的组织缺氧。正压给氧分为无创正压通气(如常频或高频正压通气及高压氧治疗)和有创通气,即机械通气。相对于有创通气,无创通气无人工气道并发症,易于撤机,患者能正常吞咽、进食、说话、咳嗽,保留了上呼吸道生理温湿化和免疫功能,可持续或间断使用。但应用无创通气对气道引流无直接帮助,并且其通气辅助水平不及有创通气,不能保证较高的吸氧浓度,因而有时不能保证通气效果,对于严重低氧血症患者不适用。

3.9 节氧吸氧导管[13]

由单向阀鼻塞、储气囊及输氧管道组成。解决呼气箱停止给氧以达到节约氧气,提高氧疗的目的。研究表明,节氧吸氧导管在 1/2 流量吸氧效果与普通吸氧导管相同,可节约氧气 50%左右,氧疗效果明显。

3.10 负离子氧疗法

有学者[14]结合空气负离子与氧疗法医学理疗原理,调研负离子氧疗法对慢性阻塞性疾病的辅助治疗效果。通过研究得出空气负离子与氧气疗法都有治疗呼吸性慢性阻塞性肺病(COPD)的功效,两者结合更能相辅相成,提高患者动脉血氧饱和度($SaCO_2$),提高生活质量,减少失眠、厌食、感冒等病症,亦可明显改善 COPD 合并肺心病患者血液黏度,降低肺动脉压,减轻右心室负荷,值得临床推广。

4 氧疗法技术操作规范

4.1 用物准备

(1)中心供氧吸氧用物氧气装置 1 套(流量表、湿化瓶、橡胶管)、一次性吸氧管、鼻导管、胶布、棉签、接管、安全别针、用氧记录单,根据不同用氧方法增加鼻塞、漏斗、面罩、氧气枕、氧气帐等。

(2)氧气瓶吸氧用物扳手,其余同"中心供氧吸氧法"用物。

4.2 操作方法及程序

4.2.1 中心供氧吸氧法

(1)携用物至病人床前,核对床号及姓名,做好解释工作。

(2)将流量表及湿化瓶安装在墙壁氧气装置上,连接橡胶管道。

(3)用湿棉签清洁鼻孔。

(4)打开流量表开关,调节氧流量,连接鼻导管,确定氧气流出通畅。

(5)自一侧鼻孔轻轻插入鼻导管至鼻咽部(长度为鼻尖到耳垂的 2/3),固定。

(6)记录用氧时间及流量。

(7)停此用氧时,拔除鼻导管,擦净鼻部。关流量表,取下湿化瓶及流量表。

(8)整理用物。

4.2.2 氧气瓶吸氧法

(1)在氧气瓶上安装氧气流量表。

(2)接湿化瓶及橡胶管道。

(3)核对床号及姓名,做好解释工作。

(4)湿棉签清洁鼻孔。

(5)打开总开关,再打开流量表,调节氧流量,连接鼻导管,确定氧气流出通畅。

(6)自一侧鼻孔轻轻插入鼻导管至鼻咽部(长度为鼻尖到耳垂的 2/3),固定。

(7)记录用氧时间及流量。

(8)停用氧时,先取下鼻导管,关闭流量表开关,然后关总开关,再开流量表开关放余气,关流量表开关。记录停氧时间。

(9)整理用物。

5 护理及观察要点

5.1 氧疗患者不遵医行为原因[15~17]

在护理工作中我们发现,经常有患者因各种原因不能正确遵守医嘱,顺利接受氧疗,甚至放弃吸氧。国内专家分析了氧疗患者遵医行为的难点及相应的护理措施,遵医难点为与用氧方式有关,氧疗效果不显著,氧疗知识缺乏,患者过度敏感,活动受限以及经济压力大等。

其护理要点主要为:

(1)做好氧疗前的宣教和心理护理。

(2)为患者选择最佳的氧疗方法。

(3)消除不良因素和刺激。

(4)指导患者进行正确、合理的氧疗。

(5)加强氧疗时的护理等。

5.2 氧疗中的监护[18]

密切观察氧疗法效果,首先根据临床表现、观察患者的神志、发绀程度、心率、呼吸、血氧饱和度等。特别重要的是进行动脉血气分析监护,通过动脉血气分析,可了解氧疗法效果,根据动脉分析数据调整吸氧流量与吸入氧浓度(FiO_2)达到最佳氧疗法效果。高浓度吸氧应注意有无氧中毒表现,观察二氧化碳分压(PaO_2)是否上升,定期 X 线胸部检查排除吸收性肺不张等。

5.3 氧疗并发症的护理及观察要点

5.3.1 气道黏膜干燥

症状:患者张口呼吸、湿化液缺失均为影响气道黏膜湿润度的重要因素,进而引发黏膜刺激,咳嗽、黏膜红肿为主要表现,伴或不伴痰液;若干燥程度严重,可出现黏膜出血症状。

预防及护理:因此为减轻因气道干燥引起的症状,需要及时更换、补充氧气瓶内湿化液,以减轻黏膜干燥症状;向张口呼吸患者解释鼻腔呼吸可进一步湿化气体,因此应尽量以鼻呼吸,避免长时间张口呼吸,若患者不能控制以鼻腔呼吸,则可选择用湿纱布对其口腔进行覆盖,增加吸入气体湿化水平,降低黏膜干燥程度。以超声雾化吸入治疗以缓解黏膜干燥者。

5.3.2 无效吸氧

症状:吸氧为纠正患者氧气不足的情况,而若吸氧未能达到理想治疗效果,则不仅不能缓解缺氧症状,甚至加重缺氧症状,主要发生原因即为无效吸氧。若发生无效吸氧,主要临床表现为患者呼吸难度增加、负面情绪加重、不能自主平卧休息,缺氧引发的症状未改善甚至加重,临床症状见口唇发绀,呼吸改变,并见氧气分压下降等。

预防及护理:为提升氧气吸入治疗效果,在治疗前需重复检查管道连接、供氧压力等,将吸氧管置入冷开水中检查吸氧通畅性;为避免氧气管移位、脱落,需稳妥固定吸氧管;检查鼻导管通畅性,监测患者血氧水平,若出现血氧水平下降,及时检查影响吸氧通畅性原因并及时解决。

5.3.3 氧中毒

症状:氧气吸入过少则不能达到理想疗效,氧气吸入过多同样会引起不良反应,出现出血、肺泡壁增厚等症状,部分患者纯氧连续吸入时间过程可出现面色苍白、呕吐、胸骨灼热感等症状,甚至出现精神障碍,发生氧中毒。

预防及护理:为防止患者氧中毒情况,需要严格依据患者情况选择合适给氧方式,掌握其吸氧、停氧及吸氧浓度等,一般情况下吸氧浓度需在45%以下,并依据患者病情及时进行吸氧时间、氧流量等基础指标的调整,告知患者及家属保持护理人员维持的氧流量,切勿私自变动;及时进行血气分析,若发生氧中毒则将氧流量调低基础上,及时遵医嘱实施针对性治疗。

5.3.4 感染

症状:感染为氧气吸入治疗期间主要并发症,发生原因与湿化瓶消毒情况、黏膜溃破等原因相关,若感染向机体各部位发展,可出现全身范围感染症状,甚至发生败血症,威胁患者安全。

预防及护理:湿化瓶及相关吸氧设备需定时换新、消毒;护理黏膜时,每天对患者口腔黏膜实施0.9%氯化钠溶液擦拭护理,吸氧管插管时需保证护理动作柔且轻,避免鼻腔内部毛细血管溃破引发感染;若已经发生感染,在明确、去除感染原因后及时抗感染治疗。

5.3.5 腹胀

症状:在吸氧过程中若出现缺氧症状加重时,患者极易出现明显腹胀情况,表现为胸腔呼吸减弱、腹壁张力增加,对其生命安全造成严重威胁。

预防及护理:腹胀的发生与未能有效吸氧相关,避免发生腹胀的前提为患者有效吸氧,因此具体预防及干预方式与无效吸氧相同。在此基础上,实施鼻塞吸氧法、面罩吸氧、鼻前庭吸氧能够有效避免腹胀的发生;若腹胀情况已经发生,需及时减轻胃肠道气体压力,包括肛门排气等。如果出现腹胀的急性发作,需要及时进行肛管排气、胃肠道减压处理。

5.3.6 鼻出血

症状:鼻出血的发生原因与鼻腔黏膜干燥、干裂等原因相关,主要表现为鼻腔为自然流出鲜红血液,可影响吸氧管通畅性,影响吸氧治疗效果。

预防及护理:因鼻出血的发生原因与鼻腔黏膜干燥相关,因此具体预防、干预方式与避免鼻腔黏膜干燥相关;吸氧管需选软且柔,同时依据患者鼻腔内径进行吸管内径的选择,置入吸氧管时需徐徐置入;吸氧管更换时,若发现吸氧管拔出时出现阻力,考虑发生粘连,需要先润湿、阻力下降后再拔管。如果已经发生鼻出血,在鼻腔止血的同时需及时汇报医师进行相关处理。

5.3.7 二氧化碳麻醉

症状:二氧化碳麻醉患者会出现面色潮红、嗜睡、呼吸浅慢、皮肤湿润等症状,并且出现情绪及行为异常性改变。

预防及护理:对缺氧合并二氧化碳潴留患者,特别是慢性呼吸衰竭患者吸氧治疗时,将氧流量调低,叮嘱家属保持护理人员调节完成的氧气流速,不可随意变动;连续使用呼吸兴奋剂患者可调高其氧浓度,但需保证二氧化碳分压水平不发生显著变化,若患者对高浓度氧气不耐受则立即停止吸氧治疗,遵医嘱使用呼吸兴奋剂并降低氧流量后继续给氧治疗,保持患者呼吸道通畅;若调低氧流量仍不能缓解症状,则需要为其建立人工气道。

5.3.8 肺组织损伤

症状:呼吸道刺激症状,表现为不自主呛咳、咳嗽,严重者可发生气胸。

预防及护理:预防护理方式为调节氧充量,若患者将面罩供氧改为鼻导管吸氧台疗可适当调低氧气流速。

5.3.9 过敏

症状:主要表现为呼吸困难、皮肤瘙痒,面部胶布位置出现皮肤发红等症状。

预防及护理:预防护理方式为询问患者过敏史、去除过敏原,并实施抗敏治疗。

6 注意事项

(1)严格执行操作规程,注意用氧安全,切实做好四防(防震、防热、防火、防油)。周围严禁烟火和易燃品,至少距火炉 5m,暖气 1m。

①防震:搬运氧气筒时应轻拿轻放,避免拖、拉、滑动及摔倒,氧气筒最好安置在氧气架上,无氧气架时可用皮带把氧气筒紧系在床头上。

②防热:氧气筒应置于阴凉处,氧气筒与热源如暖气设备的距离不得少于 1m。以防瓶受热致瓶内压力升高而导致氧气筒爆炸。

③防火:室内严禁使用明火,避免静电产生,氧疗期间患者宜穿纯棉制的衣服,化纤、丝、毛织物尽量避免穿着,以防静电产生。患者在吸氧期间,绝对禁止抽烟,家属应将患者床头的烟和打火机拿掉,并在吸氧室内贴上"禁止吸烟"字样,以引起患者和探视者的重视,长期吸氧患者家中最好备一个灭火器。

④防油:输氧装置上的阀门、开关、接口处严禁涂擦油剂,也不可用带油的手拧螺旋。氧疗期间,患者鼻腔黏膜干燥、口唇干裂时也不得使用油剂予涂抹,鼻黏膜干燥时可用红霉素眼膏均匀地涂抹于鼻孔内,口唇干裂时可用棉签蘸温水予湿润。禁止在氧疗期间用乙醇为患者行按摩及擦浴,因为乙醇和油都是易燃物,绝对不能与高浓度氧接触。

(2)使用氧气应先调流量后应用,停氧时应先拔出导管再关闭氧气开关,以免一旦关错开关,大量氧气突然冲入呼吸道而损伤肺部组织。

(3)在用氧中,注意观察患者脉搏、血压、血氧饱和度、精神状态、皮肤颜色等情况,经常观察缺氧状况有无改善,氧气装置有无漏气,是否通畅。

(4)告知病人及家属勿擅自调节氧流量,勿折叠、扭曲、压迫氧气管。不需要吸氧时,要及时通知护士停止吸氧。

(5)翻身时避免氧气管滑脱,病房内禁止吸烟。

(6)氧气筒内氧气不可用尽,压力表上指针降至 0.5MPa(5kg/cm²)时,即不可再用。

(7)对未用或已用空的氧气筒应分别放置并挂"满"或"空"的标记,以免急用时搬错而影响抢救工作。

(8)防止交叉感染。长期吸氧患者,给氧装置中的导管、湿化瓶应定期给予更换及清洗消毒。

7 前景及进展

经鼻高流量氧疗(high flow nasal cannula,HFNC)是近年来在国外应用较为广泛的一种新型无创呼吸支持手段。2018 年,国内杂志上报道了一系列关于该技术应用于临床多种急性病或疾病急性期的研究进展,包括成人急诊患者[19]、心力衰竭[20]、心脏外科手术[21]、慢性阻塞性肺疾病[22]等,显示了 HFNC 在各类疾病中应用效果情况。国内亦出现针对某些情况的氧疗进展研究,如机械通气患者脱机期间氧疗[23]、转运患者的氧疗装置[24]研究进展。以上文献虽质量欠佳,但为我们制订氧疗规范提供了参考。

目前,各国诸多的氧疗相关指南均注重循证医学证据,着力从各个角度推进氧疗规范化,且各国氧疗指南在"目标血氧饱和度值"规定方面略有差异。国外已形成比较权威全面的急诊、家庭氧疗指南指导临床氧疗工作,而我国则缺乏专业规范患者氧疗的指南,均是一些疾病规范内对氧疗的一些相关规定,尚基本处于无章可循的状态[25]。但氧疗同其他临床治疗一样,也是一种医疗行为,应该严格遵循操作规范,开具完整的氧疗处方,把控氧气治疗的每个步骤,降低氧疗危害,避免氧疗副作用的发生。我国有着巨大的氧疗人群,因此出台符合国人个体化的氧疗指南势在必行。

以往医院使用医疗用氧主要治疗急、慢性疾病和抢救危重病人,当今随着医药科学者对医疗用氧的不断研究发展,医疗用氧的新用途新方法不断广泛应用。如美国医师报道,只要在手术中手术后给病人增加吸氧量,病人术后感染危险将降低一半;朱从庆等[26]报道经肛门给氧治疗结肠炎,能增加结肠炎治疗效果;崔永梅[27]报道用氧气雾化吸入治疗肺胀患者效果显著;王群芳等[28]报道用氧气吹气法治疗褥疮效果满意,许多疾病可在家氧疗,可减少医疗费用,减轻社会负担,有效防止猝死;有些医院专门开设供孕妇使用的"音乐氧吧",准妈妈们在优美的胎教音乐中,呼吸着有助于胎儿大脑发育的氧气;每年高考前许多考生用吸氧来缓解疲劳、提神醒脑。展望未来,医疗用氧的发展前景应用广阔,将来为人类健康带来越来越多的福音。

参考文献:

[1]关里,赵金垣.氧疗的合理应用及其研究进展[J].中国工业医学杂志,2014,27(6):422-424.

[2]陈宝元,解立新,何权瀛.着力推进我国临床氧疗的规范化[J].中华医学杂志,2017,97(20):1523-1525.

[3]马艳良,何权瀛.目标氧疗多学科学术研讨会会议纪要[J].中华结核和呼吸杂志,2016,39(6):492-493.

[4]Girardis M,Busani S,Daminani E,et al.Effect of Conservative vs Conservational Oxygen Therapy on Mortality Among Patients in an Intensive Care Unit:The Oxygen-ICU Randomized ClinicalTrial[J]. JAMA,2016,316(15):1583-1589.

[5]李小寒,尚少梅.基础护理学[M].北京:人民卫生出版社,2006:85-106.

[6]CHU D K,KIM L H,YOUNG P,et al.Mortality and morbidityin acutely ill adults treated with liberal versus conservative c3gen therapy(IOTA):a systematic review and meta-analysis[J].Lancet,2018,391(10131):1693-1705.

[7]陈宝元,解立新,何权瀛.着力推进我国临床氧疗的规范化[J].中华医学杂志,2017,97(20):1523-1525.

[8]GIRARDIS M,BUSANI S,DAMINANI E,et al.Effect of con-servative vs conservational oxygen thera-py on mortality amongpatients in an intensive care unit:the oxygen-icu randomizedclinical trial[J]. JAMA,2016,316(15):1583-1589.

[9]Stoller JK,Panos RJ,Krachman S,et al.Oxygen therapy forpatients with COPD:current evidence and the long-term oxygentrea tment trial[J]. Chest,2010,138(1):179-187.

[10]魏捷,燕小薇.成人急诊氧疗新指南[J].临床急诊杂志,2009,10(6):323-326.

[11]Waugh JB,Granger WM.An evaluation of 2 new devices for nasal high-flow gas therapy[J]. Respir Care,2004,49(8):902-906.

[12]梁静云,刘生艳.老年病人氧疗的护理现状[J].护理研究,2006,20(4B):949-951.

[13]张芹.节氧吸氧导管在临床中的应用研究[J].齐鲁护理杂志,2007,13(19):9-10.

[14]Sharma M, Hudson JB. Ozone gas is an effective and practicalantibacterial agent [J].Am J Infect Control,2008,36(8):559-563.

[15]郑颖聪,吕蓓.呼吸内科氧疗病人遵医行为难点分析及护理干预[J].当代护士,2006(11):44-46.

[16]杨建琼,袁仕琼,万晓莉,等.内科氧疗护理中存在的问题及对策[J].中国现代医生,2008,46(23):110.

[17]许少英.护理干预对慢性阻塞性肺疾病患者拒绝氧疗行为的影响[J].护理实践与研究,2009,6(1):22-24.

[18]Waugh JB,Granger WM.An evaluation of 2 new devices for nasal high-flow gas therapy[J].Respir Care,2004,49(8):902-906.

[19]赵梦林,于婕,祖凌云.经鼻导管高流量氧疗应用于心力衰竭的研究进展[J].中国循环杂志,2018,33(4):407-410.

[20]杜欣欣,杨春波,潘鹏飞,等.经鼻高流量氧疗在成人心脏外科术后的应用进展[J].医学综述,2018,24(12):2373-2376.

[21]吕喆,谭斌,王耀辉,等.经鼻高流量氧疗在成人急诊患者中的应用进展[J].中国中西医结合急救杂志,2018,25(1):108-111.

[22]郭东霖,王宇,张玉想.经鼻高流量氧疗在慢性阻塞性肺疾病中的研究进展[J].医学综述,2018,24(12):2384-2388.

[23]赵静.氧疗技术在机械通气患者试脱机期间的研究进展[J].护士进修杂志,2015,30(16):1461-1463.

[24]岳磊于,王晓云,石贞仙.转运患者氧疗装置应用的研究进展[J].中华现代护理杂志,2018,24(2):245-248.

[25]李星星,石贞仙,张彩云,等.氧疗规范的研究进展[J].世界最新医学信息文摘,2018,18(16):131-133.

[26]朱从庆,李敏.经肛门给氢治疗结肠炎120例[J].生物技术世界,2012,9(20):104.

[27]崔永梅.肺胀患者氧气雾化吸入治疗护理体会[J].实用中医药杂志,2011,27(5):343.

[28]王群芳,严丽平.氧气吹气法治疗褥疮的护理体会[J].中外健康文摘,2010.7(17):225.

β 受体阻滞剂在 ACS 中的作用

丽江市古城区人民医院内一科　木文姬

β 受体阻滞剂在心肌梗死药物治疗中占据重要地位，正确合理使用该类药物不仅可有效控制症状，更重要的是积极改善病人预后。无论是在急性心肌梗死，还是梗死后二级预防，β 受体阻滞剂在心血管疾病的临床应用历史已达 40 年，在治疗高血压、心律失常和急性冠状动脉综合征（acute coronary syndrome，ACS）等方面效果肯定是临床常用药物之一。β 受体阻滞剂不仅对急性透壁性心肌梗死患者治疗有效，而且对不稳定型心绞痛，非 Q 波性心肌梗死，各种心律失常及充血性心力衰竭同样有效。

急性心肌梗死引起交感神经兴奋，使血液循环中儿茶酚胺水平升高，并且从心室储备室中释放儿茶酚胺，进而在进展性心肌损伤的过渡期中，使损伤的心肌细胞暴露在浓度较高的儿茶酚胺中。在动物实验中，冠状动脉闭塞 15~20 min 内，因 β 受体表面化缺血心肌的 β 受体密度急剧增加，随着腺苷酸环化酶的活性增加，cAMP 水平明显增加。cAMP 的代谢效应（包括钙离子超载高能磷酸盐的消耗，游离脂肪酸代谢增加所致的氧耗增加以及导致心律失常），在儿茶酚胺所诱导的缺血性细胞损伤中起一定作用，在心肌梗死期间，交感神经高度兴奋，可影响心肌的氧供及需求，诱发心肌缺血加重和心律失常的发生。

β 受体阻滞剂降低 ACS 的死亡率，主要是通过抗交感神经高度兴奋所产生的代谢效应。

1 β 受体阻滞剂在 ACS 中的有益作用

1.1 抗缺血作用

（1）降低心肌氧的利用。

（2）减少氧的消耗。

（3）增加氧的供给（增加舒张期灌注）。

（4）减少静息时缺血。

（5）消除清晨心肌梗死高峰。

1.2 抗心律失常作用

（1）β 阻滞剂降低自律性和膜的兴奋性抑制传导及降低电活动的不一致。

（2）增加室颤阈值。

（3）降低其他快速心律失常。

（4）减少猝死的发生。

1.3 β 阻滞剂其他益处

β 阻滞剂对心脏重构的有益影响。β 阻滞剂预防心脏破裂。

2 β 受体阻滞剂在急性冠脉综合征（ACS）治疗中的循证证据、应用路径及临床推荐

2.1 ST 段抬高型心肌梗死

表1　β受体阻滞剂的使用原则

· 若无禁忌证,血流动力学稳定,应尽早(入院24 h 内)应用 β 受体阻滞剂

· 每日评估血压、心率等,并结合缺血症状发作情况和心功能,在不低于靶心率的前提下,尽快滴定至靶剂量或最大耐受剂量

· 剂量调整应以靶剂量为标准,靶心率为 55 ~ 60 次 /min

· 若住院期间未能达到滴定目标,出院后应在门诊继续滴定,建议患者在家规律监测血压和心率

· 应长期用药,是冠心病二级预防的基础药物之一

荟萃分析、随机对照试验及注册研究等显示,ST 段抬高型心肌梗死(STEMI)患者早期应用 β 受体阻滞剂,可降低 10.5%~36% 的全因死亡风险,缩小 15% 的梗死面积,降低 18% 的再梗死风险,还可预防室性心动过速和心脏破裂等。临床应用推荐及原则:综合国内外权威指南 [2,7~8]、相关临床研究与中国的临床实践,临床应用推荐见表2。

表2　STEMI 患者的 β 受体阻滞剂临床用推荐

推荐内容	推荐分类	证据水平	参考文献
除非有禁忌证,口服 β 受体阻滞剂适用于 STEMI 伴有心力衰竭和(或)左心室射血分数≤40%的患者	I	A	44
出院后应结合患者的临床情况采用最大耐受剂量长期服用 β 受体阻滞剂治疗	I	B	3,37,43~44
对于左心室射血分数正常的 ACS 患者,应开始持续 β 受体阻滞剂治疗至少 3 年	I	B	6,24,37
若无禁忌证,所有急性 STEMI 患者应在住院期间及出院后常规口服β 受体阻滞剂	IIa	B	43~45
STEMI 患者发病 24h 内若有 β 受体阻滞剂使用禁忌,24h 后应该重新评估	I	C	3,43
合并低血压、急性心力衰竭、高度房室阻滞或严重心动过缓的患者禁用β 受体阻滞剂	II	B	44

所有 STEMI 患者均属于高危人群,应进行二级预防干预[7],临床医生应关注 STEMI 患者接受 β 受体阻滞剂治疗的用药时机、滴定方案(心功能正常患者)及特殊人群用药等。STEMI 患者早期应用 β 受体阻滞剂可降低猝死风险,改善临床结局。建议 STEMI 患者在对禁忌证及临床综合情况评估后,在救护车上或急诊室及时使用,并尽早(入院 24 h 内)应用 β 受体阻滞剂。

建议患者口服酒石酸美托洛尔 25~50mg/6~12h 起始 [7],2~3d 内逐渐过渡至酒石酸美托洛尔 2次/d 或美托洛尔缓释剂型 1 次/d,如可耐受,继续滴定靶剂量(表2)。比如,酒石酸美托洛尔 200mg/d 或美托洛尔缓释剂型 190mg/d(卡维地洛 6.25mg,2 次/d 起始,若能够耐受滴定至 25mg,2次/d)。国内常用 β 受体阻滞剂的分类和不同 β 受体阻滞剂之间的日剂量(mg)转换请参考附表 2 和附表 3。

表3　常用 β 受体阻滞剂的靶剂量

药物	靶剂量
酒后酸美托洛尔	200mg/d
美托洛尔缓释剂型	190mg/d
卡维地洛	50mg/d
比索洛尔	10mg/d
阿替洛尔	100mg/d

长期应用 β 受体阻滞剂可显著降低死亡率。 因此,若无明确禁忌,建议应长期接受 β 受体阻滞剂治疗。

注意事项:对于有明确禁忌证、血流动力学不稳定或具有进展性心原性休克高危因素的 STEMI 患者〔如>70 岁、收缩压 <120mmHg(1mmHg=0.133kPa)、心率 >110 次/min 及其他低心排出量表现〕,应避免应用静脉 β 受体阻滞剂,建议病情稳定后开始口服治疗。口服 β 受体阻滞剂的滴定过程也需考虑个体化治疗。剂量滴定过程中结合肺淤血、心律失常类型等情况综合考虑,监测心率在不低于靶心率的前提下,从小剂量起始逐渐滴定至靶剂量或最大耐受剂量并长期应用。

由于 β 受体阻滞剂可延长房室结不应期,急性下壁心肌梗死患者应谨慎使用[8]。部分 STEMI 患者会新发窦性心动过缓,通常具有自限性,无须特殊治疗,但在心动过缓消退前,需要暂缓应用 β 受体阻滞剂。若有症状或血流动力学不稳定的严重窦性心动过缓,应考虑使用阿托品或临时起搏治疗,在纠正后重新评估 β 受体阻滞剂的应用。

2.2 非 ST 段抬高型急性冠状动脉综合征

- 心绞痛发作频繁、静息性胸痛、心动过速、血压较高的患者可考虑静脉应用
- 其他同 STEMI 部分

非 ST 段抬高型急性冠状动脉综合征(NSTEACS)包括 NSTEMI 和不稳定性心绞痛。β 受体阻滞剂用于 NSTE-ACS 患者也有充分的循证医学证据。结合国内外权威指南 [1,4,6]、相关临床研究与中国的临床实践,临床应用推荐同 STEMI 患者(见表 4)。临床应用主要原则同 STEMI,应从小剂量起始用药,滴定至靶剂量或患者最大耐受剂量,急性期后持续长期用药。

表 4 NSTE-ACS 患者的 β 受体阻滞剂临床用推荐

推荐内容	推荐分类	证据水平	参考文献
对于心力衰竭稳定后或伴左心室射血分数降低的 NSTE-ACS 患者,建议持续使用 3 种 β 受体阻滞剂之一(美托洛尔缓释剂型、卡维地洛或比索洛尔)治疗,以降低心力衰竭患者的死亡率	I	C	55
静脉注射 β 受体阻滞剂对伴有休克危险因素的 NSTE-ACS 患者具有潜在风险,急性期仅应用于无禁忌证且有剧烈缺血性胸痛或伴血压显著升高,而其他处理未能缓解的患者	IIa	B	8,27,55
对于可疑或证实血管痉挛性心绞痛应避免使用 β 受体阻滞剂,考虑应用 CCB 和硝酸酯类药物治疗	IIa	B	1,7
给予低危患者每日服用阿司匹林、短效硝酸甘油和其他药物(如 β 受体阻滞剂),并提供运动水平和随访指导	IIa	C	55

注:NSTE-ACS:非 ST 段抬高型急性冠状动脉综合征;CCB:钙拮抗剂

2.3 急性冠状动脉综合征患者

β 受体阻滞剂临床应用路径(图 4) 结合国内外指南及我国临床实践经验,β 受体阻滞剂治疗

ACS患者的剂量调整方案如下:以酒石酸美托洛尔为例,首次评估无禁忌证者,应尽早应用酒石酸美托洛尔25~50mg/6~12h;综合患者临床情况,2~3d内逐步滴定至靶剂量(见附表2)或最大耐受剂量等值(附表3)转换,出院后定期随访。对于未能在院内调整至靶剂量的患者,需每周评估一次患者耐受情况(耐受性评价指标包括无症状性心动过缓、无症状性低血压、无急性心力衰竭症状和体征等),加量至靶剂量或最大耐受剂量,并定期进行家庭监测与门诊随访。

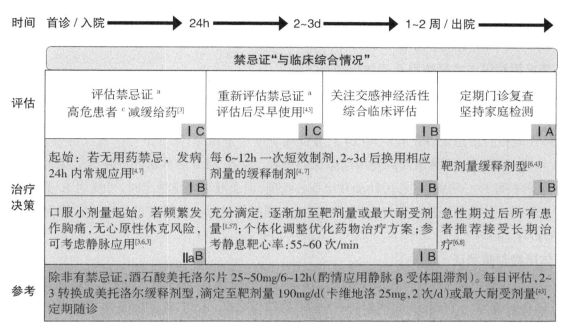

图1 急性冠状动脉综合征患者 β 受体阻滞剂临床应用路径

注:ACS:急性冠状动脉综合征;LVEF;左心室射血分数。a:禁忌证如PR间期>0.24s,二度或三度房室阻滞未安起搏器,活动期哮喘,气道高阻力等,详见说明书;b:临床综合情况包括血压、心率、LVEF、肺部啰音、胸片X线肺淤血、心房颤动伴长间歇、晕厥病史等;c高危患者包括心源性休克、窦性心动过缓或症状性心动过缓、症状性低血压及急性心力衰竭等患者;d:交感神经活性相关指标包括肌交感神经活性、静息心率、心率变异性、室性心律失常、炎症指标等;e:心力衰竭或LVEF≤40%且无禁忌证的患者应接受β受体阻滞剂(Ⅰ,A);LVEF正常的心肌梗死或ACS患者,继续用药3年(Ⅰ,B);LVEF≤40%不伴心力衰竭或既往心肌梗死者,继续用药3年(Ⅱ,C)

3 β 受体阻滞剂滴定目标的选择

3.1 靶剂量

常用β受体阻滞剂的靶剂量见表3。美托洛尔缓释剂型与酒石酸美托洛尔相比,血药浓度更加稳定,对患者心率控制也更平稳持久。

3.2 靶心率为 55~60 次/min

研究显示,高静息心率是全因死亡率和心血管死亡率的强预测因子。出院静息心率55~65次/min的患者随访24个月时的不良心血管事件发生率最低。因此,靶心率55~60次/min应作为重要的治疗观测指标之一。建议以靶剂量作为β受体阻滞剂剂量滴定目标,静息心率作为交感神经激活有效抑制及药物安全性的参考指标之一。在心率不低于靶心率的前提下,尽快滴定至靶剂量或最大耐受剂量。若静息心率明显低于靶心率,或患者对剂量不耐受,需进行剂量下调,避免发生心动过缓。根据 2018 美国心脏病学会（ACC）、AHA，以及美国心律学会（HRS）指南，窦性心动过缓定义为窦性心律 <50 次 /min [14] 及低血压等情况。

测量心律时的注意事项：①清晨自然醒（不用闹钟）后，起床前测得，以连续 3d 取平均值最为理想；②也可在 1d 中任一时刻仰卧位或坐位休息 10 min 后测得；③通过心电图获得心率为首选，也可通过触摸脉搏（在无心律绝对不齐的情况下，如心房颤动和频发期前收缩）、心脏听诊计数心率获得；④避免温度、噪声等过多干扰因素。家庭自测时应用自动血压计也可显示心率数值，能够避免白大衣效应。但有关家庭自测心率与不良心血管事件相关性的研究有限。家庭自测心率的频次通常为每天早、晚各测量 2 次，取其均值。

4 以下情况需暂缓或减量使用 β 受体阻滞剂

（1）心力衰竭或低心排血量。

（2）心原性休克高危患者（年龄>70 岁、收缩压<120 mmHg、窦性心律>110 次/min）。

（3）其他相对禁忌证：PR 间期>0.24 s、Ⅱ度或Ⅲ度房室阻滞、活动性哮喘或反应性气道疾病。STEMI 发病早期有 β 受体阻滞剂使用禁忌证的患者，应在 24 h 后重新评价并尽早使用（Ⅰ，C）；STEMI 合并持续性心房颤动、心房扑动并出现心绞痛，但血液动力学稳定时，可使用 β 受体阻滞剂（Ⅰ，C）；STEMI 合并顽固性多形性室性心动过速，同时伴交感电风暴者可选择静脉使用 β 受体阻滞剂治疗（Ⅰ，B）[15]。

5 β 受体阻滞剂禁忌证

心功能状态：心源性休克；不稳定的、失代偿性心力衰竭患者（肺水肿、低灌注或低血压）。

心脏传导异常，未行心脏起搏保护：病态窦房结综合征；Ⅱ度、Ⅲ度房室传导阻滞；P-Q 间期>0.24s 的怀疑急性心肌梗死的患者。

心率和血压：有症状性心动过缓；症状性低血压；心力衰竭适应证患者，如果其平卧位收缩压在多次测量时均低于 100 mmHg，在开始治疗前应对其是否适用本品进行重新评估；心率<45 次/min 或收缩压<100 mmHg 的怀疑急性心肌梗死的患者。

其他：

（1）伴有坏疽危险的严重外周血管疾病患者。

（2）对本品中任何成分或其他 β 受体阻滞剂过敏者。

（3）持续地或间歇地接受 β 受体激动剂正变力性治疗的患者。

6 β 受体阻滞剂的高风险因素[16]

6.1 心功能状态

存在进展性心源性休克风险（年龄>70 岁、并且收缩压<120mmHg、窦性心动过速>110 bpm），（2015 中国 STEMI 指南）心力衰竭临床表现（Killlp Ⅲ级），低心排出量状态。

6.2 心肌梗死部位及病程

急性广泛前壁心肌梗死就诊时间超过 3h，未能及时实施再灌注治疗且未发生自发性血管再通，心电图呈现胸前导联不可恢复的广泛病理性 Q 波形成急性下壁心肌梗死，每 24h 评估患者病情，如禁忌证消除，小剂量起始，缓慢调量。出院前根据患者耐受性情况，调整至 β 受体阻滞剂最大耐受剂量；如出院前发放"冠心病病人随访健康教育卡"，如未调整至目标剂量每周评估，加量至最大耐受剂量。

7 小结

可利用的资料所提供的强有力证据表明：急性心肌梗死后使用 β 受体阻滞剂能够降低心血管病病死率及再梗死发生率，并能提高长期生存率。

ACC/AHA 急性心肌梗死治疗指南指出，长期应用 β 受体阻滞剂对于高危患者获益最大[17]。尽管 β 受体阻滞剂的不良反应如疲乏、抑郁、性功能障碍及不易识别的糖尿病患者低血糖反应等确实可能发生，但是这些不良反应发生的概率和严重性很低，甚至对低危患者也足以保证 β 受体阻滞剂的安全使用[17]。因此，除非有 β 受体阻滞剂使用的绝对禁忌证，所有 ACS 的患者均应终身接受 β 受体阻滞剂治疗。

参考文献：

[1]中华医学会心血管病学分会，中华心血管病杂志编辑委员会.非 ST 段抬高型急性冠状动脉综合征诊断和治疗指南（2016）[J].中华心血管病杂志,2017,45（5）:359-376.

[2]中华医学会心血管病学分会.急性 ST 段抬高型心肌梗死诊断和治疗指南[J].中华心血管病杂志，2015,43（5）:380-393.

[3]中华医学会心血管病学分会介入心脏病学组，中华医学会心血管病学分会动脉粥样硬化与冠心病学组，中国医师协会心血管内科医师分会血栓防治专业委员会,等.稳定性冠心病诊断与治疗指南[J].中华心血管病杂志,2018, 46（9）:680-694.D

[4]Roffi M, Patrono C, Collet JP, et al.2015 ESC guidelines for the management of acute coronary syndromes in patients presenting without persistent ST-segment elevation: task force for the mnagement of acute coronary syndromes in patiens presenting without persistent ST-segment elevation of the European Society of Cardiology（ESC）. Eur Heart J,2016,37（3）:267-315.

[5]中华医学会心血管病学分会.β 肾上腺素能受体阻滞剂在心血管疾病应用专家共识.中华心血管病杂志,2009,37（3）:195-209.

[6]Olsson G, Wikstrand J, Warnold I, et al. Metoprolol-induced reduction in postinfarction mortality: pooled results from five double-blind randomized trials[J]. Eur Heart J,1992,13（1）:28-32.

[7]O′Gara PT, Kushner FG, Ascheim DD, et al. 2013 ACCF/AHA guideline for the management of ST-elevation myocardial infarction: a report of the American College of Cardiology Foundation/ American Heart Association Task Force on practice guidelines[J].Circulation,2013,127（4）:e362-425.

[8]Ibanez B, James S, Agewall S, et al. 2017 ESC guidelines for the management of acute myocardial infarction in patients presenting with ST-segment elevation[J].Eur Heart J,2018,39（2）:119-177.

[9]Neumar RW, Otto CW, Link MS, et al. Part 8: adult advanced cardiovascular life support: 2010 American Heart Association guidelines for cardiopulmonary resuscitation and emergency cardiovascular care[J].Circulation, 2010,122（18 Suppl 3）: S729-767.

[10]Fihn SD, Gardin JM, Abrams J, et al.2012 ACCF/AHA/ACP/AATS/ PCNA/SCAI/STS guideline for the diagnosis and management of patients with stable ischemic heart disease [J].J Am Coll Cardiol, 2012,60（24）:e44-e164.

[11] Jones K, Saxon L, Cunningham W,et al.Secondary prevention for patients after a myocardial infarc-

tion: summary of updated NICE guidance[J].BMJ,2013,347(3):f6544.

[12]Lanza GA, De Vita A, Kaski JC.Primary microvascular angina: clinical characteristics, pathogenesis and management[J].Interv Cardiol, 2018,13(3):108-111.

[13]Nielsen H, Egeblad H, Mortensen SA, et al. Observations on increased susceptibility to coronary artery vasospasm during beta blockade[J].Am Heart J, 1987,114(1Pt1):192-194.

[14]Kusumoto FM, Schoenfeld MH, Barrett C, et al. 2018 ACC/AHA/ HRS guideline on evaluation and management of patients with brakycardia and cardiac conduction delay[J].J Am Coll Cardiol,2019, 74 (7):e51-e156.

[15]中华医学会心血管病学分会,中华心血管病杂志编辑委员会.2019急性ST段抬高型心肌梗死诊断和治疗指南.中华心血管病杂志,2019:48(10):766-783.

[16]中华医学会心血管病学分会,中华心血管病杂志,2015,43(5):380-393.

[17]American College of Cardiology/American Heart Association 1990 update.ACC/AHA guidelines for manage meut of patients with acute MI:executive summary and recommendations Arepoort of ACC/ AHA task force on practice guidelines.Circulation,1999,100:1016-1030.

中医在冠状动脉粥样硬化性心脏病稳定型心绞痛治疗中的运用

丽江市人民医院中医科中西医结合病房　黄　俊　陈宗宁

前言: 冠心病稳定型心绞痛是当今世界心血管领域的重要疾病之一。本文通过中医对此症内服中药、中医特色疗法的总结、归纳,从中借鉴相应的方法和经验,结合丽江地理位置、气候特点、人群体质、生活习惯等,制定出符合本地实际、具有本院特色的中医治疗方案,提高中医治疗方法在相应疾病治疗中的参与度。为规范化、系统化开展中西医结合治疗提供理论依据和指导现代医学对冠心病稳定型绞痛主要以扩张冠脉、降低阻力、增加冠脉循环的血流量、减轻心脏前后负荷、降低心肌耗氧等方面对症治疗,然而扩血管药物的长期大量应用,易产生耐药性,从而对临床症状及预后的改善产生不利影响[12]。中医理论对现代医学冠心病稳定性心绞痛的病因病机有着完整的理解和阐述,在冠心病稳定性心绞痛的治疗上有自身独特的方法和优势。且治疗没有明显的毒副作用,临床效果相当好[13]。

在规范、系统的现代医学治疗基础之上,科学运用中医理论辨证论治、正确选择中医特色疗法,可以更好地改善患者临床症状及预后,提高患者生活质量。本文现将中医治疗冠状动脉粥样硬化性心脏病稳定性心绞痛的方法综述如下,并期望在此基础上,制定符合实际的冠状动脉粥样硬化性心脏病中医诊疗方案。

1 病因病机

1.1 病因

冠心病稳定型心绞痛属中医"胸痹"范畴[1]。"胸痹"临床表现最早见于《黄帝内经》。《灵枢·五邪》指出:"邪在心,则病心痛。"《素问·脏气法时论》有"心病者,胸中痛,胁支满,胁下痛,膺背肩胛间痛,两臂内痛。"本病证的发生多与以下因素有关:①寒邪内侵:寒主收引,既可抑遏阳气,又可使血行瘀滞,发为本病。《素问·调经论》认为:"寒气积于胸中而不泻,不泻则温气去,寒独留,则血凝泣,凝则脉不通"《医学正传·胃脘痛》认为:"有真心痛者,大寒触犯心君"。或素体阳衰,胸阳不足,阴寒之邪乘虚侵袭,寒凝气滞,痹阻胸阳,而成胸痹;②饮食失调:饮食不节,过食肥甘厚味,或嗜烟酒成癖,以至脾胃损伤,运化失健,聚湿生痰,上犯心胸,阻遏心阳,胸阳失展,气机不畅,痰阻血瘀,心脉痹阻,而成胸痹;③情志失节:忧思伤脾,脾运失健,津液不布,遂聚为痰。郁怒伤肝,肝失舒泄,肝郁气滞,甚则气郁化火,灼津成痰。气滞、痰阻均可使血行不畅,脉络不利,而致气血瘀滞,或痰瘀交阻,胸阳不运,心脉痹阻,不通则痛,而发胸痹。《杂病源流犀烛·心病源流》曰:"总之七情之由作心痛。"七情失调可导致气血耗逆,心脉失畅,痹阻不通而发病;④劳倦内伤:劳倦伤脾,脾虚传输失能,气血生化乏源,无以濡养心脉,拘急而痛。积劳阳伤,心肾阳微,鼓动无力,胸阳失展,阴寒内侵,血行涩滞,而发胸痹;⑤年迈体虚:本病多发于中老年人,年过半百,脏气亏虚,精血渐衰。如肾阳虚衰,则不能鼓舞五脏之阳,可致心气不足或心阳不振,血脉失于温运,痹阻不畅,发为胸痹;肾阴亏虚,则不能濡养五脏之阴,水不涵木,又不能上济于心,因而心肝火旺,心阴耗伤,心脉失于濡养,而致胸痹;心阴不足,心火燔炽,下及肾水,又可进一步耗伤肾阴;心肾阳虚,阴寒痰饮乘于阳位,阻滞心脉。凡此均可在本虚的基础上形成标实,导致寒凝、血瘀、痰浊,而使胸阳失运,心脉阻滞,发生胸痹。

1.2 病机

胸痹的主要病机为心脉痹阻,病位在心,涉及肝、肺、脾、肾等脏。以"阳微阴弦为基本病机,是本虚标实之证,本虚为气、血、阴、阳亏虚,心脉失养;标实为寒凝、气滞、血瘀、痰浊等痹阻胸阳、阻滞心脉"。冠心病稳定型心绞痛的主要证候要素组合主要包括气虚血瘀、气滞血瘀、气阴两虚、痰瘀互结等[2]。

2 中医治疗

通过文献研究发现,冠心病的中医辨证各医家不尽相同,但多从寒、瘀、郁、痰立论,以梳理气机、活血化瘀、泄浊豁痰、补益阴阳、温阳通脉为治疗大法。中医治疗在改善患者临床症状、控制疾病发展等方面有着独特优势。

3 中药方剂辨证论治

《中医内科学》中,胸痹共分为心血瘀阻、气滞心胸、痰浊闭阻、寒凝心脉、气阴两虚、心肾阴虚、心肾阳虚、正虚阳脱八个证型。分别使用血府逐瘀汤、柴胡疏肝散、瓜蒌薤白半夏汤合涤痰汤、枳实薤白桂枝汤合当归四逆汤、生脉散合人参养荣汤、天王补心丹合炙甘草汤、参附汤合右归饮、四逆加人参汤加减化裁治疗[1]。

《冠心病稳定型心绞痛中医诊疗指南》(2019年11月)在上述分型的基础上,结合文献研究及各学派特点,对证型加以修正,更新为心血瘀阻证、气滞血瘀证、痰浊痹阻证、寒凝心脉证、气虚血瘀证、气阴两虚证、心肾阴虚证、心肾阳虚证;推荐方剂分别为:冠心病2号方、血府逐瘀汤、瓜蒌薤白半夏汤、宽胸丸、八珍汤、生脉散、左归饮、参附汤合右归饮[2]。

通过文献研究发现,各医家及研究者在治疗中使用包括并不限于上述方剂治疗冠心病稳定型心绞痛,均取得满意疗效。陈建兴用瓜蒌薤白半夏汤合温胆汤治疗本症,临床效果较好,与对照组相比较,使用本疗法的治疗组患者症状发作次数明显减少,发作持续时间也明显缩短,患者血脂指标水平也有显著的改善[4];付永铎结合常规的西医治疗,用黄芪保心汤治疗冠心病稳定型心绞痛,可有效缓解患者痛苦,临床疗效优于单一西药治疗[3];王皓霖等使用化痰祛瘀汤治疗中医分类中的痰瘀互结证型冠心病稳定型心绞痛效果良好,可以明显减轻患者的临床症状,减少痛苦,并且降低患者血脂、改善血液流变,更重要的是其药效温和,适应性和安全性好[5]。

4 非药物治疗

《冠心病稳定型心绞痛中医诊疗指南》(2019年11月)中指出:针灸、穴位贴敷、推拿、传统功法作为中医非药物疗法,对缓解心绞痛症状、改善心肌缺血具有一定作用;指南中推荐冠心病稳定型心绞痛针刺治疗可选用穴位:内关穴(证据级别:C级;推荐强度:有条件推荐),膻中穴(证据级别:C级;推荐强度:有条件推荐),太渊穴(证据级别:C级;推荐强度:有条件推荐),孔最穴(证据级别:C级;推荐强度:有条件推荐)。艾灸治疗(证据级别:C级;推荐强度:有条件推荐)可选用穴位:心俞穴、厥阴俞穴、膻中穴、内关穴。穴位贴敷(证据级别:C级;推荐强度:有条件推荐)敷贴药物可选择活血止痛中药贴剂。推拿(证据级别:C级;推荐强度:有条件推荐)联合中药治疗可改善患者胸闷、胸痛等临床症状。传统功法包括太极拳(证据级别:C级;推荐强度:有条件推荐)、八段锦(证据级别:C级;推荐强度:有条件推荐),可以帮助患者恢复生理、心理和社会功能状态;指南中强调在中医理论指导下的合理预防调摄方法,对冠心病稳定型心绞痛患者减少心绞痛发作次数,延缓疾病进展方面可发挥作用。应指导患者调摄精神,避免情绪波动;避免感受外邪,生活起居有规律;劳逸结合,坚持适当活动;饮食清淡,低盐低脂,食勿过饱,保持大便通畅等。

其他文献研究:安丽萍、丁承华等将450例慢性稳定性心绞痛患者随机分为两组,治疗组采用以中医"药针罐"合用法治疗慢性稳定性心绞痛患者235例,同时与对照组(对照组采用口服麝香保心丸+单硝酸异山梨酯)215例进行临床对比观察。结果:两组临床疗效比较,治疗组临床症状总有效率96.17%,对照组临床总有效率72.09%,两组相比差异非常显著($P<0.01$);两组的心电图改善比较治疗组亦优于对照组($P<0.05$)[7]。

李智,蔡风思等选择冠心病稳定型心绞痛患者100例为研究对象,随机将患者分为观察组和对照组,每组50例,对照组患者采用西医治疗,观察组患者在西医治疗的基础上实施针刺配合推拿进行治疗,比较两组效果。结果观察组患者治疗后心绞痛症状及心电图疗效总有效率均显著高于对照组,两组相比差异有统计学意义($P<0.05$);针对冠心病稳定型心绞痛患者运用针刺法联合推拿的临床治疗方案,能够使得心绞痛症状得到显著缓解,可降低复发率,并且安全性较高[6]。

宋瑞、杨巧菊选择2016年6月—2017年6月心内科收治的60例老年稳定性心绞痛患者作为研究对象,根据随机原则分为对照组与观察组各30例。对照组给予入院健康教育、心理护理、心电监护、吸氧等常规护理,观察组在常规护理的基础上给予中药足浴联合开天门疗法治疗。观察两组患者睡眠质量(PSQI)及生活质量(SF-36)情况、2个月内再发心绞痛及冠心病再入院率。结果观察组睡眠质量、生活质量明显优于对照组,差异有统计学意义($P<0.05$)。同时,观察组2个月内患者再发心绞痛的例数及冠心病再入院率明显低于对照组,差异有统计学意义($P<0.05$)[8]。

曾博斯、杨帆将冠心病稳定型心绞痛病人116例按照随机数字表法分为对照组与治疗组,每组58例。对照组给予西医常规治疗,治疗组在西医常规治疗基础上给予耳穴压豆配合化痰通脉方治疗。比较两组中医证候积分、血脂、血液流变学指标、心电图有效率;并比较治疗后两组硝酸甘油停减率和随访12个月心脏缺血事件发生率。结果治疗后,治疗组中医证候积分低于对照组;总胆固醇(TC)、低密度脂蛋白胆固醇(LDL-C)、全血黏度、血浆黏度和纤维蛋白原含量均低于对照组($P<0.05$或$P<0.01$);高密度脂蛋白胆固醇(HDL-C)高于对照组($P<0.01$);心电图总有效率高于对照组($P<0.05$或$P<0.01$);治疗后硝酸甘油停减率高于对照组($P<0.05$);随访12个月,治疗组心脏缺血事件发生率低于对照组($P<0.05$)[9]。

张建伟、吕韶钧等检索Web of Science、PubMed、Embase、CNKI、WanFang Data和VIP等数据库,搜集中医运动疗法干预冠心病稳定性心绞痛患者的随机对照临床试验(RCT),检索时限均为建库至2019年6月。由2位研究者根据纳入和排除标准独立筛选文献、提取资料和评价纳入研究的偏倚风险后,采用RevMan5.3软件进行Meta分析。结果:共纳入9个RCT共计709例患者,Meta分析结果显示,与对照组比较中医运动联合常规西医治疗组能显著提高患者氧脉搏,降低低密度脂蛋白,与三酰甘油比较能提高生存质量,减少心绞痛发作次数,与持续时间比较改善患者焦虑,与抑郁情绪比较能同时降低不良反应的发生[10]。

常宁宁选取 2017 年 3 月—2018 年 3 月 70 例冠心病患者为研究对象，根据干预措施不同分为两组，对照组用常规护理，观察组在对照组基础上应用音乐疗法，对比两种方案实施情况。结果观察组所得抑郁情绪评分、焦虑情绪评分、疼痛评分数值低于对照组所得数值，所得生活质量评分、满意度评分数值高于对照组所得数值，统计学有意义（$P<0.05$）[11]。

5 中西医联合治疗的理论依据及循证医学探讨

经过临床多年的不断努力，中西医结合防治冠心病心绞痛已经形成基本体系，对冠心病致病机制的认识更加趋于一致。目前，认为冠心病属于本虚标实，本虚为气血阴阳亏虚，标实为气滞、血瘀、寒凝，疼痛之根本在心，累及肺、脾、肾等系统功能[12,13]。西医认为冠心病因为血小板高度凝聚，形成微血栓、不稳定斑块，凝血酶原激活，血纤维蛋白水平显著升高[14-16]，认为致病机制主要是血凝，即中医的血瘀，自发性冠心病心绞痛多为阳虚、气滞、寒凝所致。治疗应清热毒、瘀毒、浊毒。活血化瘀"循证理论与现代医学基础理论相结合"心主血脉"成为辨证治疗冠心病的有效方法。中医认为"心"为五脏之一，冠心病属心脏与营养心脏之脉络疾病，即西药认为的交感—副交感神经系统，与肾上腺素—血管紧张素—醛固酮系统紧密结合[17-18]。中西医结合治疗中，中医活血化瘀、扶正养阴辨证方法用于冠心病临床实践。中西医结合理论上治疗冠心病的常用方法有两种，以丹参制剂为代表的活血化瘀治疗理论，以麝香保心丸为代表的温经通络治疗理论。

丹参制剂结合常规西药治疗的循证理论治疗冠心病稳定心绞痛，主要是存在两种病理生理类型：第一，血管内皮损伤，动脉粥样硬化，斑块破裂，内皮下胶原纤维暴露，血小板激活，高度聚集形成血栓，导致冠状血流障碍，以引发冠状动脉供血不足；另一种可能是激活凝血酶原活性，甚至引发心肌梗死等严重心血管不良事件。刘革命[19]研究发现，观察组与对照组治疗后血清中 hs-CRP 的表达明显低于治疗前，观察组优于对照组，表明丹参注射液联合治疗冠心病，显著降低血中 C 反应蛋白（CRP）水平，降低血小板活性，防止血液高凝，预防血栓，产生防治冠心病不良心血管事件的效果。循证医学与现代医学基础理论发展，为冠心病治疗带来深刻影响，临床试验对中成药治疗冠心病的效果进行大量的证实，随着药物支架治疗效果的不断提高，中西医结合防治冠心病研究已经引起了临床的高度重视。近年来，基础研究条件的改善、试验技能的不断完善，为中西医结合治疗冠心病研究提供了便利。如何有效保护内皮功能，促进血管新生成为临床研究关注的焦点。

"温经通络"循证理论与现代医学基础理论相结合"心主动脉"研究冠心病的中西医结合治疗，具体体现在血管壁病理改变和中医干预，同时研究血液理化性质的病理改变，给予中医干预。以麝香保心丸为代表的温经通络治疗，主要是改善冠状动脉粥样硬化症状。张庆红等[20]选取冠心病患者102 例，经麝香保心丸治疗后调节了观察组 54 例患者的血液流变学、血脂水平及炎症因子水平，观察组全血黏度均明显优于对照组。

"脉"循证方面主要是从心肌内血管新生和生长方面进行干预，药物干预增加了功能性冠状动脉小分支或侧支循环，改善血脑细胞的灌注，加快心肌供血，缓解症状，取得良好的预后。鲁利甫等[21]选取 114 例冠心病心绞痛患者，给予麝香保心丸联合当归四逆汤治疗，观察组中医证候总有效率 92.98%（53／57）高于对照组的 78.95%（45／57，P；观察组心电图总有效率 91.23%（52／57）高于对照组的 77.19%（44／57，治疗后观察组血清 NT-ProB-NP、Hcy 水平低于对照组，研究发现，当归、麝香保心丸联合常规西药能显著改善冠心病患者心功能，抑制炎症因子。

"血"乃人体营养物质的总称，即血液、血流动力。根据《难经》记载："经脉者，行血气，通阴阳，以荣于周身也……"冠心病发病主要是血管损伤，斑块形成，损心脏、血液、血管。所以，"血"主要从冠心病血液成分进行干预，曲争艳等[22]给予观察组 60 例冠心病合并心衰患者培哚普利、酒石酸美托洛尔联合当归补血颗粒治疗，总有效率为 91.67%，高于对照组的 59.53%，差异有统计学意义。两组治疗后 NT-proBNP 较治疗前明显降低，差异有统计学意义。结果显示，中药干预对动脉粥样硬化斑块稳定性产生影响，改善心肌灌注，提升血流动力，改善冠状动脉血氧水平。中药干预与现代医学相结合，辨证治疗主要是促进治疗性血管新生，观察不良反应，对肿瘤生长是否有促进作用等，是推广必须解决的问题。

综上所述，中医辨证论治，运用口服中药、针灸、推拿、穴位贴敷、足浴、耳穴压豆、传统功法、音乐疗法等特色治疗方法参与治疗冠状动脉粥样硬化性心脏病稳定型心绞痛，具有确切疗效，能明显改善患者症状及预后，提高患者生活质量，值得推广与开展。

参考文献:

[1]张伯礼,吴勉华.中医内科学[J].中国:中国中医药出版社,2017,10.93-100.

[2]中华中医药学会心血管病分会.冠心病稳定型心绞痛中医诊疗指南,2019 年 11 月版.

[3]付永铎.黄芪保心汤联合西药治疗冠心病心绞痛 58 例临床观察 [J].亚太传统医药,2019,15(5)139-141.

[4]陈建兴.瓜蒌薤白半夏汤合温胆汤治疗冠心病心绞痛的临床效果观察[J].实用中西医结合临床,2019,19(7):8-9.

[5]王皓霖,石立鹏,杜旭勤,等.化痰祛瘀汤治疗冠心病稳定型心绞痛疗效及对血脂、血液流变学的影响[J].现代中西医结合志,2018,27(8):810-813.

[6]李智,蔡凤思,蓝鹏.针刺配合推拿治疗冠心病稳定性心绞痛的心电图效果分析[M].广东广州.心电图杂志(电子版),2019,8:9-10.

[7]安丽萍,丁承华,刘玉静,等.中医药针罐合用法治疗慢性稳定性心绞痛疗效观察[J].河北医学,2015,21(10):1746-1748.

[8]宋瑞,杨巧菊.中药足浴合开天门疗法对老年稳定性心绞痛患者生活质量的影响[J].护士进修杂志,2018,33(5):443-445.

[9]曾博斯,杨帆.耳穴压豆配合化痰通络方治疗冠心病稳定型心绞痛的疗效观察[J].中西医结合心血管病杂志,2019,17(22):3557-3560.

[10]张建伟,吕韶钧.中医运动疗法干预冠心病稳定型心绞痛的疗效及安全性 Meta 分析[J].中国中医基础医学杂志,2020.26(7):936-943.

[11]常宁宁.音乐疗法在冠心病治疗护理中的应用分析[J].中国医药指南,2020,18(8):243-244.

[12]李成林,陆玉薇,陈炜,等.从阴阳学说论益气温阳法治疗慢性 心力衰竭[J].辽宁中医药大学学报,2018,20(10):22-25.

[13]庄逸洋,卢茵茵,李荣,等.通窍救心油舌给药对不稳定性心绞 痛气滞血瘀证患者生活质量的影响[J].中国全科医学,2019, 22(16):1983-1989.

[14]古联,黎同顺,李敏华,等.EP300 基因 rs20551 多态性与缺血性脑卒中痰瘀证和冠心病痰瘀证及

其凝血功能的关联研究[J].中华老年心脑血管病杂志,2019,21(7):720-724.

[15]懈洪涛,张顺,曾广伟.当归补血方联合西药治疗冠脉搭桥术 后疗效及对患者血瘀证证候评分和凝血功能的影,4-J[J].陕西中医,2019,40(10):1341-1344.

[16]陈艳梅,武云涛,张薇,等.血浆D-二聚体在高龄男性冠心病患者合并急性静脉血栓形成时的变化及I临床意义[J].疑难病 杂志,2019,18(12):1204-1207.

[17]江秋玉,陈跃飞,白小娟.心衰合剂对·慢性心力衰竭患者血管紧张素Ⅱ、醛固酮及去甲肾上腺素的影响[J].中国中医急症,2009,18(6):860-865.

[18]叶果馨,倪丽,陈靖.肾素–血管紧张素醛固酮系统与磷的调节[J].中华肾脏病杂志,2018,34(8):633-636.

[19]刘革命.黄芪注射液联合丹参注射液对冠心病心力衰竭患者左室功能及重构的影响[J].中国中医急症,2009,18(11):1808-1840.

[20]张庆红,张克民,谷洪燕.麝香保心丸联合瑞舒伐他汀治疗冠心病心绞痛临床疗效及对血液流变学、血脂的影响[J].中华中医药学刊,2018,36(7):1777-1779.

[21] 鲁利甫,邱雪银,魏振国.当归四逆汤加减联合麝香保心丸治疗老年冠心病心绞痛疗效及对患者心电图、血清因子水平的影响[J].陕西中医,2019,40(5):587-590.

[22]曲争艳,率中泰,王建明,等.新当归补血颗粒对冠心病心衰病人6min步行试验及NT-proBNP的影响[J].中西医结合心脑血管病杂志,2017,15(23):3084-3086.

中西医结合在高血压的治疗进展

丽江市人民医院中医科　张重琴

近年来,高血压患病率不断呈上升趋势,对公众健康构成较大威胁。原发性高血压的形成及防治与自身因素及环境因素均有莫大关系。高血压不仅作为独立疾病影响生命健康,还因作为心脑血管重要的危险因素影响给各类基础疾病的诊治。对于高血压的防治,中、西医从不同角度给出了各自领域内的解释及防治措施。单独利用中、西医防治高血压各有优势及短板,而中西医结合可取长补短,优势互补,带来良好的疗效。目前,临床上主要以西药作为主要治疗手段,但仍有部分顽固性高血压不能达到预期疗效,或者达到目标值,仍遗留相关症状等情况,这就更加彰显出中医药治疗高血压的优势及地位,越来越多的临床工作者达成了中西医结合治疗高血压的共识。

1 西医对高血压的认识

1.1 与原发性高血压有关的因素[1]

1.1.1 遗传因素

高血压具有明显的家族遗传倾向,父母均有高血压,子女发病率高达46%,约60%高血压患者有高血压家族史。

1.1.2 环境因素

(1)饮食:原发性高血压的患病率与钠盐平均摄入量显著正相关,钾摄入量与血压呈负相关,高蛋白质摄入属于升压因素,饮酒与血压水平呈线性相关,叶酸缺乏,可导致同型半胱氨酸水平增高,与高血压发病正相关,尤其增加高血压引起脑卒中的风险。

(2)精神应激:脑力劳动者高血压患病率高于体力劳动者,长期精神压力大,或生活在噪声环境中的职业者患病率增高,经休息后血压可获得一定改善。

(3)吸烟:吸烟可使交感神经末梢释放去甲肾上腺素增加而使血压增高。

1.1.3 其他因素

(1)体重:体重增加是血压升高的重要危险因素,肥胖的类型与高血压发生密切相关,腹型肥胖者容易发生高血压。

(2)药物:避孕药、麻黄素、肾上腺皮质激素、非甾体类抗感染药、甘草等药物可使血压增高。

(3)睡眠呼吸暂停低通气综合征:SAHS患者50%有高血压,血压升高程度与SAHS病程及严重程度有关。

1.2 原发性高血压的西医治疗[1]

西医治疗主要以控制血压,减轻靶器官的继发性病变,降低致残率和致死率为主。治疗方式有生活方式的干预和降压药物的使用。

1.2.1 生活方式的干预

根据原发性高血压发生和防治的影响因素,对应的采取措施以防治高血压,其中包括减轻体重、减少钠盐摄入、减少脂肪摄入、戒烟限酒、减轻精神压力、增加运动,必要时补充叶酸。

1.2.2 降压药物的使用

(1)降压药物的使用遵循小剂量开始、优先选择长效制剂、联合用药和个体化的原则。

(2)降压药物的种类与选择:

①利尿剂:有噻嗪类、祥利尿剂和保钾利尿三类,主要通过排钠,减少细胞外容量,降低外周血管阻力。降压起效平稳、缓慢、持续时间相对较长,适用于轻中度高血压,对单纯收缩期高血压、盐敏感性高血压、合并肥胖或糖尿病、更年期女性、合并心力衰竭和老年人高血压有较强的降压效应。

②β受体拮抗剂:通过抑制中枢和周围RAAS,抑制心肌收缩力和减慢心率发挥降压作用,降压起效较强而且迅速。

③钙通道阻滞剂:分为二氢吡啶类和非二氢吡啶类,降压作用主要通过阻滞电压依赖L型钙通道减少细胞外钙离子进入血管平滑肌细胞内,减弱兴奋-收缩偶联,降低阻力血管的收缩反应。

④血管紧张素转换酶抑制剂:主要通过抑制循环和组织ACE,使ATⅡ生成减少,同时抑制激肽酶使缓激肽降解减少。

⑤血管紧张素Ⅱ受体拮抗剂:降压作用主要通过阻滞组织ATⅡ受体亚型ATⅠ,更充分有效地阻断ATⅡ的血管收缩、水钠储留与重构作用。

1.2.3 其他方法

(1)肾交感神经消融治疗顽固性高血压:顽固性高血压的原因有很多,都与肾脏关系密切:肾脏对心血管活动的调控和保持血压动态平衡均有重要作用;肾脏交感神经包括传入神经和传出神经,二者与血压的动态平衡密切相关;阻断肾脏传出神经可以中断肾上腺素神经系统、肾素-血管紧张素轴和血压升高的恶性循环。2009年,Krum教授首次报道了使用介入技术进行的经皮导管消融肾动脉去交感神经术(RDN),简称肾动脉消融术。肾动脉消融术降压的近中期效果明显,并发症少,对于肾功能没有影响。严重的并发症如肾动脉夹层、穿孔或者血栓这类的问题几乎没有,一般的介入并发症,如股动脉血肿、出血等情况有个别的发生,发生率在2%~3%,其他的副作用如在进行射频消融神经时导致的疼痛,则可以通过在短期内使用止疼药予以缓解。由于肾动脉消融术技术开展的时间不长,临床数据还不是很多,对于远期效果正在观察中,相信很快就会有更多国际的临床数据公布。虽然已有的临床数据并没有得出令人可喜的结果,随着时间的推移,临床试验设计得更加科学,病例数更多,对于顽固性高血压患者来说,期待更先进的技术或许是治疗的选择之一。

(2)对肾动脉狭窄、睡眠呼吸暂停综合征、嗜铬细胞瘤、柯兴氏综合征等继发性高血压的识别及针对性治疗:继发性高血压有明确的病因,治疗方法与原发性者完全不同。大多数嗜铬细胞瘤为良性,可作手术切除,效果好。约10%嗜铬细胞瘤为恶性,肿瘤切除后可有多处转移灶,用131I-MIBG可有一定疗效。ACE抑制剂对肾脏有保护作用,除降低血压外,还可减少蛋白尿,延缓肾功能恶化。肾动脉狭窄治疗包括手术、经皮肾动脉成形术(PTRA)和药物治疗。手术治疗包括血流重建术、肾移植术、肾切除术。经皮肾动脉成形术手术简便、疗效好,为首选治疗。不适宜上述治疗者只能用药物治疗以降低血压,ACE 抑制剂有降压效果,但可能使肾小球滤过率进一步降低,使肾功能恶化,尤其对双侧肾动脉狭窄不宜应用。钙通道阻滞剂有降压作用,并不明显影响肾功能。大多数原发性醛固酮增多症是由单一肾上腺皮质腺瘤所致,手术切除是最好的治疗方法。癌症也许应作切除治疗,如无转移,疗效也很好。对增生病例,可作肾上腺大部分切除术,但效果差,一般需用药物治疗。螺内酯是醛固酮拮抗剂,可使血压降低,血钾升高,症状减轻。

2 中医对高血压的认识

2.1 中医病因病机

中医没有直接记录高血压的病名,且因中医学疾病主要以症状特点来命名,所以可根据患者出现的头晕、头痛来划归中医病属,亦有学者提出"脉胀"作为高血压的中医病名。其理论基于《灵枢·胀论》:"黄帝曰:脉之应于寸口,如何而胀? 岐伯曰:脉大坚以涩者,胀也",认为"脉大艰涩"与西医对原发性高血压的描述十分相似,并进一步在文章里详细论述了"血脉理论"。[2]

中医学认为,高血压病机是机体阴阳失调,病位在头窍,与心、肝、脾、肾有关,病性有虚有实,也有虚实夹杂,多属本虚标实证。虚者主要为阴阳气血亏虚,实证以风、火、痰、瘀等因素致病为主。

高血压主要病因:①情志不畅:七情失调,致脏腑气血功能紊乱,则生疾病。《黄帝内经》曾明确指出"怒则气上,喜则气缓,悲则气消,恐则气下,惊则气乱,思则气结",说明七情内伤,与气血运行关系密切,气血失和,则阴阳失调。此外,《素问至真大要论》里提到"诸风掉眩,皆属于肝",指出眩晕与肝脏关系密切,《内经》对情志的描述也指出"怒伤肝",肝主升动,喜条达而恶抑郁,且肝主疏泄,调畅情志,若情志不畅、忧思过度,五志情绪过极,则使肝失疏泄、肝气郁结,导致气血逆乱,阴阳失调。《丹溪心法头眩》指出:"七情郁而生痰动火,随气上厥,此七情致虚而眩晕也";②饮食失节:五味偏食、过饱或过饥,影响脾胃升降,致痰湿停聚,上蒙清窍,可发为眩晕。《素问生气通天论》云:"味过于酸,肝气以津,脾气乃绝;味过于咸,大骨气劳,短肌,心气抑;味过于甘,脾气不濡,胃气乃厚;味过于辛,筋脉沮弛,精神乃央。"指出了五味与五脏的关系密切相关,五味偏食,可致脏腑阴阳失调;③劳逸失度:劳倦过度,耗气伤精,阴阳失调,致脏腑功能紊乱,髓窍失养致眩晕。《灵枢》提出"脑为髓之海""髓海不足,则脑转耳鸣";④先天禀赋异常:先天禀赋异常,体质偏颇,体内阴阳失调。通过对中医体质分型的相关性研究,揭示中医体质类型与高血压的发病之间息息相关。[3]

关于高血压的病机,各代医家众说纷纭。陈可冀[4]认为阴阳失调是高血压发生发展的基本病机,《素问》云:"阴阳者,万物之能始也。"阴阳是构成万物之根本,《素问·生气通天论》云:"阴平阳秘,精神乃治,阴阳离决,精气乃绝。"故阴阳对立制约维持相对平衡则血压正常。反之,正如《素问》所载:"阳胜则阴病,阴胜则阳病。"阴阳失调则会引起血压升高。卢尚岭[5]认为气机失调、脏腑功能紊乱是高血压共同病机。而陈美华则指出[6]肝肾阴虚、痰瘀内阻是原发性高血压的病机关键。总体来说,阴阳失调、痰瘀互结可作为高血压的基本病机,且两者可互为因果。

2.2 中医治疗高血压

2.2.1 中药治疗

中药治疗高血压包括中成药、中药单味药、中药注射剂、中药饮片等方式。其中,中成药及中药饮片被广泛使用,临床上均取得较好的疗效。

中成药:中成药是通过应用现代药学技术,遵循辨证论治的原则,在中医经典方剂的基础上,合成服用方便的药物。目前,越来越多的现代药理研究表明中成药对于高血压的具有良好的疗效。其中、速效救心丸:具有镇静止痛,改善微循环,降低外周血管阻力。减轻心脏负荷,改善心肌缺血的作用。能增加冠脉血流量,缓解心绞痛。用于气滞血瘀型冠心病,心绞痛。参松养心胶囊:主要用于心络瘀阻、气阴两虚导致的冠心病,能够有效降低冠脉阻力,动脉血压,对高血压的治疗效果显著。六味地黄丸:滋补肝肾,对于肝肾阴虚型的高血压有一定疗效[7]。

中药单味药:中药作为我国特有的传统医疗技术,近年来总结了不少经验及药理研究。其中,天麻的主要成分天麻素能够拮抗肾上腺素,调节血管收缩,扩张促进一氧化碳生成,让血液迅速透过血脑屏障和其他器官,减缓器官损伤[8]。黄芪的成分 γ- 氨基丁酸、黄芪皂苷为其降压成分,主要通过扩张外周血管,降低外周阻力,抑制肾素—血管紧张素—醛固酮系统以及利尿、增加一氧化碳释放等起到降压作用[9]。

中药饮片:主要在辨证论治的原则下,通过四诊合参进行处方开具。针对高血压中医辨证分型,高血压中医诊疗指南[10]指出可分为肝火上炎、痰湿内阻、瘀血内阻、阴虚阳亢、肾精不足 5 型。

肝火上炎证证候:以头晕胀痛、面红目赤、烦躁易怒为主症,兼见耳鸣如潮、胁痛口苦、便秘溲黄等症,舌红,苔黄,脉弦数。治法:清肝泻火。方药:龙胆泻肝汤加减。

痰湿内阻证证候:以头重如裹为主症,兼见胸脘痞闷、纳呆恶心、呕吐痰涎、身重困倦、少食多寐等症,苔腻,脉滑。治法:化痰祛湿,和胃降浊。方药:半夏白术天麻汤加减。

瘀血内阻证证候:以头痛如刺、痛有定处为主症,兼见胸闷心悸、手足麻木、夜间尤甚等症,舌质暗,脉弦涩。治法:活血化瘀。方药:通窍活血汤加减。

阴虚阳亢证证候:以眩晕、耳鸣、腰酸膝软、五心烦热为主症,兼见头重脚轻、口燥咽干、两目干涩等症,舌红,少苔,脉细数。治法:平肝潜阳,清火息风。方药:天麻钩藤饮加减。

肾精不足证证候:以心烦不寐、耳鸣腰酸为主症,兼见心悸健忘、失眠梦遗、口干口渴等症,舌红,脉细数。治法:滋养肝肾,益精填髓。方药:左归丸加减。

2.2.2 针灸治疗

针灸治疗通过疏通经络、理气调血、扶正去邪、调和阴阳的作用,达到调整脏腑功能的目的。《灵枢经脉》曰:"经脉者,所以能决死生,处百病,调虚实,不可不通。"说经脉是否通畅,是至关重要的。而针灸治疗针对经脉阻塞有巨大的优势,可通过针灸治疗达到舒通经脉的目的。针灸操作安全可靠,方便快捷,无药物的不良反应及毒副作用。近年来,随着针灸不断推广,针灸疗效被更多人认识,相关针灸的科研成果不断涌现,目前基于循证医学证据的 Meta 分析已证明针刺可以有效降压[11]。国际对针刺降压相关机制的研究主要集中在 RAAS、氧化应激、血管内皮功能及神经机制等方面,尤其对神经系统的研究最为深入,但有一定局限性。目前,国际研究认为针刺能够通过调节神经系统、相关神经通路和神经递质等抑制交感神经,降低血压[12]。梁浩[13]等选取因眩晕就诊患者100 例,采用随机数字表法将患者分为联合治疗组与对照组各 50 例。对照组患者给予西医规范化降压、抗血小板、降血脂等对症治疗,联合治疗组在此基础上加用养脉化痰汤与针刺治疗,两组患者均连续治疗 2 个月。结果两组治疗后的收缩压与舒张压水平均较治疗前降低($P < 0.05$),颈总动脉 IMT 均较治疗前变薄,双侧肾动脉 RI 均较治疗前降低,超氧化物歧化酶、丙二醛水平均较治疗前升高,肿瘤坏死因子–α、白细胞介素–6 水平均较治疗前降低,且联合治疗组改变较对照组明显。结论:针药结合的治疗方案可以有效延缓高血压患者动脉粥样硬化的病变进展,明显优于单纯西医降压、降脂,以及抗血小板治疗。

2.2.3 耳尖放血

耳穴是针灸的常用穴位之一,其中耳尖穴是经外奇穴,有祛风清热、清脑明目、镇痛降压的作用。《灵枢·邪气脏腑病形》篇说:"十二经脉、三百六十五络,其气血皆上于面而走空窍,其精阳之气上走于目精,其别气走于耳而为听"。《灵枢·口问》记载:"耳者,宗脉之所聚也。"均能说明耳与全身经络气血均有密切关系。研究表明,耳尖放血法可以通过影响血中一氧化氮的浓度而调节血管舒张,进而达到降压的目的[14]。孟欣等[15]通过检索文献进行 Meta 分析,表明耳尖放血疗法的降压疗效明显优于其他疗法,较其他治疗措施更能有效地降低血压,且不会产生耐药性,不良反应较少。徐君仪等[16]将原发性高血压合并脑出血患者 76 例随机分为对照组和观察组,每组各 38 例,对照组给予常规治疗和护理,观察组在对照组常规治疗和护理的基础上加用耳尖放血,结果发现,治疗后观察组临床疗效高于对照组,收缩压、舒张压、NIHSS 评分、中医症状积分和住院时间均低于对照组,ADL-BI 评分高于对照组。因此,耳尖放血对原发性高血压合并脑出血恢复期患者的疗效值得肯定。陈珊珊[17]针对高血压亚急症的诊断,选取患者 37 例,采用耳尖放血联合穴位针刺方法治疗后分别观察治疗前后血压和临床症状。结论:耳尖放血联合穴位针刺治疗高血压亚急症即时降压效果明确,并可以改善相关症状。

2.2.4 艾灸治疗

艾灸是用艾叶制成的艾条、艾炷,燃烧后产生艾热,刺激人体穴位或特定部位,通过激发经气的活动来调整人体生理功能紊乱,从而达到治病防病的目的。艾灸有调和阴阳、温经散寒,活血行气,驱寒逐湿、回阳救逆等功效。陈文强[18]通过整理文献的实验数据来观察艾灸在临床治疗原发性高血压上独特的治疗效果,结果显示,通过艾灸治疗泻实补虚,调节阴阳平衡,可有效控制原发性高血压患者的血压。艾灸作为中医理论指导下的外治法,可以通过脏腑经络,从整体调节人体气血,在治疗原发性高血压方面有成本低,安全性高,疗效显著等优点,值得在临床推广运用。

2.2.5 刮痧治疗

刮痧疗法具有宣通气血、发汗解表、舒筋活络、调理脾胃等功能,因五脏之俞穴皆分布于背部,刮痧可使脏腑秽浊之气通达于外,促使周身气血流畅,驱邪外出。熊咏萍[19]通过对刮痧治疗高血压的 50 例病例进行总结:刮痧疗法治疗高血压效果好、疗效快、简便易学、经济方便,是基层医疗单位和患者自疗保健的一种行之有效的方法。杨强玲[20]等采用随机对照临床试验观察了 120 例原发性高血压患者,治疗组采用宋氏双板刮痧结合患者原始降压药物综合治疗,对照组采用原发性高血压常规用药。研究结果显示,宋氏双板刮痧可有效降低原发性高血压患者的 SBP。

2.2.6 刺络放血

刺络放血是通过刺破人体特定穴位浅表脉络,放出少量血液,以外泄内蕴之热毒,达到治疗疾病的一种方法。具有消肿止痛、祛风止痒、开窍泄热、镇吐止泻、通经活络之功效。李伟灵[21]等选取高血压亚急症患者 120 例,随机分为 A、B、C、D 组,每组 30 例。A 组采用生活方式干预,B 组在该基础上增加药物治疗,C 组行印堂穴放血疗法,D 组结合生活干预和服用药物的基础上增加印堂穴放血疗法。比较 4 组患者治疗效果、患者血压及症状改善情况。结果 D 组患者治疗效果、降压效果及症状改善情况均较其他组更为显著。结论:高血压亚急症患者实施刺络放血治疗,效果十分显著,值得临床推广应用。徐佳[22]等人比较刺络拔罐配合针刺与单纯针刺治疗原发性高血压患者临床疗效差异,两组治疗前后临床症状与体征疗效比较,得出结论:刺络拔罐配合针刺疗法是治疗原发性高血压的有效方法,从近期疗效看,刺络拔罐配合针刺疗法对原发性高血压患者优于单纯针刺治疗。

2.2.7 穴位贴敷

穴位贴敷疗法通过中药贴敷的给药方式,可使药物经皮渗透进入血液循环,以发挥药物药理作用。此外,药敷穴位,使药物以特定穴位为起点,通过经络系统,以发挥相对应的调和阴阳、调理脏腑功能的目的。曾晓雯[23]等通过检索文献及数据分析,得出体会:中医穴位贴敷疗法能通过经皮渗透及刺激穴位的作用,发挥药物药理及经络的双重治疗效果。与传统口服降压药物的给药方式相比,穴位贴敷免除了药物肠胃灭活及肝脏首过效应,提高药效;同时,因用药量少,避免了降压药所伴随的肝肾损害,有效降低药物副作用,特别适用于原发性高血压后期,多药物耐药患者的辅助治疗,具有广阔的应用前景。柳威等[24]将标准高血压患者100例,随机分为两组各50例,对照组予西医常规治疗,治疗组在对照组基础上加用中药穴位贴敷治疗,两组患者疗程均为2周。观察治疗前后患者收缩压和舒张压变化、中医证候积分变化,评价临床降压疗效。结果显示,治疗组能有效降低高血压患者的收缩压和舒张压,比单纯常规药物治疗,其降压程度更加显著,同时显著改善高血压患者的头晕、头痛症状,较单纯常规药物治疗,其治疗效果更加明显。

2.2.8 耳穴压豆

耳穴压豆是通过将药豆定置于特定耳穴,并给予一定刺激,经耳部经络系统反馈调节,以达到相应治疗目的的一种外治法。刘燕[25]将60例高血压患者随机分成观察组和对照组,每组30例,对照组患者进行西医常规治疗,观察组患者在对照组基础上进行耳穴压豆治疗,均治疗4周后观察疗效。结论:中医传统疗法耳穴压豆具有操作方便、简单、创伤小等一系列优点,可广泛推广应用于临床。张红丽[26]采集了86例原发性高血压患者,随机分为对照组和观察组,各43例。对照组给予常规西药治疗,观察组在对照组基础上应用耳穴压豆疗法治疗。观察比较两组患者治疗前后血压水平及治疗后睡眠质量评分、满意度。得出结论:以王不留行籽为药豆实施耳穴压豆联合西药治疗原发性高血压,降压效果理想,有利于改善患者睡眠质量,患者更加满意,且操作简便、安全性高,值得推广。

2.2.9 足浴

足部被称为人体的"第二心脏",中医认为人体精气起源于足底部,在足底人体的五脏六腑均有与之相对应的穴位。中药足浴通过足部反射疗法及药物透皮等机制发挥疾病干预疗效,同时具有"简便廉验"特点,临床应用前景可观[27]。

李新一[28]通过对中药足浴治疗原发性高血压40例的观察,得出结论:中药足浴疗法通过调节或改善免疫、物质代谢、循环、血液、泌尿、内分泌系统的某些环节,使得血压下降,临床症状改善。

3 总结

高血压不仅作为一个独立疾病威胁人类健康,而且还作为心脑血管疾病的重要危险因素阻碍疾病康复。目前,高血压因其高患病率越来越引起大众的广泛关注。西医治疗作为原发性高血压的首选治疗,主要优势体现在降压作用较强、迅速、确切,但长期服用仍存在耐药、药物不良反应等诸多副作用。而中医治疗高血压,降压作用较为平稳、副作用少,且能有效减轻患者症状,主要弊端为降压速度较慢、中药饮片长期服用不便,中成药则辨证单一。因此,中西医结合治疗高血压已成为临床诊疗趋势。中西医结合是指在西医治疗的基础上,根据辨证论治的原则配合相应的中医药治疗方法。中西医结合能充分发挥中医治本、西医治标的特征,有效控制患者病情。尤其适用于难治性高血压及血压得到控制但仍遗留症状的患者,通过中西医结合治疗可得到良好的治疗效果。

参考文献:

[1]葛均波,徐永健.内科学(第8版)[M]北京:人民卫生出版社,2014:258-265.

[2]孙伟茗,焦晓民.高血压中医病名、病因、病机研究进展[J].实用中医内科杂志,2021,35(1):101-105.

[3]李新梅,邱思婕.原发性高血压人中医体质特点及相关影响因素分析[J].中西医结合心脑血管病杂志,2021,19(13):2138-2141.

[4]黄明艳,陈可冀,付长庚.国医大师陈可冀中西医结合治疗高血压的经验撷英[J].中西医结合心脑血管病杂志,2021,19(1):158-160.

[5]丁元庆.卢尚岭对高血压的病机认识与临证经验总结[J].山东中医杂志,2020,39(1)6-9+29.

[6]陈娟.陈美华主任医师辨治原发性高血压的学术经验[J].中国民族民间医药,2015,24(10):31-32.

[7]丁玉华.几种常见中成药治疗高血压的临床疗效评价[J].中医临床研究,2011,3(11):70-71.

[8]蔡泽鑫,冷建春.中药治疗高血压研究进展[J].世界最新医学信息文摘,2019,19(86):47-48.

[9]纳瑾,张玉秀.降压中药的研究[J].青海医药杂志,2018,48(1):78-80.

[10]张兰凤.高血压中医诊疗指南[J].中国中医药现代远程教育,2011,9(23):108-109.

[11]ZHAO X F,HU H T,LI J S,et al. Is Acupuncture Effective for Hypertension A Systematic Review and Meta – Analysis[J]. PLoS One, 2015,10(7):e0127019.

[12]王洋,张丽丽,胡汉通,等.针刺治疗原发性高血压机制的国际研究进展[J].针灸临床杂志,2021,37(2):97-101.

[13]梁浩,于莹,周忠光.针药联合治疗高血压合并动脉粥样硬化的临床观察[J].中国医药导报,2019,16(30):147-150+167.

[14]陈华德,王翀敏,方针.耳尖放血对高血压肝阳上亢证大鼠血清NO的影响[J].中医药学刊,2004,22(5):817-819.

[15]孟欣,章琼,张月娟,等.耳尖放血疗法治疗高血压临床疗效的Meta分析[J].中医药导报,2019,25(14):120-124+128.

[16]徐君仪,何晓铭,何巧萍.耳尖放血治疗原发性高血压合并脑出血恢复期的疗效观察[J].中医临床研究,2020,12(8):42-44.

[17]陈珊珊.耳尖放血联合穴位针刺治疗原发性高血压亚急症应用研究[J].现代医药卫生,2019,35(13):2026-2028.

[18]陈文强,郭栋.艾灸治疗原发性高血压研究概述[J].世界最新医学信息文摘,2019,19(99):71-72.

[19]熊咏萍,欧阳敏余.刮痧治疗原发性高血压50例[J].江西中医药,2008(5):60.

[20]杨强玲,宋蔚,唐占英,等.宋氏双板刮痧治疗高血压临床观察[J].辽宁中医药大学学报,2015,17(4):118-120.

[21]李伟灵,刘未艾.刺络放血治疗高血压亚急症的临床效果观察[J].临床合理用药杂志,2019,12(26):154-155.

[22]Macklin EA, WaynePM, KalishLA. Stop Hyper tension with the Acupuncture Research Program （SHARP）: results of a randomized,controlled clinical trial[J]. Hypertension,2006,48（5）:45-838.

[23]曾晓雯,王霄,吴志阳,等.中医穴位贴敷治疗原发性高血压的研究进展[J].中外医学研究,2021,19（4）:193-196.

[24]柳威,邓林华,赵英强.中药穴位贴敷治疗高血压临床观察[J].山西中医,2021,37(6):43-44.

[25]刘燕.耳穴压豆治疗高血压30例[J].中国中医药现代远程教育,2018,16(11):127-128.

[26]张红丽.耳穴压豆联合西药治疗原发性高血压的疗效观察[J].中国实用医药,2019,14(23):124-125.

[27]张硕,陈震霖,唐于平.中医药辨治高血压的认识与发展[J].世界科学技术-中医药现代化,2020,22（12）:4139-4146.

[28]李新一.中药足浴治疗原发性高血压40例[J].中国民间疗法,2001(10):35.

中西医综合治疗在心律失常中的运用

丽江市人民医院　陈贵友

西安社区卫生服务中心　和嘉鹏　陈萧羽

在我国,心血管疾病的病死率始终居于居民死因的前列,而心律失常是最常见和多发的心血管疾病之一。近年来,社会结构变革和自然环境恶化对居民健康的影响,使得心律失常的发病率急剧攀升。现代医学对心律失常的治疗经过不断探索与发展,虽然取得了很大的进步,但与此同时,也存在着难以克服的使用局限性和患者难以耐受的不良反应。随着医学人性化的发展和新的治疗理念的出现,对疾病的治疗已不仅仅在于疾病本身,而是更强调和注重提高患者的生活质量,这一点则恰恰与中医整体观念和辨证论治的思想不谋而合。在心律失常治疗的临床实践和研究中,如何体现中西医综合治疗的优势,如何在治疗中改善患者的生活质量,可能是目前治疗心律失常需要关注和解决的问题。在此,将临床中用中西医治疗心律失常的方案托出,以供同行参考[1]。

心脏不断规律地作收缩和舒张的机械活动维持血液循环,这些机械活动由心脏的电活动所激发。心脏的电活动起源于窦房结,经过扩布后引起心脏收缩。窦房结的冲动先扩布到右、左心房,然后到达房室结,沿着房室束及左右束支、普肯耶纤维网传导激动心室肌,使得心房和心室顺序收缩和舒张,是为窦性心律。成人正常窦性心律时心率一般为 60~100 次/min,较规则。心律起源(部位、频率与节律)和传导(速度、时间、途径、顺序)等任一项异常均称为心律失常。

心律失常种类很多,分类方法也有不同,临床常分快速型与缓慢型两种类型。快速型又可见以下几种:①窦性心动过速;②阵发性室上性心动过速;③阵发性室性心动过速;④心房纤颤;⑤房性、结性、室性期前收缩;⑥非阵发性结性心动过速;⑦非阵发性室性心动过速;⑧心室颤动。前五种临床较常见。缓慢型心律失常可见:①窦性心动过缓;②房室传导阻滞;③窦房传导阻滞;④窦性停搏;⑤束支传导阻滞等。

近年来,心律失常的治疗,虽然外科手术和电子仪器等介入疗法有很大进步,但应用范围究属有限,药物治疗仍占主要位置。西药方面,新的抗心律失常药物虽然不断问世,在很大程度上维护了病人的健康,但仍有许多问题待进一步解决,而中医治疗本病,不但有较好的疗效,而且毒副作用小,尚有不少病人得到根治,深受广大患者的欢迎。探索兼取两种治疗的长处,提高病人的远期生存率,改善患者的症状,提高生活质量,将是一个永恒的话题。

心律失常中医属于"心悸病"范畴,中医的心悸,是指患者自觉心中悸动惊恐不安的一种病症。而心律失常的病人绝大多数是以心悸,惊恐不安为主诉的,故本病可按照"心悸病"的病因病机,进行辨证治疗。中医历代医家对心悸病的治疗,积累了丰富的经验,对其病因病机有较深入地阐述。当代的学者也对这一点也进行了探索。作者通过临床实践体会:在中医治疗中,正确地认识病机,准确地辨证,精当地立法、处方选药是中医治疗心律失常取得良好疗效的关键。

1 心律失常的诊断

心律失常的诊断主要依靠心电图，包括体表心电图及其他心电监测装置。其他诊断和评估方法还有心脏电生理检查（经食管心房起搏和有创的心内电生理检查）、运动试验、直立倾斜试验、信号平均心电图、心率变异性、压力反射敏感性、QT 间期和 QT 间期离散度、T 波电交替、T 波形态描记、心率震荡等。对于特殊的患者，基因检测也是重要的诊断方法。

病史和体格检查也能为心律失常的诊断提供一些线索。详细追问发作时心率、节律（规则与否、漏搏感等），发作起止与持续时间，发作时有无低血压、晕厥或近乎晕厥、抽搐、心绞痛或心力衰竭等表现，以及既往发作的诱因、频率和治疗经过，有助于判断心律失常的性质。发作时体检应着重于判断心律失常的性质及心律失常对血流动力学的影响。听诊心音了解心室搏动的快、慢和规则与否，结合颈静脉搏动所反映的心房活动情况，有助于作出初步诊断。心率缓慢（<60 次/min）而规则的以窦性心动过缓、2:1 或 3:1 或完全性房室传导阻滞或窦房传导阻滞、房室交界心律为多见。心率快速（>100 次/min）而规则的常为窦性心动过速、室上性心动过速、心房扑动或房性心动过速伴 2:1 房室传导，或室性心动过速。窦性心动过速较少超过 160 次/min，心房扑动伴 2:1 房室传导时心室率常固定在 150 次/min 左右。不规则的心律中以期前收缩为最常见，快而不规则者以心房颤动或扑动、房性心动过速伴不规则房室传导为多；慢而不规则者以心房颤动（控制心室率药物治疗后）、窦性心动过缓伴窦性心律不齐、窦性心律合并不规则窦房或房室传导为多见。心律规则而第一心音强弱不等可有大炮音，尤其是伴颈静脉搏动间断不规则增强（可有大炮波）的，提示房室分离，多见于完全性房室传导阻滞或室性心动过速。颈动脉窦按摩对快速心律失常的影响有助于鉴别诊断心律失常的性质。为避免发生低血压和心脏停搏等意外，应使患者在平卧位心电图监测下进行，老年人慎用，有脑血管或颈动脉病变者禁用。每次按摩一侧颈动脉窦，一次按摩时间不超过 5s，可使心房扑动者的心室率成倍下降，还可使室上性心动过速立即转为窦性心律。

心律失常发作间歇期体检，应着重于评价有无高血压、冠心病、瓣膜病、心肌病、心肌炎等器质性心脏病的证据。常规心电图、超声心动图、心电图运动负荷试验、放射性核素显影、心血管造影等无创和有创性检查有助于确诊或排除器质性心脏病。

体表心电图是诊断心律失常最方便、简单、廉价、准确的方法。心律失常发作时的体表心电图记录是确诊心律失常的重要依据。最好是记录 12 导联同步心电图，有助于心律失常尤其是疑难、复杂心律失常的准确诊断。

至少应包括较长的Ⅱ或 V1 导联记录。注意 P 波和 QRS 波形态，P 波与 QRS 波关系，PP、PR 与 RR 间期，判断基本心律是窦性还是异位。识别心房活动起源部位、频率及其与心室节律的关系。房室独立活动时，分别找出 P 波与 QRS 波的起源（选择Ⅱ、aVF、aVR、V1 和 V5、V6 导联）。P 波不明显时，可试加大电压或加快纸速，作 P 波较明显导联（一般为Ⅱ、Ⅲ、aVF、V1 导联）的长记录。必要时还可以用食管导联或右房内电图显示 P 波。经上述方法有意识地在 QRS、ST 和 T 波中寻找但仍未见 P 波时，考虑有心房颤动、心房扑动、房室交界性心律或心房停顿等可能。应用颈动脉窦按摩或其他迷走神经兴奋方法，在快速性心律失常发作过程中记录心电图有助于鉴别诊断。心电图鉴别诊断宽 QRS 心动过速的方案虽多，但确诊心动过速的性质有时仍有困难。

由于标准 12 导联体表心电图只能做短暂的记录，难以捕捉发作不频繁的心律失常以及一天内心律失常的发作规律，因此有时需要长时间的心电图记录方法，包括动态心电图、有线心电监测、电话遥测心电图、体外心电事件记录器、可植入型心电事件记录器等。另外某些型号的起搏和ICD亦有记录心内电图的功能。最近刚推出的手机传输心电图亦方便心律失常的诊断。

动态心电图监测,通过24h连续心电图记录可能记录到心律失常的发作、自主神经系统对自发心律失常的影响、自觉症状与心律失常的关系,并评估治疗效果。最近,动态心电图采用数字化记录器代替原来的磁带式记录器可以连续记录12导联心电图,其分辨率高、容量大,对心律失常的诊断准确度优于传统的2导联或3导联系统动态心电图。对于不经常发作的心律失常,有时需要记录48h甚至72h的动态心电图。

若仍不能记录到可疑的心律失常,可采用其他的长程心电图记录方法。

此外,对于特殊的心律失常,可以使用心腔内电生理检查,临床确诊复杂心律失常和指导其治疗的创伤性手段。其基本原理是通过多导生理仪从放置在心腔不同部位的电极导管记录心内电信号,分析心律失常的原理、类型及评价药物治疗的效果,以及分析心律失常的起源部位、定位,为其手术或导管消融治疗提供依据。穿刺股静脉及锁骨下静脉,将2~4极电极导管送至冠状窦、高位右心房、希氏束附近及右心室,由多导仪可分别显示并记录心房(A)、希氏束(His)及心室(V)波形。希氏束电图由A、H及V3种波形组成,A代表心房兴奋活动,V代表心室兴奋活动,H由希氏束兴奋产生,A–H、H–V的距离均有正常范围,其间距过长则提示房室之间的传导阻滞。由体外的刺激器对心房和心室进行电刺激,可测定心脏不同部位组织的心电生理并可诱发不同类型的心律失常,根据A、H、V三者的关系可对房室阻滞进行定位诊断和判断心律失常的发生机理。心内电生理检查的临床应用包括:①窦房结功能评价,有助于临床确诊困难的病窦综合征;②房室、室内及房内传导阻滞的定位;③阵发性室上性心动过速;④室性心动过速;⑤筛选治疗严重恶性室性心律失常药物;⑥标测定位,非药物治疗。

2 心律失常的防治

心律失常是否需要治疗取决于患者的症状、心律失常的严重程度及其对血流动力学的影响等。心律失常的治疗包括病因治疗、去除病灶、改良基质,发作时心律失常的控制和预防复发等。

病因治疗包括纠正心脏的病理改变,调整异常病理生理功能(如冠状动脉狭窄、泵功能不全、自主神经张力失衡等),以及去除导致心律失常发作的其他诱因(如电解质失调、药物副作用等)。从治疗方式上,心律失常的治疗可分为药物和非药物治疗方法。传统上,心律失常采用药物治疗。药物治疗缓慢性心律失常一般选用增强心肌自律性和(或)加速传导的药物,如拟交感神经药(异丙肾上腺素等)和迷走神经抑制药(阿托品)等。终止和预防快速性心律失常发作可选用各种抗心律失常药物:钠通道阻滞剂:奎尼丁、利多卡因、普罗帕酮等;β受体阻滞剂:普萘洛尔;动作电位时限延长:胺碘酮;钙内流阻滞剂:维拉帕米等。

循证医学证据表明,任何抗心律失常药物均可能存在致心律失常作用以及其他潜在的副作用,对于多数快速性心律失常长期应用抗心律失常药物进行治疗虽然可改善患者的症状,但并没有改善其预后,如果抗心律失常药物使用不当还可增加患者的死亡率。因此,只有对于症状严重者可考虑应用抗心律失常药物,并根据患者是否伴有器质性心脏病选择合适的抗心律失常药物。对于抗心律失常药物治疗无效或快速性心律失常的发生可能危及患者生命者,应选择合适的非药物治疗方法。

直流电复律和电除颤分别用于终止异位快速心律失常发作和心室扑动、心室颤动,方法是用一定能量的直流电短暂经胸壁或直接作用于心脏,使正常和异常起搏点同时除极,恢复窦房结的最高起搏点功能。为了保证安全,利用患者心电图 R 波促发放电,避免易损期除极诱发心室颤动,称为同步直流电复律,适用于心房扑动、心房颤动、室性和室上性心动过速的转复。治疗心室扑动或心室颤动时则用非同步直流电除颤。电除颤和电复律疗效迅速、安全可靠,是快速终止上述快速性心律失常的主要治疗方法,对于血流动力学不稳定的各种快速室上性和室性心律失常,电复律应列为首选治疗方式,但电复律并无预防快速性心律失常发作的作用。

心脏起搏器多用于治疗缓慢心律失常(包括窦房结功能障碍、房室传导阻滞),以低能量电流按预定频率有规律地刺激心房或心室,维持心脏活动。近年来,起搏器治疗的适应证也在不断拓宽,包括双心室同步起搏治疗心衰、应用特殊起搏模式治疗血管神经性晕厥、心房不同部位起搏结合特殊起搏模式减少心房颤动的发生等。埋藏式心脏复律除颤器(implantable cardioverter defibrillator,ICD)可以自动识别和终止致命性室性心动过速、心室扑动和心室颤动。ICD 除具有电转复和除颤功能外,尚具有终止室性心动过速与起搏功能,前者可以对心率不是很快的室性心动过速进行无痛性治疗方式,后者在出现缓慢心律失常时通过起搏维持心脏活动。大量临床资料证明,对心脏性猝死和(或)持续发作性血流动力学不稳定室性心动过速的二级预防,ICD 的疗效明显优于抗心律失常药物,可以改善患者的生存率,因而 ICD 也被公认为不可逆病因所致心脏骤停患者的首选治疗。近来的研究提示,对于心脏性猝死高危患者作为一级预防植入 ICD,也可改善患者的预后。导管消融术可以根治多种室上性心动过速,包括预激综合征和(或)房室折返性心动过速、房室结折返性心动过速、房性心动过速等,治疗的成功率高、并发症低,已成为反复发作的室上性心动过速的首选治疗方式。导管消融术对特发性左室或右室室性心动过速、束支折返性心动过速等均有较好的治疗效果,但对伴有器质性心脏病的室性心动过速,则需要与抗心律失常药物和(或)ICD 联合应用,方可以取得较好的治疗效果。导管消融术也可以有效治疗部分特发性心室颤动。近 10 年来,随着对心房颤动发生机制认识的深入和导管消融技术及器械的不断完善和改进,导管消融术治疗心房颤动取得了良好的疗效,已广泛用于药物治疗无效的阵发性或持续性心房颤动患者。外科手术治疗心律失常最早用于预激综合征,但随着导管消融技术的发展,基本不再应用该方法治疗预激综合征。目前,主要是应用 Cox 迷宫手术治疗心房颤动合并其他心脏病需开胸手术者,另外还可通过切除左侧交感神经干治疗长 QT 综合征。

随着分子生物学的进展和基因工程技术的进步,基因治疗心律失常亦在探索之中。如通过基因工程的方法进行生物起搏,通过基因敲除技术去除致病基因,治疗遗传性心律失常如长 QT 综合征、短 QT 综合征、Brugada 综合征等,值得关注[2]。

3 心律失常的中医治疗

笔者在中医临床中使用国家级名老中医魏执真教授的两类、十型、三证候法辨证施治,效果极佳。

即:一阳热类(快速类)下分五个证型,二阴寒类(缓慢类)下分五个证型。各型中又可兼有气机郁结、神魂不宁、风热化毒三证候。

3.1 阳热类(快速类)

主要症状:心悸、气短、胸闷痛。

主要舌象:舌苔薄白或薄黄,舌质暗红。

主要脉象:数、疾、促代、涩而数。

本类包括西医学所指的各种快速型心律失常。

阳热类心律失常根据引起血脉瘀阻的不同途径,又可分为如下五种证型:

3.1.1 心气阴虚,血脉瘀阻,瘀而化热

主要症状:心悸,气短,疲乏无力,胸闷或有疼痛,面色少华,口干欲饮。

主要舌象:舌质暗红、碎裂,苔薄白或薄黄。

本型主要包括窦性心动过速,阵发性室上性心动过速,心室率偏快的各种期前收缩。室性主要脉象:数、疾、促、细。

辨证分析:此型患者多因思虑过度,心之气阴暗耗,或因忧郁,惊恐七情所伤等,使心动过速等。

治法:益气养心、理气通脉、凉血清热。

方药:魏老清凉滋补调脉汤。

太子参、麦冬、五味子、丹参、川芎、香附、香橼、佛手、丹皮、赤芍、黄连。

3.1.2 心脾不足,湿停阻脉,瘀而化热

主要症状:心悸,气短,疲乏无力,胸闷或有疼痛,口苦,纳差,脘腹痞满,大便黏而不爽。

主要舌象:苔白厚腻或兼淡黄,舌质暗红。

主要脉象:数,疾,促,滑。

此型可见于窦性心动过速,阵发性室上性心动过速,阵发性室性心动过速,各种心室率偏快的期前收缩。

治法:理气化湿、凉血清热、补益心脾。

方药:魏老清凉化湿调脉汤。

苏梗、陈皮、半夏、白术、茯苓、川朴、香附、乌药、川芎、丹皮、赤芍、黄连、太子参。

3.1.3 心气衰微,血脉瘀阻,瘀而化热

主要症状:心悸,气短,疲乏无力,胸闷或有疼痛,劳累后心悸,气短尤甚。

主要舌象:舌胖淡暗或暗红,苔薄。

主要脉象:促代。

本型主要见于频发室性期前收缩、频发房性期前收缩或频发结性期前收缩,甚至形成二联律或三联律者。

治法:补气通脉清热凉血。

方药:魏老清凉补气调脉饮。

生芪、太子参、人参、麦冬、五味子、丹参、川芎、香附、香橼、佛手、丹皮、赤芍、黄连。

3.1.4 心阴血虚,血脉瘀阻,瘀而化热

主要症状:心悸,气短,胸闷,胸痛,面色不华,疲乏无力,大便易秘。

主要舌象:舌质红暗碎裂,苔薄白或少苔。

主要脉象:涩而数。

本型见于快速型心房纤颤。

治法:滋养阴血、理气通脉、清热凉血。

方药:魏老清凉养阴调脉汤。

太子参、麦冬、五味子、白芍、生地、丹参、川芎、香附、香橼、佛手、丹皮、赤芍。

3.1.5 心气阴虚,肺瘀生水,瘀而化热

主要症状:心悸,气短,胸闷,胸痛,咳喘,甚而不能平卧,尿少,水肿。

主要舌象:舌质红暗,苔薄白或薄黄。

主要脉象:细数。

本型见于心力衰竭心动过速者。

治法:补气养心、肃肺利水,凉血清热。

方药:魏老清凉补利调脉饮。

生芪、太子参、麦冬、五味子、丹参、川芎、桑皮、葶苈子、泽泻、车前子、丹皮、赤芍、黄连。

3.2 阴寒类(缓慢类)

主要症状:心悸,气短,胸闷或胸痛,乏力,怕冷或不怕冷或怕热,肢凉或肢温。

主要舌象:质淡暗,苔薄白或白腻。

主要脉象:缓、迟、结、涩。

本类包括窦性心动过缓,病态窦房结综合征,房室传导阻滞,窦房传导阻滞及心室率慢的各种期前收缩,结区心律及室性自搏性心律等。

本类心律失常的主要病机是心脾肾阳气阴血虚损,寒湿、痰饮之邪阻滞心脉,心脉瘀阻不畅。总属阴寒类。本类可分为五型。各型间的差别是由于亏虚的脏腑不同,即亏在心脾或亏在心肾。再者是亏虚在气,或在阳,或在阴液精血的不同。另外还在于是湿邪阻脉,还是寒邪阻脉,或痰饮阻脉的不同。还有由于本虚标实孰轻孰重的区别。各型临床表现的主要差别是脉象。

3.2.1 心脾气虚,心脉瘀阻,血流不畅

主要症状:心悸,气短,胸闷或胸痛,乏力,不怕冷,可怕热,肢温不凉。

主要舌象:质淡暗,苔薄白。

主要脉象:缓而细弱。

本型可见于窦性心动过缓,结区心律,加速的室性自搏心律。

治法:健脾补气,活血升脉。

方药:魏老健脾补气调脉汤。

太子参、生芪、白术、陈皮、半夏、茯苓、泽泻、羌活、独活、防风、升麻、川芎、丹参。

3.2.2 心脾气虚,湿邪停蓄,心脉受阻

主要症状:心悸,气短,胸闷或胸痛,乏力,不怕冷,肢温,脘腹胀满,纳差,大便不实不爽,头晕胀。

主要舌象:苔白厚腻,质淡暗。

主要脉象:脉缓而弦滑。

此型亦见于窦性心动过缓,结区心律及加速的室性自搏心律等。

治法:化湿理气、活血升脉。

方药:魏老理气化湿调脉汤。

苏梗、陈皮、半夏、白术、厚朴、香附、乌药、羌活、独活、川芎、丹参、太子参。

3.2.3 心脾肾虚,寒邪内生,阻滞心脉

主要症状:心悸,气短,胸闷,胸痛,乏力,怕冷,肢冷,便溏,腰腿疲软无力或可伴头晕耳鸣、阳痿等。

主要舌象:舌质淡暗,苔薄白或白滑。

主要脉象:迟脉。

此型主要见于病态窦房结综合征,Ⅲ度房室传导阻滞,或Ⅱ度Ⅱ型房室传导阻滞及室性自搏心律等。

治法:温阳散寒,活血升脉。

方药:魏老温阳散寒调脉汤。

生芪、太子参、白术、茯苓、附片、肉桂、鹿角、桂枝、川芎、丹参、干姜。

3.2.4 心脾肾虚,寒痰瘀结,心脉受阻

主要症状:心悸,气短,乏力,胸闷,胸痛,怕冷或不怕冷,肢温或肢冷。

主要舌象:舌质淡暗,苔薄白。

主要脉象:结脉(缓而间歇或迟而间歇),结代脉。

本型主要见于期前收缩而心室率慢者,Ⅱ度Ⅰ型房室传导阻滞及室率慢的窦房传导阻滞等。

治法:温补心肾,祛寒化痰,活血散结。

方药:魏老温化散结调脉汤。

生芪、太子参、白术、茯苓、肉桂、鹿角、干姜、白芥子、莱菔子、陈皮、半夏、川芎、三七粉。

3.2.5 心肾阴阳俱虚,寒湿瘀阻,心脉涩滞

主要症状:心悸,气短,胸闷,胸痛,乏力,大便偏干。

主要舌象:舌暗红或兼碎裂,苔薄白。

主要脉象:细涩。

本型主要见于心室率缓慢的心房纤颤。

治法:滋阴温阳,化湿散寒,活血通脉。

方药:魏老滋养温化调脉汤。

生芪、太子参、白术、茯苓、陈皮、半夏、干姜、肉桂、阿胶、当归、白芍、生地、川芎、丹参。

3.3 三种兼有证候

在病程中各型均可能出现以下三种证候。

3.3.1 气机郁结

主要兼有症状:脘腹、胸胁胀满,郁闷少欢。常叹息,大便欠畅,食纳欠佳。

主要兼有舌象:舌暗更甚。

主要兼有脉象:弦脉。

各型如兼见气机郁结证,则须在该型原有治法中加入理气解郁之品,可选用郁金、枳壳、香附、乌药、大腹皮、川朴等药。

3.3.2 神魂不宁

主要兼有症状:失眠多梦,易惊,胆怯,精神不易集中,或坐卧不宁。

主要兼有舌象:舌淡暗。

主要兼有脉象:动脉。

各型如兼见神魂不宁,须在原有治法中加入安神定志之品,可选用菖蒲、远志、炒枣仁、夜交藤、合欢花、琥珀粉、朱砂粉、生龙骨、生牡蛎等。

3.3.3 风热化毒

主要兼有症状：咽痒，咽痛，鼻塞，流涕，甚或恶寒发热，肢体酸痛，口干欲饮。

主要兼有舌象：舌红，苔薄白或薄黄。

主要兼有脉象：浮。

各型如兼见风热化毒证，须在原有治法中加入疏风清化之品，可选用薄荷、荆芥、连翘、双花、板蓝根、锦灯笼等[3]。

在中医的辨证中，需要执定阴阳实据，分清寒热虚实。

阳热类，快速型心律失常病机特点可归纳为"虚""瘀""热"三个字。虚为气虚、阴虚、涉及心、脾、肝、肾四脏；瘀为瘀血内阻，心脉不畅；热为血分蕴热，与瘀胶结难解。心脉瘀阻是快速心律失常病机中的一个重要环节。现代研究证实，具有抗快速心律失常作用的中药也多为清热药，如苦参、黄连、莲子心、麦冬、郁金等，清热凉血解毒是抗心律失常的重要原则。但一定要在中医辨证施治的原则下选用，不能根据药理研究结果堆砌药物。[4]对于心衰合并的快速心律失常，气虚为本，血瘀为标，需大剂益气药物，兼以通瘀[5]。

阴寒类，缓慢型心律失常病机特点多虚实夹杂，虚为心脾肾之阳虚，气血生化乏源，推动无力；实为气滞、血瘀、寒湿、痰浊、阻滞，血行不畅。临床证型常虚实相错杂或夹杂。其本质不外本虚标实，临床分清虚实，选用对症方剂，即可取得较好效果[6]。

总体而言，笔者认为，在规范的西医治疗的基础上，采用中医精确的辨证治疗，对于解除患者的症状，提高患者远期的生存率，提高生存质量，有着较好的作用。

参考文献：

[1]林谦.心律失常中医治疗的现状与展望[J].中西医结合心血管病杂志,2015,13(2):129-130.

[2]刘少稳,李志善.心律失常·实用内科学(第13版)[M].陈灏珠林果为主编北京:人民卫生出版社,2009:1382-1393.

[3]魏执真,易京红,韩垚.心律失常中医诊治[M]北京:中国协和医科大学出版社,2016:27-35.

[4]王振涛,韩丽华.中医辨治快速心律失常的思路与方法[J].中医杂志,2005,46(10):783-784.

[5]贾文华.心衰合并快速心律失常的中医治疗[J].北京中医药大学学报,1996,19(6):56-57.

[6]申琳,甘井山.缓慢型心律失常中西医治疗研究进展[J].天津药学,2015,27(6):51-52.

冠心病介入术后中西医结合
康复治疗进展综述

丽江市人民医院　吴启凡　黄　飞　和　旭　尹　浩

冠心病是严重威胁人类健康的多发病、常见病。它对社会医疗资源、劳动力成本和家庭经济支出的消耗日益增高,冠心病已经成为关注度较高的社会公共健康问题。一项关于全球疾病负担国际合作的研究报告指出,2017 年,全球因冠心病死亡的人数已达 892 万,冠心病已成为全球死亡的首要原因,其中亚太地区的冠心病病死率高居全球第一,为 336/10 万[1]。我国于 2013 年进行的一项卫生服务调查显示, 全国 60 岁以上人群中缺血性心脏病的发生率为 2.78%[2]。所以冠心病的防治和冠心病急性发作时的及时、规范的救治就显得非常关键。就现在技术发展水平而言,冠心病的介入治疗针对急性冠脉综合征的救治和慢性缺血性心脏病的防治作用是无可替代的。冠心病介入治疗方式主要有:经皮冠状动脉球囊血管成形术、冠状动脉支架植入术、冠状动脉内球囊切割术。冠心病介入治疗因组织损伤小、疗效显著,是目前国内外广泛应用的治疗方法。然而介入治疗能解决冠状动脉血管局部狭窄问题, 但不能阻止冠状动脉硬化的病变进程。介入治疗术后仍有 10% ~ 20% 的病例出现支架内再狭窄, 药物涂层支架植入后地再狭窄率也高达 5%~6% , 且术后部分患者出现心理、生活、社会适应能力差等问题[3~5]。心脏支架植入法满意解决的术后再狭窄和血栓产生,冠脉血液供应的血运重建不全,微血管病变、动脉硬化进展的病理因素。同时患者疾病术后并发症和伴随症的增多原因:心力衰竭、心律失常、胸痛、心悸、失眠、出汗、支架后心理焦虑。导致了冠心病二级防治依从性差、危险因素管控不良、回归社会困难、术后远期效果有待提高等诸多问题。因此, 冠心病介入术后全程康复治疗已经越来越受重视, 康复的效果已得到诸多研究和临床实践证实。目前,我国冠心病介入术后的康复治疗已经成为心脏康复的热点。现就如何把冠心病介入术后中西医结合康复治疗进展作行综述简介。

1 冠心病介入术后康复的概念

1964 年,WHO,正式提出积极进行心脏病康复治疗, 并将心脏康复定义为:使心脏病患者恢复到适当的体力、精神和社会适应能力, 使患者通过自己努力, 尽可能在社会上占有正常地位的一切措施。现代心脏康复已逐渐演变为康复(恢复和提高心脏功能) 和预防 (预防疾病复发和死亡) 双重目的, 内容包括以有氧运动锻炼为主的医学康复, 控制发病危险因素的健康教育以及职业和心理社会康复等。其目标是改善器官功能, 提高生活质量, 还要降低心血管的发病率和病死率[5]。因此,介入术后需要康复指导, 其内容属于心脏康复范畴。冠心病介入康复,临床上根据冠心病的严重程度和病程阶段,可以将冠心病康复分为Ⅲ期:

Ⅰ期为院内康复期。该期的康复治疗以缩短住院时间、促进日常生活和运动能力恢复、降低再住院率为目。

Ⅱ期为院外早期康复或门诊康复期。于出院后 1～6 个月开始进行,主要康复内容包括危险因素及生活方式等的评估、康复教育、生活指导、心理支持,以及心电和血压监护下的康复运动。

Ⅲ期为院外长期康复期。一般为心血管事件 1 年后的院外预防和康复阶段,其康复关键是维持已建立的健康生活方式以及运动习惯。

2 冠心病介入术后康复内容

2.1 药物治疗

中国《经皮冠状动脉介入治疗指南(2016 年)》中提出 PCI 术后多重危险因素控制具体达标标准如下:

(1)长期调脂治疗:对冠心病患者,不论何种类型,均推荐长期服用他汀类药物,使 LDL-C(低密度脂蛋白胆固醇)<1.8 mmol/L(Ⅰ,A),且达标后不应停药或盲目减小剂量。若应用最大可耐受剂量他汀类药物治疗后 LDL-C 仍不能达标,可联合应用非他汀类调脂药物(Ⅰ,B)。

(2)冠心病合并高血压患者应进行有效的血压管理(包括药物和非药物治疗措施),控制血压<140/90 mmHg(Ⅱa,A)。ACS(急性冠状动脉综合征)患者降压药物建议首选 β 受体阻滞剂与血管紧张素转换酶抑制剂(ACEI)。若不能耐受 ACEI 者可用血管紧张素 Ⅱ 受体拮抗剂(ARB)代替。β 受体阻滞剂可改善心肌梗死患者生存率,应结合患者的临床情况采用最大耐受剂量长期治疗。

(3)冠心病合并糖尿病:积极控制饮食和改善生活方式并给予降糖药物治疗。应尽量选择不易导致低血糖的药物,如二甲双胍、DPP-4 抑制剂、SGLT2 抑制剂等。推荐将糖化血红蛋白控制在 7%以下。

2.2 运动康复

《经皮冠状动脉介入治疗术后运动康复专家共识(2018 年)》中指出:

(1)运动形式:就目前关于运动与心血管病的研究成果来看,有氧耐力训练和力量性训练是心血管病患者运动方式的良好选择,建议心血管病患者的最佳运动方案为以有氧耐力训练与间歇力量性训练相结合为主,以柔韧平衡及协调训练为辅。

(2)运动强度:PCI 术后患者运动时的运动强度大小直接关系到心血管病患者的锻炼效果,应区别对待,故该共识中特别按危险分层高低给出了推荐的运动强度,以确保锻炼安全有效。运动强度以达到 AT 水平为最佳,超过 80%的运动量虽然对刺激中心效应有利,但存在一定危险性。

(3)运动时间:共识按危险分层推荐的运动时间是指达到有效心率的运动时间,应当除去热身和放松时间。另外,由于运动时间和运动强度相配合会影响运动量的大小,当运动强度较大时,持续时间应相应缩短;当运动强度较小时,持续时间应适当延长。对于年龄小、病情轻、体力好的患者,可采用前一种较大强度短时间的配合,而年老者和肥胖者应采用强度较小持续时间较长的运动较为合适。

(4)运动频率:一般以 1 周 3~5 次为宜,具体视运动量的大小而定。如果每一次的运动量较大,可间隔 1~2d,但不要超过 3d,如果每次运动量较小且患者身体允许,每天坚持运动一次最为理想。而对于抗阻训练则不提倡每天进行,应当给予肌肉充分的恢复时间,一般认为间隔 48h 较适宜。

2.3 健康宣教

倡导科学健康的生活方式和生活习惯,纠正术后患者的危险因素和不良嗜好。

(1)合理的饮食。每天控制总热量、限盐、尽量减少胆固醇、饱和脂肪酸的摄入量。

（2）加强运动。坚持有氧运动可改变一些心血管危险因素，如减低血胆固醇水平、降低血压、血糖、尿酸等，使体重指数≤25 kg/m²；

（3）戒烟、限酒。戒烟并避免二手烟的吸入。成年男性饮用乙醇量≤25 g/d，成年女性饮用乙醇量≤15 g/d；

（4）心理平衡。要保持良好的心态，调整个人稳定情绪，与社会和周围环境相适应状态。心理问题也是心血管疾病的不可忽略的危险因素。也是冠心病介入术后全因死亡原因之一。

（5）充足睡眠。保证优质充足的睡眠，不仅能改善心脏和血管功能，同时提高机体免疫力。

3 中医心脏康复治疗的概念和指导思想

在中医经典中，对冠心病早有描述，在《素问·脏气法时论》篇中"心病者，胸中痛，胁支满，胁下痛，膺背肩胛间痛，两臂内痛"。《灵枢·厥病》篇的"厥心痛，与背相控，善瘈，如从后触其心，伛偻者，肾心痛也"，《素问·痹论》篇有"心痹者……烦则心下鼓，暴上气而喘"之记载。《灵枢·厥病》篇有"真心痛，手足青至节，心痛甚，旦发夕死，夕发旦死"之论述。张仲景在《金匮要略·胸痹心痛短气病篇》立专篇讨论，并有"胸痹之病，喘息咳唾，胸背痛，短气"和"胸痹不得卧，心痛彻背者，瓜蒌薤白半夏汤主之"等记载。历代医家在长期诊疗过程中形成了趋于共识的疾病病命名，形成的"心痹、胸痹、真心痛"的名称。根据中西医协同治疗过程中，为了达到同质化诊疗，应形成相对规范和统一的诊断认识：可以把胸痛为主的冠心病疾病全过程称之为：心痛，而胸痹可以理解为冠心病的病机病名。同时把心肌梗死和急性冠脉综合征为主的急危重症的胸痛疾病称之为：真心痛。现代研究表明，冠心病是一个心脑同病，心血管同病。这与中医基础中，心主血脉、心主神明的脏象功能是符合的。中医病因病机学说众多，张仲景在其著作《金匮要略》中设"胸痹心痛短气病脉证治"一门，同时提出胸痹与心痛，认为"心痛"当属"胸痹"的范畴，并提出"阳微阴弦"为胸痹病机之关键[7]宋代的《圣济总录》在《心痛总论》提出"卒心痛"的病名，并认为"卒心痛者，本于脏腑虚弱，寒气卒然客之""脏腑虚弱，阴阳不和，风邪冷气，攻注胸中"。一般而言，无外乎：脏气虚衰，气化无权，寒凝、气滞、痰浊、瘀血内生、心脉失养、心脉阻闭，胸阳不振而成，正所谓"脏气虚于内、痰瘀痹于中"，本病位在心，累积肝、脾、肾。病性属本虚标实，虚为"精气夺"，本病虚在气、阴、阳三者。临床当中以气虚和阳虚最为多见，实为"邪气盛"，本病实邪分寒凝、痰浊、血瘀。气滞四类。若病情进展，传变危重，心脉完全痹阻，出现心胸猝然大痛，痛不可止，不省人事发为真心痛。

传统的中医康复发挥了中医治未病原则，包括未病先防、已病防变。因此其并不局限于病后手术治疗，同时还将临床冠心病介入术后患者的心脑血管事件预防和患者生活质量的提高纳入实际运用中。这种康复观点更趋于全面，充分融入了中医的整体观念，借助自然和社会的力量，采用气功、调息导引、物理疗法、情志疗法、食疗、针灸、按摩和药物等方法，调动机体自身的调节能力以及周围环境的协调统一，促进其在生理、心理、社会及自然中的康复状态。

王阶[8]教授基于冠心病证候要素诊断、建立《冠心病心绞痛介入前后中医诊疗指南》，指导冠心病介入术后的康复管理。指出了"西医疾病＋中医证候要素"形成"冠心病→证候要素→证候要素组合→治法方药"思路，构建基于证候要素的冠心病病证结合康复新理念。2006年年研究团队首次提出"冠心病证候要素"概念，提出冠心病中血瘀、气虚、痰浊、阴虚、气滞、阳虚、寒凝、热蕴 8个主要证候要素，可覆盖85%以上的临床病例；同时，确立了6个主要证候要素的组合规律，依次为气虚血瘀、气阴两虚、痰瘀互阻、气滞血瘀、痰阻热蕴、阳虚寒凝，并在此基础上形成了《冠心病心绞痛证候要素诊断标准》《冠心病心绞痛主要证型的辨证诊断标准》《冠心病心绞痛介入前后中医诊疗指南》,以及《冠心病稳定型心绞痛中医诊疗专家共识》。由此进一步规范了冠心病中医证候要素诊断,提高了临床症候诊断准确率,形成了冠心病中医康复辨证新方法,从而指导冠心病介入术后及稳定型心绞痛的临床康复管理。辩证论治是中医诊疗的精髓,根据冠心病患者介入术后的辩证分型为基础,进行方药、针灸、情志、饮食、睡眠、运动的综合康复是中医康复的主要内容。总结发现冠心病初中后期存在"痰瘀滞虚"不同的核心证候要素,其病机演变规律为:

3.1 冠心病临界病变

"滞瘀"实证为主;治以行气、活血。

3.2 冠心病心绞痛

"痰瘀滞虚"的复杂病变;治以活血、化瘀、行气、补虚。

3.3 冠心病介入术后

"瘀虚"虚实夹杂;治以活血、补虚。在此基础上治疗,以温阳益心活血化痰法论治,以"温""通"为核心,温补心阳心气,化痰祛瘀通络,以补为通,补中寓通,通补兼施。按照王阶教授的研究,将其治疗冠心病介入术后再狭窄的经验:脏气亏虚,心脉痹阻是核心病机中医学认为,冠心病介入术后再狭窄属于中医学血瘀证范畴。血脉痹阻不仅是冠心病的基本病机,也是冠心病术后再狭窄发生的基本中医病机。从而指出"扶正固本,化癖逐痰"治则在防治该病中占有重要地位。按照中医辨证分型,胸痹各有差异,目前中医冠心病的辨证分型尚没有统一规范的标准。2008 年版《中医内科学》将胸痹分为心血瘀阻、气滞心胸、痰浊痹阻、寒凝心脉、气阴两虚、心肾阴虚、心肾阳虚 7 型。陈贵珺等[9]对近 5 年来我国冠心病中医证型地域分布规律进行了研究,发现排前 3 位的中医证型依次是气虚血瘀证、心血瘀阻证、痰阻心脉证,其次为气阴两虚证、痰瘀互阻证、气滞血瘀证等,印证了胸痹本虚标实的核心病机,气虚为本虚之象,血瘀、痰浊为标实之候。毕颖斐等[10]通过统计分析冠心病的证候类型发现:以气虚血瘀、气虚痰瘀、气阴两虚血瘀、痰瘀互结最为多见。葛永彬等[11]通过对近 28 年国内公开发表的中医、中西医结合相关文献的检索,纳入研究病例 7512 例,临床证型分布显示:气虚血瘀比例最高,占 32.65%;心血瘀阻占 18.26%;本虚证型所占比例最少。

4 冠心病介入术后中医康复的内容

冠心病的介入术后中医康复治疗分为针药治疗和非药物治疗,针药治疗主要包括药物、足浴熏洗、中药穴位贴敷等,非药物治疗包括针灸、穴位压豆、艾灸、御寒、摄神、节食、运动、调睡眠、饮食调补。

4.1 中医药治疗

中药内服是冠心病介入术后康复最主要的处方,是以准确辨证分型基础上,方证对应的治疗。内服是整体性的治疗,所以对于介入术后存在患者多证候患者根据疗效,中药治疗有辨证基础上的经方或单味药的研究和应用,这方面有大量的文献和研究报道。冠心病 PCI 术后的中医治疗针对其本虚标实得病理特点,扶正祛邪,补虚祛实。正虚以阳虚气虚多见,故扶正以益气温阳为主,如四逆汤、抵挡汤、复方芪丹液等,部分患者同时有阴虚,需益气养阴,如心脉通胶囊(内含何首乌滋阴)。邪实以瘀血痰浊为主,祛邪亦以活血化瘀、化痰为主。PCI 术后活血化瘀治疗的研究较多且开展较早,取得成果较多,如通心络胶囊、芎芍胶囊、复方芪丹液、通冠胶囊、血府逐瘀浓缩丸等。

(1)李松等[12]将 75 例行冠心病介入术后患者根据辨证分型分为气虚痰瘀和气虚血瘀证,分别给予冠心方和通冠胶囊(由黄芪、丹参、冰片和水蛭组成)治疗,测定血浆纤维蛋白原（FIB）及血脂的变化,结论为通冠胶囊有显著改善凝血功能作用,冠心方显著升高高密度脂蛋白,两方有一定的降总胆固醇作用。

（2）活血化瘀:尤士杰等[13]观察和评价通心络胶囊对 112 例急性心肌梗死患者早期血运重建后室壁运动异常节段恢复规律,观察 6 个月内超声心动图的变化。结论为常规西药结合通心络胶囊干预后可以显著缩小心肌梗死面积,改善左室收缩功能,预防心室重构。且对 AMI 血运重建后未增加出血及导致肝、肾和心功能恶化,临床应用相对安全。

（3）益气活血化痰:张敏州等[14]研制出通冠胶囊（黄芪、水蛭等）。李健等[6]观察通冠胶囊治疗冠心病介入术后气虚血瘀症患者心绞痛疗效及症状积分变化。结论为通冠胶囊治疗 PCI 术后有较好疗效,并能显著改善 PCI 术后患者气虚血瘀症的临床症状。赵新军等[7]研究认为通冠胶囊对冠心病介入术后病人治疗作用的机制主要表现在对凝血、血小板、血脂、血液流变学的干预作用。

（4）温阳:吴伟康[15]的临床研究表明,四逆汤具有抗 PTCA 术后再灌注损伤的作用,对虚证型效果尤好。服用四逆汤能减轻 PTCA 术后 SOD(超氧化物歧化酶)活性和 NO(一氧化氮)浓度的下降及 MDA(丙二醛)含量的升高($P<0.05$)。提高虚证型 SOD 活性的幅度显著高于实证型($P<0.05$)。

（5）辨证分型用药,陈秀珍[16]对急性心肌梗死 PTCA 或支架植入术后患者采取中医辨证治疗及心脏康复治疗(包括心理疗法、饮食指导和体育疗法)。中医辨证分为五型:气阴两虚型、心阳虚损型、肾阴虚型、气虚血瘀型及寒痰痹阻型,分别以相应中药汤剂及中成药治疗,取得较满意疗效。

4.2 针刺

针灸治疗冠心病的疗效已从临床和实验研究两方面得以证实,其改善心肌缺血的作用机制研究也从微循环、心血管活性物质、抗氧自由基作用,以及中枢神经系统等方面予以探讨,并取得一些成果[17]。临床常用穴位有内关、膈俞、膻中、心俞、厥阴俞、巨阙。内关为治疗胸痹、心痛的第一要穴,不仅为心包经的络穴,且为八脉交会穴之一,通阴维脉,刺之疏通心包络及阴维脉之气血;膈俞为八会穴之血会,功善活血;膻中乃心包之募,亦为气会,为宗气所聚之处,以宗气贯心脉而行心血,刺之调畅胸中气机,行气活血;心俞处膀胱经而输注心之气,刺之有调理气血、养心安神、宁心定志之功,厥阴俞为心包之背俞穴,巨阙为心之募穴,厥阴俞配膻中,巨阙配心俞为典型的俞募配穴,"腧穴所在,主治所在",四穴分立心脏前后,有理气宽胸、止痛之功。诸穴在临床中主起到宽胸理气。许明山等[18]采用子午流注针法治疗 70 例患者,辨证选穴,连续治疗 1 个月,血压、心率显著降低,全血黏度（高切、低切）、血浆黏滞度、纤维蛋白原、红细胞比容均比治疗前降低,从而有效增强心肌收缩力,增加心脏每搏输出量,改善心肌缺血、缺氧状况,有效缓解心绞痛。此外,传统针刺在实验研究中,从保护心肌、延缓心肌肥厚等方面,也为临床提供了可靠的研究证据[19-21]。

4.3 艾灸疗法

艾灸:艾灸是中医简便易行的外治法,具有温通经络、活血逐瘀、补气回阳、消瘀散结,对心血管系统有良好的调节作用分为直接灸。隔物灸,隔物灸可做隔姜灸、隔盐灸、隔附灸等。其中隔附灸最温补元阳。杨丹红等[22]温灸法治疗冠心病取心俞、厥阴俞、膻中、内关为主穴,心气虚型配足三里;气阴两虚型配三阴交或太溪;气虚血瘀型配膈俞或足三里;气阴两虚兼血脉瘀阻型配膈俞。其结果证实:温灸对气虚血瘀型冠心病疗效较好,对气阴两虚、气阴两虚兼血脉瘀阻型有一定疗效。李红霞等[23]艾灸背俞穴治疗冠心病 30 例,沿膀胱经双侧线肺俞至膈俞段往复行温和灸,时间不少于 30min。患者自觉有股温暖之气由背部向胸部（心脏）部位透散为良，每日 1 次，10 次为 1 疗程，疗程之间间歇 1 周，共治疗 3 个疗程。结果：临床治愈率为 16.6%，显效率 43.3%，有效率 33.3%，总有效率 93.3%。

4.4 耳穴压豆

是一种通过对人体耳廓上相应的反射区进行刺激，来改善全身器官功能的治疗方法。耳穴压豆法是在耳针疗法的基础上发展起来的一种治疗保健方法。耳穴疗法历史悠久，中医经典《灵枢·口问》所言："耳者，宗脉之所聚也。"明确了耳与全身脏腑的联系，指出全身经脉汇聚于耳。《阴阳十一脉灸经》提到"耳脉"与眼、咽喉、上肢等相联系。耳与人体三百六十五络、十二经脉气血相灌流，其中手足少阳经、手足阳明经、手足太阳经，以及经脉别络、支脉均循行至耳面部。经络向外联肢体关节、向内联五脏六腑，因此在病理、生理方面，耳部与经脉均息息相关。耳穴压豆可调节全身脏腑功能，并具有"双向性"，使兴奋者被抑制，抑制者被兴奋。根据现代解剖研究发现，耳廓的血管壁内有大量交感神经，刺激耳穴：一方面通过丘脑系统调节交感神经、副交感神经的兴奋性；另一方面通过调节体液中激素的动态平衡激发机体的内非特异性防御反应，起到增强机体免疫力的目的。这与中医学中所讲的"刺激耳穴，可以调和脏腑，平衡阴阳，调节人体各组织器官的功能活动"有相同之效。冠心病介入术后出现的胸闷、心悸、胸痛、焦虑、失眠等症状为选择两侧耳穴的：神门、交感、心、耳迷根、皮质下，也可以通过按压上述穴位进行按压治疗康复。[24]张秋英等把 64 例稳定型心绞痛（气滞血瘀证）的患者随机分为治疗组和对照组，两组患者均给予常规内科治疗，治疗组同时给予胸痹膏穴位贴敷，治疗 14d 后，统计显示：胸痹膏穴位贴敷治疗气滞血瘀型稳定型心绞痛疗效好。鲍克剑等[25]将符合入选标准的不稳定型心绞痛患者随机分为对照组（西医基础治疗）和治疗组（西医基础治疗加胸痹贴穴位贴敷），每组 30 例，疗程结束后，胸痹贴穴位贴敷法能明显改善不稳定型心绞痛（气虚血瘀）患者的心绞痛症状和心电图表现。张赪辉等[26]将 86 例患者随机分为治疗组和对照组进行疗效观察，治疗组在对照组的基础上加用穴位贴敷（肉桂、附子、延胡索、细辛、白芥子、川芎、乳香、没药、丹参等）疗法，对照组采取常规治疗方法，观察两组治疗效果。结果显示，中药穴位贴敷对胸痹患者症状改善具有较好的临床疗效。另有观察表明，采用穴位贴敷结合穴位按摩、耳穴贴压等疗法，对改善冠心病症状也有较好的疗效。

4.5 足浴熏洗

中药足浴熏洗技术是借助泡洗时洗液的温热之力及药物本身的功效，浸洗全身或局部皮肤，达到温阳补气、活血通络、消肿止痛等作用的一种操作方法。冠心病介入术后康复期间，阳虚、气虚、血瘀患者比较适宜。补阳的足浴熏洗方可根据冠心病的辨证分型论治组方，四逆汤、补中益气汤、血府逐瘀汤等经方、时方对症治疗，一般冠心病患者均有动脉硬化，血管弹性不佳，血压容易波动。故足浴熏洗治疗中，足浴时间不宜超 20min，避免下肢血管扩张导致的心脑血管供血不足情况发生。同时糖尿病患者应低温足浴熏洗，避免足部烫伤。[27]马维辉等，用桃红四物汤足浴熏洗，方剂组成：丹参、黄芪、赤芍、当归、党参、茯苓、白术各、川芎、红花、庸香、三七、炙甘草，外用足浴熏洗，每日一次，15d。治疗组疗效显著提高。

4.6 穴位贴敷

根据经络学说，选取一定的腧穴，并采用适当的药物配制成丸、散、膏等剂型，直接敷贴于穴位上，利用中药对经络穴位的刺激作用来调理脏腑阴阳、疏通经络气血，从而达到预防和治疗疾病的目的。刘征等[28]在西药治疗基础上用心痹肺俞、肝俞、内关；瘀血停留、经络受阻加心俞、厥阴贴贴敷于双侧内关穴治疗冠心病心绞痛气滞血瘀型能有效改善胸痹心痛症状且能改善心电图患者１７例，心绞痛症状均有明显改善。杨月[29]宽胸止痛贴贴敷治疗冠心病心绞痛 36 例。贴取双内关、双心俞、膻中穴位外敷（乳香、丹参，用穴：内关、心俞、膻中、丰隆、三阴交、阳陵泉、红花、当归)，根据胸痹的不同辨证分型而用药，取穴等，每次选穴 2~4 个，确定两组选穴。两组取得满意疗效。靳宏光[30]在常规治疗基础上选取主要替使用，疗效显著。药物：丹参、红花、川芎、延胡索、冰片进行穴位贴敷。天津中医药大学王作顺教授等在中西医常规治疗的基础并根据中医辨证随症加减药物，胸壁取穴：心俞、厥阴俞、肺俞、膻中。①胸阳痹阻、气虚血瘀：敷贴治疗基础上药用红景天、人参、附片、干姜；②气虚血瘀、痰浊阻络：加生晒参、红景天、半夏、瓜蒌；③气阴两虚、心血瘀阻型心绞痛：加生晒参、红景天、麦冬、五味子；④痰阻血瘀：加瓜蒌、半夏；结果显示气虚症状和心电图缺血性改变症状，安全性好。均取得显著疗效。

4.7 保暖御寒

强调人与自然相统一，人体主动与四季气候变化相适应，春温、夏热、秋凉、东寒的保暖御寒。人体遵循春生、夏长、秋收、冬藏的万物生长规律。外邪致病，就需要注意寒主收引、热性炎上，风为百病长，易袭阳位等特点，长时间外邪刺激，机体正气不足，导致血管扩张，痉挛，气血拥塞，都是胸痹发病的诱因。只有机体阴平阳秘、气血冲和，正气不帅，虚邪贼风才不至侵犯机体。

4.8 摄神定志

《黄帝内经》提道："人有五脏化五气，以生喜、怒、悲、忧、恐""怒伤肝、悲胜怒""喜伤心，恐胜喜""思伤脾，怒胜思""忧伤肺，喜胜忧""恐伤胜，思胜恐"等理论，认为情志活动与人体脏腑关系密切。一旦超出正常范围，就会对人的生理造成损害。这也是中医情志养生理论形成的基础，初步确立"情志病"摄神康复治疗概念。中医所言：心主神明，心在志为喜，术后患者保持平和乐观的情绪尤为重要，方能脏器调和、气血顺畅。五志过极皆化火，七情内伤、情志失调扰乱气机、损耗气血。忧、思、喜、悲、恐过激皆可患心病。

4.9 饮食有节

饮食过节包括饮食不洁、饮食不节制、饮食偏嗜。中医将疾病分为表、里、寒、热、虚、实、阴、阳，而食物又有寒、热、温、凉四性及辛、苦、酸、甘、咸五味之分。在调配膳食时，应使食物与疾病的性质相适应，能使脏腑之气调和，生成津液，维持其旺盛的生命力。根据疾病和体质的不同，选择不同属性的食物，以达到"寒者热之，热者寒之；虚则补之，实则泻之"的饮食治疗。若临床表现心阳不足、寒象明显者，则可食狗肉、羊肉、牛肉、干姜、桂圆等辛温补阳之品；若临床表现为心火亢盛，则应选择清淡食物，如黄瓜、绿豆、竹笋、莲心、莲藕等。若临床心阴不足，阴虚火旺，饮食可多吃清淡滋补之品，如梨、蜂蜜、芦根、甲鱼、木耳等。心气不足的患者，可用黄芪、党参、山药、乌鸡肉等，冠心病介入术后出现下肢水肿、体重超重，可用冬瓜、赤小豆能利水消肿，山楂、红茶、薏米、车前草祛痰饮、利水湿。冠心病介入术后脾胃不振，可用生姜、乌梅、鸡内金、陈皮、山楂。皮肤瘀斑青紫可选用莲藕、槐花，能凉血止血作用。饮食过节是中医内伤病因之一。饮食偏嗜当中包括烟、酒等不良嗜好。所以饮食偏嗜既可以致病，也可以通过选择食物偏性来治疗疾病，是心脏疾病康复期的食物康复指导原则。饮食节制有度，定时定量，七分饥饱，五谷为养、五果为助。充分利用春夏养阳、秋冬养阴的时机，根据体质偏颇状况，膳食调养体质阴阳气血的偏衰。

4.10 量力运动

运动能力和运动方式因个人耐受和喜好量力而为。中医传统的锻炼方法中,太极、八段锦、五禽戏等运动为有氧运动,根据节奏控制增加运动量,对肌肉协调性、平衡性、耐力改善较好。同时运动中配合调息导引的方法,对心肺功能的康复收益较大,同时对血糖、血脂、尿酸的改善也有益,特别适合中老年冠心病介入术后患者。

4.11 睡眠规律

睡眠占据人生命 1/3 时间,不仅关乎躯体健康,还影响生活质量,睡眠解除机体疲劳,促进身体组织自我修复,增强免疫力。现代社会生活节奏加速,情志欲求变化更趋复杂,睡眠已近成为很多人群的困扰躯体和精神的健康问题,冠心病患者作为介入治疗后,由急危重救治状态转为慢性病调整康复状态的转换过程,由此产生的睡眠问题更加明显。而此类患者在中医睡眠指导上有一定的特点和规律可以参考。中医而言:心主血脉,心主神明,肝藏血,黄元御在《四圣心源》中所指:人卧则血归于肝脏,所以养血势必要养肝、养心。按照中医的"子午流注"理论指出:一天十二时辰。一个时辰留注一个经络,首环相接,如环无端。每个时辰均与人体十二条经络相对应,按规律性巡行。

11:00~13:00 称为午时,为手少阴心经运行时间,是一天之内阳极阴长之时,午休助长心阳效果最佳,午睡能够使心阳潜藏,心阴得养,心脏阴阳互根互生,心气充足,心血畅行。从西医循环系统的心泵功能而言,适当的午睡不仅能降低心率,减轻心脏负荷,缓解心泵疲劳,减少冠状动脉的血管压力和痉挛。午睡以饭后半小时后为宜,不可过长超过 1h,30min 左右就好。醒后精神、精力充沛,记忆力增强,如果入睡过长,进入深睡眠状态,醒来反倒会有昏沉、倦怠的感觉。当然,如果夜间睡眠差,午睡困难的人群,建议稍作闭目养神调养也是很有益的。

23:00~1:00 称为子时,为体内经气循行足少阳胆经时段,是一天之内阴极阳生之时,是人体入睡的最佳时间。《黄帝内经》曰:"凡十一脏取决于胆",胆经能生发人体阳气,启动其他脏腑功能活动。通过此时能长期规律入睡,则血脉平和,肢体有力、精力充沛,就是心主血脉、心主神明脏腑功能充足的表体现。一日而言,昼作夜息,四季而言,春夏为阳气生发、充实之际,秋冬阳气潜藏、衰退之际需要与四季秋收冬藏相对应,春夏稍晚睡卧早起舒展、阳气,秋冬则早睡稍晚起,保养阳气,减少伤风受寒。特别是冠心病术后患者心阳不足,脉管不耐寒凉,容易引发痉挛、收缩,引发心肌缺血情况。所以当睡不睡、非其时而睡,卧而不寐,都是扰乱心阳,暗耗心阴,顿挫心气的不良生活习惯。

5 展望

中医具备整体和恒动的辨证论治理论体系,强调因人、因地、因时制宜,精准辨证的中药汤药、针灸调配、情志调摄、运动调养、膳食补养、作息调整能够较全面地作用于冠心病患者术后的多个病理环节,对症候学、甚至检验指标数据均能改善。如心电图、心脏彩色多普勒超声重要指数的向好,实现综合性治疗的作用,人体功能的整体提高。这是单纯依靠某种西药所无法比拟的。当然冠心病介入术后的康复治疗,一定要走中西医协同的道路,中医专科、专病的研究队伍不断壮大,把西医辨病和中医辨证的两种优势充分调动发挥出现。我们才能够走出特点,更具疗效的心脏康复之路。要实现中医药对冠心病术后的综合调治,重点应深入细致地研究冠心病术后病人的中医证候学,认识术后不同阶段的中医证候演变规律和病因病机,结合现代药理学研究成果,设计符合中西医特诊的大样本随机对照试验,对中药复方、单味药、各种外治法数据临床研究,把个人辨证思维和经验诊疗上升到同质化水准,甚至能够提供到循证医学证据。这样的冠心病介入术后中西医协同康复治疗就会迈上新台阶。

参考文献：

[1]郭小宏,汪涛.老年冠心病患者同型半胱氨酸、总胆红素水平与颈动脉硬化的相关研[J].实用医学杂志,2019,35(19):3048-3052.

[2]Chen G,Levy D. Contributions of the Framingham Heart Study tothe Epidemiology of Coronary Heart Disease[J]. JAMA Cardiol,2016,1(7): 825-830.

[3]胡大一.冠心病诊断与治疗研究进展[J].中华心血管病杂志,2003,31(11): 806- 811.

[4]Fanelli L , Aronoff R, Pa H . Rest enosis following coronary angio plasty[J] . Am Heart J, 1990, 119: 357.

[5]崔芳,任雨笙.康复训练对冠心病患者介入治疗后的运动耐量的影响[J].中华物理医学与康复杂志,2006,28(3):177-179.

[6]李柳骧.冠心病心绞痛古今中医文献整理与研究[D].北京中医药大学硕士学位论文,2007.

[7]刘艳骄,李茵.冠心病痰浊证的病因学特点[J].新中医,1996,27(1):6-8.

[8]尤士杰、陈可冀、杨跃进、等.通心络胶囊干预急性心肌梗死早期血运重建后自发性改善的临床研究 [J].中国中西医结合杂志,2005, 25 (7):604-606.

[9]陈贵珺,王恒和.近5年我国冠心病中医证型地域分布规律研究[J].辽宁中医杂志,2018,45(6): 1142 - 1146.

[10]毕颖斐,王贤良,赵志强,等.冠心病现代中医证候特征的临床流行病学调查[J].中医杂志, 2017,58(23):2013-2019.

[11]葛永彬,毛静远.7512例冠心病中医证型分布规律分析[J].山东中医杂志,2011,30(4): 227- 229.

[12]李松、张敏州、邹旭、等.辨证分型治疗对冠心病介入术后患者血浆FIB及血脂的影响[J].南京中医药大学学报,2005,21(2):89-92.

[13]尤士杰、杨跃进、陈可冀、等.通心络胶囊在急性心肌梗死血运重建后的有效性和安全性研究[J].疑难病杂志,2004,3(4): 193-195.

[14]李健、张翔炜、张敏州、林晓忠.通冠胶囊治疗冠心病介入术后气虚证血瘀证26例疗效观察[J].新中医,2005(10):33-35.

[15]陈秀珍.36例急性心肌梗死冠脉介入后的中医治疗[J].辽宁中医杂志,2005,32(4): 316.

[16]刘毅、陈涛、陈泽斌.针刺预处理对瞬时受体电位通道介导的大鼠心肌缺血 改善作用 [J].湖北中医药大学学报,2016,18(2): 8-10.

[17]许明山,李海洲.子午流注针法治疗胸痹(冠心病心绞痛)70例临床观察[J].医学理论与实践, 2010,23(6): 660-661.

[18]蒋文波 、顾宁、陈昊、等.针刺结合西药干预对不同心肌梗死溶栓危险分层不稳定型心绞痛患者血瘀证临床观察[J].中国针灸,2016,36(12): 1233-1236 .

[19]王蕾、祝鹏宇、郭颖、等.针刺预处理对阵发性心房颤动大鼠心肌病理性损伤的保护机制研究[J].中医药学报,2016,44(4):72-74 .

[20]张森、王文君 、祝鹏宇、等.针刺内关穴对心肌肥厚小鼠心肌组织超微结构的影响[J].上海针灸杂志 ,2016 , 35 (5): 588-591.

[21]杨丹红,高镇五.温灸法治疗冠心病44例临床疗效分析[J].中国针灸,1989,9(4):49-50.

[22]李红霞,刘世伟.艾灸背俞穴治疗冠心病30例临床观察[J].职业与健康,2000,16(3):74-75.

[23]张秋英,刘影.胸痹膏穴位贴敷治疗稳定型心绞痛(气滞血瘀证)[J].光明中医,2013,28(1):116-117.

[24]鲍克剑,马彤艳.胸痹贴穴位贴敷治疗不稳定型心绞痛临床观察[J].上海针灸杂志,2016,35(6):653-655.

[25]张祯辉,范秀凤.穴位贴敷对胸痹患者症善的临床观察[J].陕西中医,2012,33(3):348-349.

[26]马维辉,战卓,刘婉嫣.对中药足浴治疗冠心病不稳定性心绞痛临床研究[J].中国处方药,2016,14(11):85-86。

[27]刘征.心痹贴对气滞血瘀型冠心病心绞痛的临床疗效观察及CRP影响[J].针灸临床杂志,2008.

[28]杨月.宽胸止痛贴穴位敷贴治疗胸痹的临床观察[J].内蒙古中医药,2013.32(32):24.

[29]靳宏光.穴位贴敷及针刺法治疗冠心病稳定性心绞痛疗效观察[J].长春中医药大学学报,2013,29(3):523-524.

急性左心衰的护理

丽江市人民医院　丁相钰

1 急性左心衰的定义

急性发作或加重的心肌收缩力明显降低,心脏负荷加重,造成急性心排血量骤降、肺循环压力突然升高、周围循环阻力增加,出现急性肺淤血、肺水肿并可伴组织器官灌注不足和心源性休克的临床综合征。包括慢性心衰急性失代偿急性冠脉综合征、高血压急症、急性心瓣膜功能障碍、急性重症心肌炎、围生期心肌病和严重心律失常[1]。

2 临床表现

临床急性心脏疾病中,急性心力衰竭发病率较高,对患者的生存质量、生存率有着较大的影响。通常情况下,急性心力衰竭依据其发病类型主要分为两种,第一种是原发性心肌损伤,第二种是心脏负荷过重。原发性心肌损伤是指患者出现心肌代谢疾病、心肌功能障碍性疾病、心肌炎等。心脏负荷过重多是指心脏容量、压力负荷过重,致使患者心脏功能受到影响。急性心力衰竭的临床病症表现主要以肺循环瘀血为主,表现为急性的呼吸衰竭,面色灰白、发汗、发绀、咯血等,发病时间较长或病情严重时会出现意识模糊,对患者的生存质量影响较大[2]。患者可表现为突发严重呼吸困难,呼吸频率常达 30~50 次/min,强迫坐位、面色灰白、发绀、大汗烦躁,同时频繁咳嗽,咳粉红色泡沫状痰。极重者可因脑缺氧而致神志模糊。发病伊始可有一过性血压升高,病情如未缓解,血压可持续下降直至休克。听诊时两肺满布湿性啰音和哮鸣音,心尖部第一心音减弱,率快,同时有舒张早期第三心音奔马律,肺动脉瓣第二心音亢进[1]。

3 治疗

急性左心衰发作时缺氧和严重呼吸困难若不能得到及时的救治是致命的威胁,要尽快缓解。

3.1 药物治疗

3.1.1 吗啡

吗啡 3~5mg 静脉注射或者皮下注射可以使患者镇静,降低心率,减少躁动而带来的心脏负担,同时可以舒张小血管而减轻心脏负荷。有需要时可以间隔 15min 重复使用,共 2~3 次。若为年老体弱的患者可减量或改为肌内注射。

3.1.2 快速利尿

如呋塞米 20~40mg 静脉注射,4h 后可重复 1 次。呋塞米除利尿作用外,还可以使静脉扩张,利于肺水肿缓解。

3.1.3 洋地黄制剂

毛花苷 C 静脉给药适用于房颤并心室扩大伴左心室收缩功能不全者,可用 0.4~0.8mg,静脉注射时速度宜慢,同时要观察心电图的变化。

3.1.4 血管扩张剂

可以选用硝普钠、硝酸甘油静滴,静滴时根据血压调整输液滴数,收缩压维持在 100mmHg 左右。硝普钠见光易分解为氰化物,所以使用时应现配现用、闭光注射,使用疗程不超过 72h。

3.2 一般处理

3.2.1 体位

立即协助患者取坐位,双腿下垂,以减少回心量,减轻心脏前负荷。病人常烦躁不安,需注意安全,谨防跌倒受伤[3]。

3.2.2 吸氧

有低氧血症的患者,通过氧疗将血氧饱和度维持在 95% 以上,立即给予高流量鼻管吸氧,病情严重者采用无创呼吸机持续加压(CPAP)或双水平气道正压(BiPAP)给氧[3]。给氧时在湿化瓶内加 50% 酒精,有利于肺泡内泡沫的消除。

3.2.3 救治准备

迅速开放两条静脉通路,遵医嘱正确用药,留置尿管,心电监护及经皮血氧饱和度监测等[1]。

3.2.4 监测出入量

每天摄入液体量一般宜在 1500mL 以内,不超过 2000mL。保持每天出入量负平衡约 500mL,严重肺水肿者水负平衡为 1000~2000mL/d,甚至可达 3000~5000mL/d,以减少水钠潴留,缓解症状。如肺淤血、水肿明显消退,应减少水负平衡量,逐步过渡到出入量大体平衡。在负平衡下应注意防止低血容量、低血钾和低血钠等[3]。

4 护理

4.1 休息与运动

为患者提供安静、安全、光线适宜的病房,避免大声喧哗,影响患者休息。心功能 III 级的患者,应卧床休息,可采取半卧或坐位,必要时双腿下垂。在患者的病情得到控制后,可以下床活动,自理日常生活,并可适当户外散步,减少由于长期卧床引起的静脉血栓形成、肺部感染。心功能 IV 级的患者,要绝对卧床休息,避免任何体力活动,日常生活由他人照顾,以减轻心脏负担。

4.2 饮食护理

指导患者进食低盐、低脂清淡易消化的食物,少食多餐。限制食盐的摄入,每天摄入量在 5g 以下,告知患者及家属低盐饮食的重要性。限制腌、熏食品的摄入,如:烟熏肉、罐头、海产品等,因为这些食物含钠较高。可以改善烹饪方法,改用糖、代糖、醋等调味剂增强食欲。

4.3 病情监测

密切监测生命体征、心电图,及时复查血电解质、血气分析等。观察病人神志、意识、皮肤颜色、肺部啰音或哮鸣音的变化,准确记 24h 出入量。

4.4 皮肤护理

保持床单元清洁、干燥、柔软舒适、整洁,水肿严重者可使用气垫床防止皮肤破溃。协助患者更换体位,骶尾部、踝部足跟处可垫软枕或气垫圈以减轻局部压力。为患者更换柔软、宽松的衣服。采取半卧位或端坐位时骶尾部易发生压疮,可用减压敷料保护局部皮肤,保持皮肤清洁干燥。

4.5 心理护理

患者容易产生紧张、恐惧心理,可导致交感神经系统兴奋,加重呼吸困难。医务人员在抢救和治疗时要镇静、动作熟练,让病人产生信任和安全感。在患者病情稳定后,向患者解释各种操作的目的,帮助患者接受自己的病情。消除恐惧心理.树立战胜疾病的信心。

(1)遵循指南,强调行为规范性:《中国心力衰竭诊断和治疗指南》是分析心力衰竭病理特征、致病原因、发病情况以及地区发病概率、发病后的急诊诊断、治疗干预方面的综合性指南,将其用于医院急诊科。在急诊科接诊急性心力衰竭患者的过程中,基于《指南》的相关指导,更好地根据患者的临床症状表现与病情发展,来进行诊断、治疗、护理措施,明确在急性心力衰竭的临床诊断中"时间就是生命"的理念,强化急救护士的工作理念,优化职业素养,在急性心力衰竭的医疗护理中发挥更好的医疗价值,挽救患者生命[4]。

急性心力衰竭患者病情紧急,若未能得到及时有效地治疗与护理干预,患者的生存质量将会受到严重地威胁,甚至导致患者死亡。急性心力衰竭患者在医疗过程中,需要及时的介入治疗干预手段,才能有效地保证患者医疗措施实施期间的临床护理价值,更好地促进患者抢救成功率的提升,挽救更多急性心力衰竭的生命[5]。

(2)强化急诊意识:由于急性心力衰竭患者病情危急,有着较大的生命危险。故在接诊患者以后的第一时间应当利用科室现有的医疗设备以及护理措施帮助患者稳定生理状态,结合科室内现有的条件与医疗设备,进一步提升患者的抢救成功率[6,7]。

参考文献:

[1]陈灏珠,钟南山,陆再英.内科学(第9版)[M].北京:人民卫生出版社,2018:174-176.

[2]李庆印,李峥,康晓凤,等.成人急性心力衰竭护理实践指南[J].中国护理管理,2016,16(9):1179-1188.

[3]尤黎明,吴瑛. 内科护理学(第6版)[M].北京:人民卫生出版社 2017:167-169.

[4]张健.《成人急性心力衰竭护理实践指南》述评[J].中国护理管理,2016,16(9):1189-1190.

[5]许静锋.急诊综合护理干预在急性左心衰患者中的临床价值分析[J].心血管病防治知识(学术版),2020,10(2):85-87.

[6]崔云艳.急性心衰患者采用重症护理干预的效果分析[J].养生保健指南,2019,15(1):29.

[7]Heckman GA,Boscart VM,Huson K,et al. Enhancing knowledgeand inter professional care for heart failure(EKWIP-HF)in longterm care:a pilot study[J]. Pilot Feasib Stud,2018,4(1):9.

心电监护的规范使用

丽江市人民医院儿科　和建秀

1 技术概述

心电监护仪是医院实用的精密医学仪器,能同时监护病人的动态实用的精密医学仪器。该设备具有心电信息的采集、存储、智能分析预警等功能,并具备精准监测、触屏操控、简单便捷等特点。现对其技术进行论述:

1.1 电极

现今的这种电极使用较方便,导电膏不易干,伪差得到减少,获得较好的使用效果。但是,仍存在使用时间过长皮肤过敏的问题。皮肤过敏的两个来源,一是粘贴胶布,二是导电膏。至今仍未找到可供长期监测用的最适电极。

1.2 ECG 放大器

现今的 ECG 放大器在导联选择、增益控制、定标信号、和滤波通带选择等方面都实现了程控化。对于单道 ECG 监测,通常采用 3 电极输入方式,其中一个电极为参考电极(接地或体电位驱动);通过模拟开关轮回切换,可使该三个电极选择三个导联之一观测。对于双道以上 ECG,一般至少要用四个以上电极。由于安全性的要求,ECG 放大器应具有备电气隔离特性和除颤电击保护措施。

1.3 显示技术

心电监护必需具备良好的 ECG 波形连续显示功能。从早期的长余辉示波器到后来的存储示波技术,是 ECG 实时显示技术的重大进步。存储示波提供了不消褪(Non-fad-ing)的 ECG 波形显示,并可冻结及回顾显示波形,为 ECG 观测带来很大方便。

近年来,平板显示器技术在心电监护中崭露头角。主要的显示为液晶(CLD)点阵平板和场致发光(E)L 点阵平板。由于平板显示器具有体积小,功耗低的突出优点,因而在便携式的小型心电监护仪中得到重要应用。

1.4 心律失常检测

心律失常检测,是心电监护系统的重要内容。可靠的心律失常自动检测可以代替人来进行连续 ECG 监视。与 Holte 心律失常检测有所不同,心电监护要求实时连续地检测重要的心律失常并给出指标。

心律失常检测的内容,由早期简单的心律检测和报警,已发展到对众多的心律失常类型(如室性异搏、室上性早博、各种联律、R-on-T 室早、逸搏、室速、室颤等等)的检测、分析和必要的报警。

心律失常检测的种类要求以及对哪些种类需要进行报警,则是临床与工程两方面相互结合考虑的问题。理想的心电监护设备一是能检出所有需要处理的心律失常,二是只对真正心律的失常报警。这往往是很难做到的。由于各种干扰的存在以及导联位置的 ECG 变异的问题,人们常常要在误检和漏检之间作权衡。

在心电监护的心律失常分析中,对大多数房性和房室性心律失常,如房颤,房室脱节等,目前仍无较可靠的检测方法,因而不予分析。主要因为 P 波的可靠检测尚未解决。P 波检测,目前只取得部分成功,即仅对于出现 QRS 波前的显见的 P 波,获得较好的检出率。对于随处发生的 P 波,如房颤、房性脱节中的 P 波,则尚无可行的方法。随意性 P 波检出问题,仍是心律失常自动分析技术中的困难问题。

1.5 ST 段电平检测

ST 段电平检测分析是心电监护中后来加入的参数。大量临床研究资料表明,ST 段电位的变化,反映着心肌缺血的情况。而心肌缺血导致心肌梗死,并引发心律失常并发症。因此,通过 ST 段变化检测心肌缺血的发生,及时治疗,可以预防更严重的心脏病的发生。

ST 段检测的主要参数是 ST 段电平偏移量和 ST 段斜率,其检测的可靠性主要依赖于 QRS 波参数(如起点、终点等)检测的准确性。由于 ST 段频率成分较低,0.5~40Hz 的频带一般不能满足 ST 段检测的要求。一般要使用诊断级频带,即 0.05~100Hz。此外,由于心肌缺血发生的区域不同,ST 段电平的变化与导联选择有很大关系,一般最好使用两个通道以上的 ECG 信号,进行 ST 段检测。ST 段电平测试点的位置常因人而异,因此,心电监护仪中应具有可人工选取测试位置的功能。

1.6 其他

心电监护的一些附属功能,如走纸描记,心率、心律失常和 ST 段电平的统计趋势图显示,操作按键,电池供电,多机连中心站等,在近 20 年来也得到迅速发展。ECG 描纸记录在心电监护设备是价值的和必要的。因为对主要的病变 ECG 随时描记下来,便于仔细观测以及作病案记录。目前,既能描记波形、又能打印字符的热阵式记录器已正在取代仅能描记波形的热笔或描笔式记录器。

在机内存储长时间的心率、卿段电平以及心律失常统计数据,并以直观形象的趋势图形式显示,以了解一段时间心率、ST 段和心律失常变化情况提供了方便,这对于了解病情及治疗效果有很大帮助。

近来出现的触屏式操作按键,使仪器面板更紧凑,操作指示更具体。由蓄电后备供电的监护仪,提供了随处可用的便携性,也为公共供电系统出现故障时,提供了一种后援方式。

心电监护中心站系统可以将多个床位的心电信号集中到一个显示器上观察和检测,医务人员不必走到床边观察就可以及时了解各床位的 ECG 情况,可节省人力和提高效率。有些心电监护系统,如德国西门子公司的产品,不但各床边机可连往中心站,而且床边机之间可以互机调看信息,这为医生查房观察提供了更多的方便。

2 适应证

心电监护是记录一段时间内的心电活动,通常在心肺复苏之后,心律失常的高危患者以及危重症都需要做心电监护,像急性心肌梗死、心肌炎、心肌病、心力衰竭、心源性休克、严重感染、预激综合征和心脏手术后,以及接受了某些心肌毒性,或影响心脏传导系统药物治疗的患者都应当给予心电监护。此外还有各种危重症伴发缺氧、电解质和酸碱平衡失调、多系统脏器障碍、导管检查心包穿刺时心律失常以及器官插管的时候,都需要做心肺的监护,尤其是心电监护,对于这一类患者是非常重要的,因为这些患者随时都有可能出现心律失常、恶性的心脏骤停等等。

3 使用方法

使用心电监护仪之前,先向患者告知,取得合作后开始操作。将心电监护放置床头柜,接电源,打开监护仪电源开关,校准监护仪上的时间,选择成年人或小儿模式,必要时输入患者的基本情况。将导联线放置监护仪前,将电极片与导联线连接。解开患者衣物,暴露胸部电极片贴放部位,乙醇棉球清洁皮肤。贴电极片于相应部位,右上导联是白色,位于胸骨右缘锁骨中线第一肋间。左上导联是黑色,位于胸骨左缘锁骨中线第一肋间。中间导联是棕色,位于胸骨左缘第四肋间。左下导联是红色,位于左锁骨中线肋缘处。右下导联是绿色,位于右锁骨中线肋缘处。

4 护理及观察要点

(1)心电监护仪的管理制度不健全及应对措施。多功能心电监护仪属于医疗仪器范畴,当前医疗仪器的管理未受到足够的重视,监护仪的管理多由临床科室自行处置,存在管理制度不健全、管理标准不明确等问题,增加了心电监护仪的使用风险,影响了病人的安全,导致护患关系的紧张。解决对策:专人负责,规范监护仪档案资料,完善使用操作流程、日常维护、状态交接班等规章制度,变经验式管理为流程化管理,减少管理漏洞。严格执行心电监护仪使用登记制度,以使用科室为单位建立心电监护仪的使用及维修保养记录,可以使用统一表格,以减轻工作量,提高工作效率。记录内容包括:仪器编号、型号、使用起止时间、连续使用时间、累计使用时间、充放电记录、仪器运行状态、故障及维修记录、年检情况、培训人数、不良事件等。为监护仪的连续使用直至报废鉴定提供连续客观的资料。

(2)内置电池亏电及应对措施。心电监护仪的内置电池是在应急抢救、断电或者病人转运途中等应急情况下,监护仪正常工作的保证。更换一个内置电池价格昂贵,延长内置电池的使用管理能确保病人的安全,更具有节约运行成本的作用。一般监护仪的内置电池是铅酸充电电池,正常状态满电量工作大于100min以上,在第一次低电量报警后大约仍可继续工作15min。首次充电满12h后使用,3个月要放电1次,待自动关机后再开机充电12h以上后使用,每班应常规检查监护仪内置电池电量指示,同时做好记录便于其他护理人员的使用。应避免长时间无计划地使用外接交流电连续工作。

(3)皮肤过敏及应对措施。连续心电监护需要长时间粘贴电极片,可能发生皮肤过敏,病人局部出现瘙痒红肿等现象。解决对策:有效的皮肤准备能够减轻病人发生皮肤问题的概率。由于皮肤是不良导体,要获得良好的心电信号,尽量选择胸腹部平坦、肌肉少的部位安放电极片。清除体毛、可用清水或者肥皂水清洁皮肤,皮肤完全干燥后安放电极。电极安放部位要避开除颤处、骨骼隆突处、皮肤发红或破损炎症处等。敏感肌肤每日更换粘贴部位,连续心电监护24h以上的,应当及时更换电极片和粘贴位置,用温水清洁粘贴处的皮肤,去除胶痕,保持干燥,出现过敏症状的可以酌情使用外用药物缓解症状。

5 注意事项

5.1 心电监护时的注意事项:

(1)取出心电导联线,将导联线的插头凸面对准主机前面板上的"心电"插孔的凹槽,插入即可。

(2)用75%的乙醇进行测量部位表面清洁,目的清除人体皮肤上的角质层和汗渍,防止电极片接触不良。

(3)将导联线上的衣襟夹夹在病床固定好。并叮嘱病人和医护人员不要扯拉电极线和导联线。

（4）请务必连接好地线（使用三眼插头），这将对波形的正常显示起到非常重要的作用。

（5）电极片长期应用易脱落，影响准确性及监测质量。每天更换电极片及粘贴部位；并注意皮肤的清洁、消毒。

5.2 血氧监护时的注意事项

（1）血氧探头的插头和主机面板"血氧"插孔一定要插接到位。否则有可能造成无法采集血氧信息，不能显示血氧值及脉搏值。

（2）要求病人指甲不能过长，不能有任何染色物、污垢或是灰指甲。如果血氧监测很长一段时间后，病人手指会感到不适，应更换另一个手指进行监护。

（3）病人和医护人员不应碰撞及拉扯探头和导线，以防损坏而影响使用。

（4）血氧探头放置位置应与测血压手臂分开，因为在测血压时，阻断血流，而此时测不出血氧，且屏幕显示"血氧探头脱落"字样。

5.3 血压监护时的注意事项

（1）袖带应多备，数量充足，型号齐全且消毒备用。做到专人专用。即使仪器不足，相邻床位之间共用一台监护仪，袖带也需固定应用，测量时更换袖带接头部分即可。可有效避免交叉感染，且防止由此给患者及其亲属造成的心理上的不适。

（2）成人、儿童测量时，注意袖带、压力值的选择调节，避免混淆。

（3）袖带展开后应缠绕在病人肘关节上 1~2cm 处，松紧程度应以能够插入 1~2 指为宜。过松可能会导致测压偏高；过紧可能会导致测压偏低，同时会使病人不舒适，影响病人手臂血压恢复。袖带的导管应放在肱动脉处，且导管应在中指的延长处，病人不要讲话和活动。

（4）手臂应和人的心脏保持平齐，血压袖带充气时应嘱病人不要讲话和活动。

（5）测压时，手臂上袖带的位置应和心脏保持平齐，病人不要讲话或动弹。

（6）测压手臂不宜同时用来测量体温，会影响体温数值的准确。

（7）避免在输液或有恶性创伤的肢体进行测量，否则会造成血液回流或伤口出血。

（8）连续监测的患者，必须做到每班放松 1~2 次。病情允许时，间隔 6~8h 更换监测部位一次。防止连续监测同一部位，给患者造成的不必要的皮肤损伤。

（9）为防止异味，增加舒适度，袖带应每周进行更换、清洗，有污染时随时进行消毒处理。

（10）袖带尼龙扣松懈时，应及时更换、修补。以防出现误差。

（11）病人在躁动、肢体痉挛时所测值有很大的误差勿过频测量。严重休克、心率小于 40min 次；大于每分 200 次/h；所测结果需与人工测量结果相比较并结合临床观察。

6 前景及进展

心电监护仪最早应用于临床时仅能监测心电信号这一参数，经过多年的发展，心电监护仪能够监测数十种参数，在提高治疗和护理质量、降低危重患者病死率等方面有着重要的作用。近年来的应用实践显示，触摸屏操作技术、智能参数接口技术、云计算技术等充分展示了心电监护仪的未来发展方向。

随着现代信息技术的快速发展以及医学技术的进步，心电监护仪在操作方式、接口模式以及信息网络功能等方面都取得了一定的发展。当前世界各大医疗器械制造厂商纷纷投入大量人力财力设计制造性能更加优越的新一代监护仪，部分新技术的应用有效提升了心电监护仪的参数测量功能和便捷性，相信未来心电监护仪必将向智能化、舒适化、精准化等方向发展。

参考文献:

[1]李学英.品管圈在提高护理人员心电监护仪正确使用与观察中的应用分析[J].中国医疗器械信息, 2020,26(22):186-187.

[2]杨志英.心电监护培训是提高护士素质的主要组成部分[J].按摩与康复医学(中旬刊),2010,1(11): 112-112.

[3]贾月华.规范心电监护仪的使用与管理方法在住院患者中的价值体会[J].中国医疗器械信息,2020,26 (04):112-113.

[4]张俊义.规范心电监护仪的使用与管理方法在住院患者中的应用效果[J].中国医疗器械信息,2020,26 (10):180-181.

[5]潘春里.急诊室心电监护仪报警的原因分析及预防[J].中西医结合护理(中英文),2016,2(6):161- 163.

[6]陈稚林.多功能心电监护仪的规范使用与管理[J].护理研究,2017,31(21):2674-2676.

[7]辛菊香.规范心电监护仪的使用与管理方法在住院患者中的应用效果[J].医疗装备,2018,31(17): 177-178.

[8]王芳.心电监护仪使用监控及其效果[J].医院管理论坛,2013,30(01):37-38,36.

[9]曾燕敏,蒋志梅.护理质量管理在心内科护士心电监护仪使用中的效果观察[J].天津护理,2015,23 (02):149-150.

[10]施娟娟,王芳.监护仪报警参数设置错误的原因及对策[J].医院管理论坛,2014,31(4):20-21+14.

[11]孙惠丽.YY1079-2008《心电监护仪》标准部分条款解析[J].中国医疗器械信息,2013,19(3):50-51.

[12]陈凤萍,党贵玲,刁红雨.标准 YY1079-2008《心电监护仪》部分条款解读[J].中国医疗器械信息, 2017,23(05):74-76.

肝素在 ACS 中的用法

丽江市人民医院老年病科　和春珍

1 概述

（1）肝素首先从肝脏发现而得名,由葡萄糖胺,L-艾杜糖醛苷、N-乙酰葡萄糖胺和 D-葡萄糖醛酸交替组成的黏多糖硫酸脂,平均分子量为 15KDa,呈强酸性。它也存在于肺、血管壁、肠黏膜等组织中,是动物体内一种天然抗凝血物质。天然存在于肥大细胞,现在主要从牛肺或猪小肠黏膜提取。作为一种抗凝剂,是由二种多糖交替连接而成的多聚体,在体内外都有抗凝血作用。临床上主要用于血栓栓塞性疾病、心肌梗死、心血管手术、心脏导管检查、体外循环、血液透析等。随着药理学及临床医学的进展,肝素的应用不断扩大。

（2）急性冠状动脉综合征（ACS）:是以冠状动脉粥样硬化斑块破裂或侵袭,继发完全或不完全闭塞性血栓形成病理基础的一组临床综合征,包括急性 ST 段抬高性心肌梗死、急性非 ST 段抬高性心肌梗死和不稳定型心绞痛（UA）。ACS 是一种常见的严重的心血管疾病,是冠心病的一种严重类型。常见于老年、男性及绝经后女性、吸烟、高血压、糖尿病、高脂血症、腹型肥胖及有早发冠心病家族史的患者。ACS 患者常常表现为发作性胸痛、胸闷等症状,可导致心律失常、心力衰竭、甚至猝死,严重影响患者的生活质量和寿命[1]。如及时采取恰当的治疗方式,则可大大降低病死率,并减少并发症,改善患者的预后。

2 肝素的使用:肝素（heparin）

肝素为大分子物质,难以通过生物膜,不被胃肠吸收,口服无效。肌内注射会引起血肿,故需静脉给药。其抗凝活性的 t1/2 约为 1h。主要由肝代谢,由肾排出[1]。

（1）抗凝作用:肝素在体内外均有强大的抗凝作用,可延长凝血时间、凝血酶时间、凝血酶原时间。其抗凝机制是:①促进或增强血浆中抗凝血酶Ⅲ（ATⅢ）活性,抑制凝血因子Ⅱ、Ⅸ、Ⅹ、Ⅺ、Ⅻ活化而发挥抗凝血作用;②抑制血小板聚集[2]。

（2）抗炎抗过敏肝素增强吞噬细胞从血液中去除许多对内皮有损害作用的物质。抑制炎症介质活性。阻止炎症细胞的活动,降低毛细血管通透性和减轻炎症反应。

（3）调节血脂作用肝素能使脂蛋白脂酶活化、释放和稳定,降低血浆甘油三酯和低密度脂蛋白,从而抑制动脉内皮对低密度脂蛋白的摄取,因而有抗动脉粥样硬化作用。

（4）临床应用

①防止各种血栓栓塞性疾病肝素可防止血栓的形成和扩大, 主要用于如急性心肌梗死、肺栓塞、不稳定型心绞痛;预防深部静脉血栓形成[3]。

②心脏介入性诊断与治疗肝素具有预防凝血作用。

③弥散性血管内凝血（DIC）早期使用肝素,可以阻止多种凝血因子的消耗,以防继发性出血。

④其他心血管手术、血液透析、心导管检查等。

（5）药物相互作用

水杨酸类、口服抗凝剂、利尿酸、右旋糖酐等可增强肝素的抗凝作用，甚至引起出血，肝素不宜与上述药物合用。

3 肝素在 ACS 中的使用方法

（1）建议将肝素注射在腹部肚脐周围，因为腹部脂肪比较多，肝素更容易被吸收。具体的用量是不能确定的，因为不同厂家生产的肝素用量是不同的。在注射肝素期间，一定要注意不能吃油腻辛辣等具有刺激性的食物。戒烟戒酒，保持充足的睡眠，少熬夜，一定要保持心情愉悦。

随着抗凝治疗在临床各科的广泛应用（外科防治术后深部静脉血栓形成，血液透析，急性冠脉综合征，心脏瓣膜病术后，急性肺栓塞，冠心病介入治疗术中，术后抗凝等），普通肝素（UFH）和低分子肝素（LMWH）已成为临床的常用药物之一[2]。

（2）肝素的推荐用量是静脉注射 80~85U/（kg·h 的速度静脉滴注维持，治疗过程中在开始用药或调整剂量后需 6h）。

3 肝素在 ACS 中的护理及观察要点

3.1 用药前协助医生详细询问病史，有无如下抗凝治疗禁忌证

（1）对该药过敏。

（2）两周内有活动性出血、手术、外伤史。

（3）严重高血压，血压大于 180/100mmHg。

（4）有脑中风脑出血病史。

（5）消化道溃疡出血。

（6）严重肝肾疾病。

（7）视网膜血管病。

（8）严重心力衰竭。

（9）心源性休克，如有以上禁忌症应提醒医生禁用或慎用，防止出血。

3.2 严格掌握给药剂量

低分子肝素在常规剂量下并发症少，但随剂量加大其抗凝血酶 Ⅲ 依赖性，抗 Xa 的活性也增加，出血倾向，随之增大。

（1）选择通过国家质量体系认证厂家生产的一次性 2mL 注射器，其针梗长度约 2cm，排气时，以看到药液露出针尖为宜，不必排出一滴。注射完毕后在皮下稍停留一会儿，使药物尽可能注入皮下，达到预期疗效。

（2）密切观察用药后的反应：治疗前后观察心电图并记录，注意 ST 段的动态变化，心绞痛发作时随时加做心电图以观察用药后的效果，密切观察心绞痛有无缓解及用药后的护理。

（3）出血倾向的观察与护理

出血或渗血的观察：应经常注意有无血尿，黏膜出血及鼻出血、牙龈出血，伤口或溃疡出血，有无出血点和出血性紫癜等。大量的黏膜下或肠壁出血，可表现为麻痹性肠梗阻或出血性肠梗阻。病人感到腹胀，腹痛难忍，大便不通畅。每周复查一次尿常规、大便常规。一旦发生上述现象应立即通知医生减量或停药。本预防出血及护理：避免进食过热、过硬的食物，指导患者用软毛牙刷刷牙，防止口腔及食道出血。防止碰撞皮肤。各种护理操作应动作轻柔，避免反复穿刺，肌肉注射。止血带捆扎时间不宜过长。拔针时延长按压针眼的时间，至少 3min 以上。掌握正确的注射方法，低分子

肝素的注射应在腹部皮下，位置在脐上下 5cm 左右范围内(除外脐周 1cm)，左右交替，注射时左手拇指和食指捏住皮肤皱褶处，在皮褶最高点垂直进针，深度以针头进入皮褶为宜，约为针梗的 1/3，不超过 1/2，松开捏起的皮肤 回抽无回血将药液缓慢注入皮下后局部压迫 1~2min，力度以皮肤下陷 1cm 为准[2]。选择垂直进针，是因为腹壁血管丛丰富且位置表浅，针头对皮下组织的损伤小。

（4）药物不良反应的观察及处理：对少数患者用药过程中出现的皮炎,荨麻疹等过敏反应者，可给予抗过敏治疗。

（5）高血钾的观察及护理：肝素可抑制肾上腺分泌醛固酮，导致高血钾，应定期复查血钾。用药期间指导患者避免食用含钾高的食物，如坚果类、香蕉、浓缩橘汁等。观察尿量及有无腹胀、纳差、乏力、心率缓慢等高血钾的征象，如有高血钾表现立即通知医生做对症处理。

3.3 胸痛的观察及护理

观察记录疼痛性质、程度、时间发作规律，伴随症状及诱发因素;遵医嘱给镇痛药，观察并记录用药后的效果。

4 肝素在 ACS 中的注意事项及不良反应

（1）过敏反应可表现为荨麻疹、皮疹、鼻炎、结膜炎、哮喘、高热和寒战等。

（2）自发性出血如果出血严重，应立即停药。给予鱼精蛋白治疗。每 1mg 鱼精蛋白可以中和 100 单位的肝素。每次用量不超过 5mg,用生理盐水稀释成 1%的溶液缓慢静脉注射。

（3）血小板减少在应用本品时可能会出现，停药后即可恢复。

（4）其他少数病人可出现脱发、骨质疏松等。

5 肝素运用前景及进展

肝素(Heparin)类药物是广泛应用于临床的抗凝药物,主要包括普通肝素,又称为未分级肝素(Unfraction heparin,UFH),与低分子量肝素(Low molecular weight heparin,LMWH)。 1919 年,UFH 被美国 John Hopkins 大学的 John Mclean 首次发现，并且在 1934 年以抗凝血药物用于临床,UFH 是一种非均相的、高度 硫酸化的线性葡萄糖胺聚糖混合物,其分子量为 2000~40000 道尔顿[4,5]。对 UFH 药理学机制及临床应用的研究结果显示,其在治疗过程中会出现较多的不良反应。1976 年出现的 LMWH 是由 UFH 通过酶解聚或化学方法得到的分子质量较小的肝素片段,其分子量为 3000~8000 道尔顿,平均为 5000 道尔顿。与 UFH 相比,LMWH 具有较长的半衰期、更好的生物利用度、皮下注射吸收好、药代动力学较稳定,更少发生出血、过敏反应及肝素诱导的血小板减少症等不良反应,因此得到广泛的临床应用。

5.1 作用机制

5.1.1 抗凝及抗血栓作用

低分子量肝素比普通肝素具有更强的抗血栓作用及较弱的抗凝作用,在很大程度上降低了出血的风险[6]。其主要原因是肝素类药物的抗凝作用与分子量的大小有关,低分子量肝素相对分子量较普通肝素小、只能与抗凝血酶Ⅲ结合,不能与Ⅱa 结合,从而具有抗Ⅹa 的作用[7]。由于Ⅱa 活性是抗凝作用的主要指标,故低分子量肝素具有较弱的抗凝作用。另外,血栓形成的主要因素之一是凝血酶的激活,低分子量肝素具有较强的抗Ⅹa 作用,能够抑制凝血酶的激活,进而起到抗血栓形成的作用[8]。国外有研究结果显示,对于经皮冠状动脉介入治疗的 ST 段抬高型心肌梗死患者,在经皮冠状动脉介入治疗期间,低分子量肝素比普通肝素更容易达到目标抗凝治疗水平[9]。Yoshida 等[10]的研究结果显示,低分子量肝素用于预防血栓形成是安全的,可以预防食管切除术后的静脉血栓栓塞。

5.1.2 抗炎作用

炎症是具有血管系统的活体组织对各种损伤因子的刺激所发生的以防御反应为主的基本病理过程。UFH 和 LMWH 均具有抗炎的药理作用,如两者均可通过 NF-κB 信号通路诱导炎症反应的下调, 但因 UFH 具有很强的抗凝作用及出血高风险, 限制了其在临床抗炎药物中的应用[11]。LMWH 的抗炎活性特点与炎症相关的生物活性分子相关,如细胞因子(白介素-6,白介素-1β,肿瘤坏死因子-α)、生长因子(血管内皮生长因子,转化生长因子-β1)和黏附分子(选择素 L 和 P,内皮细胞黏附分子-1,血管细胞黏附分子-1)[12]。一项体外研究结果显示,烫伤小鼠应用 LMWH 预处理后对其局部及全身炎症生物标志物的影响提示 LMWH 既有局部抗炎作用,又能降低血浆 CRP、纤维蛋白原、凝血酶-抗凝血酶复合物[13]。降低血清促炎因子 IL-1 和 IL-6 水平,从而进一步控制炎症。

5.1.3 抗肿瘤作用

肿瘤即机体细胞在致癌因素长期作用下发生基因突变和功能调控异常, 从而促使细胞持续过度增殖并导致新生物形成的过程,因此控制肿瘤增殖和生长是对抗肿瘤的途径之一。起初,UFH 和维生素 K 拮抗剂被发现具有抗肿瘤和抗血管生成的特性,随后,由于发现 LMWH 具有血浆半衰期长、皮下给药、抗凝血反应变异性低、不需要实验室监测和更有利的抗血栓/出血性比率等特性,其被广泛认为是癌症患者血栓形成的一线治疗方法。有研究结果显示, 与其他抗血栓药物相比,LMWH 在提高癌症生存率和预防及治疗接受化疗的癌症患者的静脉血栓方面更有效、更安全 [14]。 目前,LMWH 抗肿瘤作用的潜在分子机制仍尚不清楚。近年来,国外学者的研究结果显示,其机制可能是通过两个主要的蛋白酶激活受体(Protease activated receptor-1,PAR-1)下游信号通路丝裂原活化蛋白激酶(Mitogen-activated protein kinase,MAPK)/细胞外调节蛋白激酶(Extracellular regulated protein kinases,ERK)和磷脂酰肌醇 3-激酶(PI3K)/蛋白激酶 B(Akt)干扰介导肺腺癌中 A549 细胞的抗癌活性,从而抑制肿瘤细胞的增殖和迁移[15]。还有研究结果显示,LMWH 可通过减少胰腺和前列腺癌细胞与血小板的相互作用, 使血小板衍生的介质释放减弱, 导致癌细胞的上皮-间质转化标记蛋白和转录因子表达减少,从而使细胞迁移减少,即阻止具有干细胞样特性的癌细胞形成[16]。

5.1.4 抗病毒作用

病毒感染机体的发病机制主要是病毒与靶细胞的结合, 即可能是通过病毒外壳蛋白分子与靶细胞表面表达的蛋白多糖的糖胺聚糖链(Glycosaminoglycan, GAG)之间的类受体相互作用引起的。硫酸乙酰肝素(Heparan sulfate,HS)是 GAG 的成员,是一种广泛分布于载物细胞表面和细胞外基质的糖胺聚糖,而 LMWH 与 HS 结构相似。有研究结果显示,LMWH 也能够降低喉癌上皮细胞对呼吸道合胞病毒(Respiratory syncytial virus,RSV)感染的敏感性[17]。郭妍南等[18]的研究结果显示,LMWH 可以与被感染 RSV 小鼠的肾脏靶细胞表面的 HS 竞争结合 RSV,从而有效阻止大鼠肾细胞被呼吸道合胞病毒感染,减轻其对肾小球的损伤及蛋白尿的发生。

5.1.5 促进伤口愈合

机体烧伤后嗜中性粒细胞急剧增加并产生大量的肝素结合蛋白,导致血管内皮细胞上的糖萼被严重破坏甚至脱落。在伤口修复过程中,表皮生长因子和血管内皮生长因子起到关键作用[19],表皮生长因子家族中,除了上述两种生长因子外,还包括肝素结合结构域, 其也能与肝素及细胞表面的硫酸乙酰肝素发生作用[20]。以往已有不少关于烧伤患者应用 UFH 愈合创面的研究[21]。UFH 诱导修复的主要机制是其对内皮细胞具有趋化作用,能刺激新生血管和改善烧伤下的血液循环。

5.1.6 预防和治疗贫血

慢性病性贫血是慢性炎症感染及肿瘤性疾病导致的贫血综合征。 有研究结果显示,肝素主要通过骨形态发生蛋白 6 调节铁调素水平改善贫血。铁调素是一种抗菌素样肽激素,是一种铁代谢的调节剂。铁调素的表达受体内铁状态、氧含量、促红细胞生成素活性、炎症细胞因子的调节,其中骨形态发生蛋白 SMAD（Bone morphogenetic protein/sons of mothers against decapentaplegic,BMP/SMAD）是控制铁调素表达的主要通路。肝素控制该通路的主要机制是由于 BMPs 是肝素的结合分子,肝素与 BMP6 的结合抑制了 BMP6 与其他受体的结合,进一步抑制铁调素的表达, 缓解炎症相关性贫血。

5.2 临床应用

5.2.1 静脉血栓

新生儿和婴儿的静脉血栓形成在过去十年中急剧增加 70% 以上, 这种病理改变增加了患儿发生静脉血栓的发病率、死亡率和医疗保健费用。目前对于危重症患儿血栓形成的治疗,常用制剂有普通肝素、低分子量肝素及维生素 K 拮抗剂。由于危重症患儿的抗凝剂量尚无统一标准,近期美国在新生儿重症监护病房中进行了一项关于静脉血栓患儿的治疗疗效及随访的回顾性研究[22],研究结果显示,LMWH 在大多数新生儿中以 150AxaIU/kg 皮下注射(q12h)相对安全,且具有必要性。另外,严重肥胖的青少年也有发生静脉血栓栓塞的风险,因此,临床早期给予低分子量肝素预防静脉血栓栓塞是关键。对于肥胖或肾功能不全患者单纯采用体重调整剂量存在一些问题,因此,寻找到合适的治疗剂量至关重要。对于 LMWH 是否可以治疗胎儿生长受限,日后仍需开展大量的多中心前瞻性研究。

5.2.2 凝血功能障碍

凝血功能障碍是指单一或联合凝血因子数量减少或质量异常(活性减低)所致的凝血功能异常性疾病,是出血性疾病发生的重要原因。凝血功能异常早期,患儿临床上往往无出血表现,当凝血功能不断恶化时,患儿就可能存在出血及出血倾向。若不能及早发现与干预,严重者可能发展为弥散性血管内凝血(Disseminated intravascular coagulation,DIC)[23]。由于 DIC 早期血液系统处于高凝状态,故治疗 DIC 除了积极去 除原发病外,早期抗凝治疗至关重要。以往临床常用普通肝素进行早期抗凝治疗, 但是由于肝素可以与血小板因子 4 结合发生出血、肝素诱导性血小板减少症等不良反应,近年来 LMWH 被应用于治疗 DIC。张升荣等[24]的研究结果显示,对新生儿脓毒症合并 DIC 的患儿使用低分子肝素疗效更佳,且临床症状改善时间和肝素使用时间更短,DIC 指标恢复情况较好,值得临床应用及推广。目前危重症新生儿凝血功能异常患儿早期预防与治疗仍是研究热点,对 DIC 合并脓毒症患者的抗凝治疗仍需进一步研究。

5.2.3 肾病综合征

在儿童肾脏疾病中,肾病综合征的发病率仅次于急性肾炎。肾病综合征是由各种病因导致肾小球基底膜通透性增加,从而使血浆中的大量蛋白质从尿中排出的一种临床综合征。肾病综合征常伴有高凝状态, 从而易导致动静脉血栓形成,其主要是由于抗凝血酶 Ⅲ 丢失,而Ⅳ、Ⅴ、Ⅶ 因子和纤维蛋白原增多,使患儿处于高凝状态,因此除了常规的激素治疗外,还需联合抗凝药物[25]。研究结果显示,临床预防性抗凝治疗可以明显降低肾病综合征患者血栓栓塞事件的发生率。

5.2.4 支气管肺炎

儿童重症肺炎具有起病急、进展迅速、病情重、预后差等特点,是婴幼儿死亡的重要原因。重症肺炎患儿除了具有明显的气道梗阻外,还可能出现凝血功能异常及肺泡毛细管内血栓形成,严重者可能发展为 DIC。贾玉涛等[26]的研究结果显示,LMWH 静脉注射辅助治疗儿童重症肺炎具有明显的治疗效果,可以明显改善患儿肺功能,降低降钙素原与乳酸水平。

未来需要更深入地研究其药理学机制与临床应用。在未来一段时间内,肝素类药物将一直作为一线抗凝药物使用,同时, 肝素类药物的非抗凝活性作用也可能涉及更广泛的临床疾病治疗。

参考文献:

[1]张小兰,李俊,马淑贤.循环系统疾病病人的护理[J].内科护理学,北京科学出版社/医学教育出版分社,2007.128124;119.

[2]杨筱伟.低分子肝素的临床研究现状[J].国外医学·内科学分册,1999 ,26(9):395.

[3]垢建华译,汪明慧.急性冠脉综合征后血栓形成前状态的中国肝素钠市场调研与发展趋势预测报告(报告编号:1609108).

[4]周家茂,周利玲.抗凝血药级溶血栓药"十二五"国家级规划教材药理学[M]. 世界图书出版公司2009.7(2010.1)148–149.

[5]Linhardt RJ,Claude S.Hudson award address in carbohydrate chemistry.Heparin:Structure and activity[J].Journal of Medicinal Chemistry,2003,46(13):2551–2564.

[6]Lima M,Rudd T,Yates E.New applications of heparin and other glycosaminoglycans[J].Molecules,2017,22(5): 749.

[7]曹苹,张麟生.低分子肝素的抗凝与抗血栓作用[J].中国医院药学杂志,2001,21(5):33–35.

[8] Yin C,Yanlei Y,Xinyue L,et al.Antithrombin Ⅲ binding site analysis of low molecular weight heparin fractions[J]. Journal of Pharmaceutical Sciences,2018,107(5):1290–1295.

[9]Pannucci C,Fleming K,Bertolaccini C,et al.Assessment of anti–factor Xa levels of patients undergoing colorectal surgery given once–daily enoxaparin prophylaxis:A clinical study examining enoxaparin pharmacokinetics[J].JA MA surgery,2019,154(8):697–704.

[10]Silvain J,O'connor S,Yan Y,et al.Biomarkers of thrombosis in ST–segment elevation myocardial infarction:A substudy of the atoll trial comparing enoxaparin versus unfractionated heparin[J].American Journal of Cardiovascular Drugs,2018,18(6):503–511.

[11]Yoshida N,Baba Y,Miyamoto Y,et al.Prophylaxis of Postoperative venous thromboembolism using enoxaparin after esophagectomy:A prospective observational study of effectiveness and safety[J].Annals of Surgical Oncology, 2018,25(8):2434–2440.

[12]Fangyu N,Xiaozhi W,Li S,et al.Low molecular weight heparin may prevent acute lung injury induced by sepsis in rats[J].Gene,2015,557(1):88–91.

[13]Li J,Guo ZY,Gao XH,et al.Low molecular weight heparin(LMWH)improves peritoneal function and inhibits peritoneal fibrosis possibly through suppression of HIF1alpha,VEGF and TGF–beta1[J].PLoS One,2015,10(2): e0118 481.

[14]Vicci H,Eblen–Zajjur A,Lòpez M,et al.Enoxaparin pretreatment effect on local and systemic inflam-

mation biomarkers in the animal burn model [J].Inflammopharmacology,2019,27(3):521-529.

[15]Lifu L,Yungyang L,Shihwei L,et al.Low-molecular-weight heparin reduces ventilation-induced lung injury through hypoxia inducible factor-1α in a murine endotoxemia model [J].International Journal of Molecular Sciences,2020,21(9):3097.

[16]代苗英,潜丽俊.低分子肝素对儿童脓毒症患者促炎因子/抗炎因子水平的影响及疗效观察[J].中国现代医生, 2018,56(27):29-31,35.

[17]Ning Z,Weihua L,Fang J,et al.Low molecular weight heparin and cancer survival:Clinical trials and experimental mechanisms[J].Journal of Cancer Research and Clinical Oncology,2016,142(8):1807-1816.

[18]Azhaar A,Nisanne G,Va PC,et al.Inhibition of PAR-1 receptor signaling by enoxaparin reduces cell proliferation and migration in A549 cells[J].Anticancer Research, 2019,39(10):5297-5310.

[19]Ponert J,Gockel L,Henze S,et al.Unfractionated and low molecular weight heparin reduce platelet induced epithelial-mesenchymal transition in pancreatic and prostate cancer cells[J].Molecules (Basel,Switzerland),2018,23(10):2690.

[20]Dong L,Wang X,Guo Y,et al.HS n-sulfation and iduronic acids play an important role in the infection of respiratory syncytial virus in vitro [J].European Review for Medical and Pharmacologicalsciences,2013,17(14):1864-1868.

[21]郭妍南,王峥,刘晓鸣.低分子肝素对呼吸道合胞病毒肾病大鼠模型的影响[J].实用儿科临床杂志,2007,22(5):327-329.

[22]Sobia M,Farid AK,Sohail M,et al.Comparative study of conventional and topical heparin treatment in second degree burn patients for burn analgesia and wound healing[J]. Burns:Journal of the International Society for Burn Injuries,2019,45(2):379-386.

[23]Shumei Q,Changxi Y,Mingzhen Z,et al.Effect of oral mucosal transplantation on the expression of EGF and VEGF-C during skin wound repair[J].Experimental and Therapeutic Medicine,2019,18(1):320-325.

[24]Duy TD,Lorenzo AB,Rosalyn A,et al.Heparin-binding epidermal growth factor-like growth factor as a critical mediator of tissue repair and regeneration[J].The American Journal of Pathology,2018,188(11):2446-2456.

[25]高亮,林新祝,吴倩倩,等.不同胎龄早产儿凝血功能及出血性疾病的临床研究[J].中国当代儿科杂志,2019, 21(2):120-124.

[26]张升荣,李晓东,田青,等.低分子肝素治疗新生儿脓毒症并 DIC 的临床研究[J].实用中西医结合临床,2016, 16(9):14-16.

[27]Sinha S,Rau AK,Kumar R,et al.Bilateral combined central retinal artery and vein occlusion in a 3-year-old child with nephrotic syndrome[J].Indian Journal of Ophthalmology,2018,66(10):1498.

[28]贾玉涛,马国瑞.低分子肝素辅助治疗小儿重症肺炎对患儿潮气呼吸肺功能及血清 PCT、乳酸水平的影响分 析[J].中国合理用药探索杂志,2019,16(4):58-61.

心电图描记及快速判读

丽江市人民医院　官俊峰

1 技术概述

心电图的原理。心肌细胞膜是半透膜,静息状态时,膜外排列一定数量带正电荷的阳离子,膜内排列相同数量带负电荷的阴离子,膜外电位高于膜内,称为极化状态。静息状态下,由于心脏各部位心肌细胞都处于极化状态,没有电位差,电流记录仪描记的电位曲线平直,即为体表心电图的等电位线。心肌细胞在受到一定强度的刺激时,细胞膜通透性发生改变,大量阳离子短时间内涌入膜内,使膜内电位由负变正,这个过程称为除极。对整体心脏来说,心肌细胞从心内膜向心外膜顺序除极过程中的电位变化,由电流记录仪描记的电位曲线称为除极波,即体表心电图上心房的 P 波和心室的 QRS 波。细胞除极完成后,细胞膜又排出大量阳离子,使膜内电位由正变负,恢复到原来的极化状态,此过程由心外膜向心内膜进行,称为复极。同样心肌细胞复极过程中的电位变化,由电流记录仪描记出称为复极波。由于复极过程相对缓慢,复极波较除极波低。心房的复极波低、且埋于心室的除极波中,体表心电图不易辨认。心室的复极波在体表心电图上表现为 T 波。整个心肌细胞全部复极后,再次恢复极化状态,各部位心肌细胞间没有电位差,体表心电图记录到等电位线。

1.1 常规检测要求

①环境要求。保持室内温暖;检查床不宜过窄,床旁不要摆放电器;心电图机电源线远离检查床和导联电线;②受检者准备。核对姓名;嘱受检者休息片刻,取平卧位,最好避免饱餐或吸烟后检查;做好解释,嘱受检者在检查中四肢平放、肌肉放松,保持平静呼吸,身体不要移动,暴露受检者两手腕与两下肢内侧,解松衣纽;③皮肤处理。在受检者两手腕关节内侧上方约 3cm 处,及两内踝上部约 7cm 处,涂沫导电胶在受检者心前区导联 V–V6 相应部位涂沫导电胶,若放置电极部位的皮肤污垢或毛发过多,必须预先清洁皮肤或剃毛;④电极安置。安置肢体导联;红色电极接右上肢;黄色电极接左上肢;绿色电极接左下肢;黑色电极接右下肢;安置心前区导联;将红、黄、绿、褐、黑、紫电极分别安置于 V1–V6 的相应部位;⑤描记心电图。接通电源;选择走纸速度 25mm/s、定准电压 1mV,记录笔调至记录纸的中心线若电压太高,选择定准电压 1/2 键,即 lmV=5mm;若存在交流电干扰,按下HUM 键,若受检者有肌颤,按下 EMG 键,导联切换,依次描记各导联心电图;一般各导联记录 3~5个心室波;若存在心律不齐,适当延长 V1 或 Ⅱ 导联的描记时间;在心电图纸的前部注明受检者的姓名、性别、年龄、检查时间(年、月、日、时甚至分钟)等;在各导联心电图波形上方标记各导联。

2 适应证

心房肥大:分为左、右心房肥大或双心房肥大,心电图特点为 P 波异常,多见于慢性肺源性心脏病、风湿性二尖瓣狭窄或各种病因所致心房肌增厚、房腔扩大。

心室肥大:分为左、右心室肥大或双心室肥大,心电图特点为 QRS 波异常,多见于风湿性心脏病、慢性肺源性心脏病、先天性心脏病、高血压病或各种病因所致的心室肌增厚、心室腔扩大。

心肌缺血:心电图特点为 ST 段和 T 波异常,简称 ST–T 改变,见于慢性冠状动脉供血不足,心绞痛发作等。

心肌梗死：分为急性期和陈旧期，急性心肌梗死的心电图特点为 QRS 波、ST-T 显著改变，陈旧性心肌梗死的 ST-T 多恢复正常，仅遗留坏死性 Q 波。

心律失常：正常人的心律为窦性心律，节律均衡，频率为每分钟 60~100 次。如果心脏激动的起源窦房结或传导系统出现异常，就发生了心律失常。

窦性心律失常：窦性心律每分钟超过 100 次为窦性心动过速，常见于运动或精神紧张、发热、甲亢、贫血和心肌炎等。窦性心律每分钟低于 60 次为窦性心动过缓，常见于甲低、颅内高压、老年人和部分药物反应。窦性心律不齐的心电图特点为 P-R 间期异常，临床意义不大。周期出现的心脏搏动，之后常出现长间歇称为代偿间歇，分为房性、交界性和室性三种。心电图表现为 P 波、QRS 波和 ST-T 改变，有完全性或不完全性代偿间歇。偶发的期前收缩可见于正常人，但频发的室性早搏或形成二联律、三联律多见于多种心脏疾病。

异位心动过速：分为阵发性和非阵发性两类，又分为室上性或室性心动过速，除频率快、节律不齐外。前者心电图形态多正常，后者 QRS 波宽大畸形，多见于器质性心脏病，非器质性心脏病也可出现。

扑动与颤动：分为心房和心室两大类。心房扑动与颤动为频率在每分钟 250~600 次的异位节律，P 波消失，代之以异常的"F"波，多见于老年心脏退行性改变、高血压病、冠心病、肺心病、甲亢等。心室扑动与颤动属恶性心律失常，患者有生命危险，必须争分夺秒地抢救。

3 使用方法

心电图的分析方法：

（1）熟记正常心电图的正常值及常见心电图的诊断要点。

（2）按以下步骤分析心电图：①首先找出 P 波，根据 P 波的有无、形状及与 QRS 波群的时间关系来确定。P 波在 Ⅱ 导联和 V1 导联上最清楚；判断心律：窦性心律或异位心律；②测量 PP 间期或 RR 间期、分别计算心房率或心室率；③观察各导联的 P 波、QRS 波群、ST 段和 T 波的形态、方向、振幅和时间是否正常；④测量心电轴；⑤测量 PR 间期和 QT 间期；⑥比较 PP 间期和 RR 间期，找出心房率与心室率的关系，注意有无提前、延后或不整齐的 P 波和 QRS 波群，以判定异位心律和心脏传导阻滞的部位；⑦最后结合临床资料，作出心电图诊断结论。

4 护理及观察要点

（1）严格卧床休息。一般卧床 2~4 周后逐渐起床活动，对两次以上的心肌梗死患者，休息时间应适当延长。保证患者足够的睡眠，必要时用安眠药。

（2）止痛。选用①吗啡 5~10g 可静脉滴入；②杜冷丁 50~100mg，不缓解者，15min 重复一次。

（3）吸氧。为了不使心肌进一步缺血、缺氧、扩大梗死面积，可以在短时间内高流量吸氧，流量表可以调到 4~6L/min。

（4）生活护理。饮食清淡，少量多餐，低热量和少渣。保持大便通畅，72h 绝对卧床休息。

（5）心理护理。病人常会出现烦躁不安、出汗、恐惧、有濒死感，因此护理人员需要加强对患者的心理护理。

要点：

（1）正常心电图的正常值。①正常 P 波时间<0.12s，P 波振幅在肢体导联<0.25mV，胸导联<0.2mV；②心率在正常范围（60 次/分~100 次/分）时，PR 间期为 0.12~0.20s；③正常 QRS 波群时间<0.12s。正常 V1 导联的 R/S<1，V5 导联的 R/S>1，在 V3 导联，R 波和 S 波的振幅大体相等。正常 V5、V6 导联 QRS 波群的 R 波<2.5mV，aVR 导联的 R 波<0.5mV，Ⅰ 导联的 R 波<1.5mV，aVL 导联的 R

波<1.2mV,aVF 导联的 R 波<2.0mV。除 aVR 导联外,正常 Q 波时间<0.04s,Q 波振幅小于同导联中 R 波的 1/4;④正常 ST 段多为一等电位线;⑤正常 T 波方向大多与 QRS 波群的主波方向一致,T 波振幅大于同导联中 R 波的 1/10;⑥QT 间期的正常范围为 0.32–0.44s。

（2）窦性心律。①P 波规律出现,P 波在 Ⅰ、Ⅱ、aVF 导联直立,aVR 导联倒置。简称"窦性 P 波";②心率为 60~100 次/分。

（3）窦性心动过速。①窦性 P 波;②心率>100 次/分。

（4）窦性心动过缓。①窦性 P 波;②心率<60 次/分。

（5）窦性心律不齐。①窦性 P 波;②同一导联上 PP 间期差异>0.12s。

（6）窦性停搏。①在正常窦性心律中,突然出现显著的长间歇。长间歇中无 P-QRS-T 波群出现;②长 PP 间期与正常 PP 间期不成整倍数关系;③在长的 P-P 间歇后,可出现逸搏或逸搏心律,以房室交接区性逸搏或逸搏心律较常见,室性或房性逸搏较少见。

（7）左房扩大。①Pv1 负向波大于 0.04s,深度向下超过 1mm;②PtfV1 绝对值<−0.04mm·s;③PⅡ时间常≥0.11s;④PⅡ出现双峰,峰间距常≥0.04s;⑤P 波宽度与 P-R 段比值超过 1.6。

（8）右房扩大。①Pv2 高达 0.15mV 以上,或 PⅡ 高达 0.25mV;②P 波时间不延长。

（9）左心室肥厚。①胸导联:RV5 或 RV6>2.5mV,RV5+SV1>4.0mV(男)或>3.5mV(女);②肢体导联:RI>1.5mV,RI+SⅢ>2.5mV,RaVL>1.2mV,RaVF>2.0mV。

（10）右心室肥厚。①V1 导联 R/S>1,V5 导联 R/S<1;②RV1+SV5>1.2mV,或 RaVR>0.5mV,且 R>Q 波;③心电轴右偏。

（11）心肌梗死。①心肌梗死心电图的特征图形为坏死型 Q 波、损伤型 ST 抬高和缺血型 T 波;②心肌梗死心电图有超急性期、急性期、亚急性期和陈旧期四个动态演变分期和对心肌梗死的定位诊断(下壁、侧壁、前壁等)。

（12）室性期前收缩(室早)。①提前出现的宽大畸形的 QRS-T 波群,时间>0.12s;②前无 P 波或无相关 P 波;③大多为完全性代偿间歇;④间位性室性外前收缩是位于两个正常窦性搏动之间的室性期前收缩。

（13）房性期前收缩(房早)。①提前出现的 P'-QRS-T 波群,房性的异位 P' 波与窦性 P 波不同,直立,或倒置,有时隐藏在前一次波群的 T 波中;②P,R 间期>0.12s。有时无 P,R 间期,即房性期前收缩后无 QRS 波群,即为未下传的房性期前收缩;③大多为不完全性代偿间歇。

（14）交界性期前收缩。①期前出现的 QRS-T 波群,其前无窦性 P 波,QRS 波群形态一般正常;②出现逆行 P' 波,可发生于在 QRS 波群之前(P,R 间期<0.12s)、隐埋其中、之后(RP,间期<0.20s);③大多为完全性代偿间歇。

（15）阵发性室上性心动过速(按折返途径命名)。①心室率快而绝对整齐,频率为 150~250 次/min,多数超过 180 次/min;②QRS 波群形态一般正常。

（16）室性心动过速。①QRS 波群宽大畸形>0.12s;②阵发性室性心动过速心室率频率为 140~200 次/min;如心室率低于 110 次/min,则称为加速性室性心律或非阵发性心动过速;③可出现房室分离,心室夺获或室性融合波。

5 注意事项

（1）佩戴动态心电图仪后,患者应保持与平常一样的生活起居,可以进行日常活动,如上班工作、学习、散步、简单的家务等,没必要刻意减少运动量;在医生的指导下,在特定的时间段内,尽量增加活动量,比如尽可能快地走,并及时记录下任何不适。活动时,上肢应避免用力或做大幅度动作,以免器械坠落。通过增加下肢运动的幅度和频率增加心率,使数据记录更全面。

（2）检查过程中应避免出汗、皮肤受潮，不得洗澡、游泳、下雨等，避免液体进入记录仪影响其精确度影响检查，严防记录仪的磕磕碰碰，破坏记录仪。

（3）远离强电源和磁场，不要听手机、收音机等，不接触使用摩托车、微波炉、电磁炉等，防止干扰心电信号和影响分析结果。

（4）不要把心电图机放在远离身体的地方。必须固定在病人身体的某一部位，禁止悬挂。

（5）检查期间，患者不应做 X 线、CT、磁共振、B 超等放射科的检查，防止影响动态心电图监测结果的检查。

（6）仰卧位睡觉，避免折断导线、电极脱落或使输入导线和记录盒松动。

（7）整个过程应做好详细记录，特别是出现身体不适症状时，记录症状的开始、结束时间和诱因，便于医生关注这一期间心电图是否有变化，为诊断提供可靠依据。

6 前景及进展

心电图机是指将心脏活动时心肌激动产生的生物电信号（心电信号）自动记录下来，提供给临床诊断和科研使用的医疗电子仪器。经过不断发展，心电图机的生产技术日益成熟，产品诊断时的精准度、可靠性不断提高，价格不断下降，已经成为医疗卫生机构中不可或缺的重要医疗器械之一。

随着经济增长，全球居民生活水平不断提升，生活节奏不断加快，不良生活习惯随之不断增多，心肌梗死、心肌炎、心肌病等心血管疾病发病率快速增加，已经成为人类健康的第一大杀手，由此导致的死亡人数不断提高。心电图机可以观察心律变化，对心律失常患者作出检测，使心血管疾病能够得到及时治疗，降低死亡率，其发展的重要性由此可见。

参考文献：

[1]耿旭红.体表心电图需要熟知熟记的"标准"数据[J].临床荟萃,2018,33（12）:18-20.

[2]吕航,刘鸣,向黎明.心电散点图快速诊断普通12导心电图难以判别的心律失常三例[J].实用心电学杂志,2015,24（03）:165-168.

[3]盛红宇,向惠,王其琼,等.食管导联心电图鉴别快速性心律失常[J].临床心电学杂志,2015,24（003）:199-202.

[4]周作霞,陈敏,席岁月.项目教学在"心电图描记"教学中的应用[J].齐鲁护理杂志,2011,17（09）:110-112.

[5]常规心电图检查操作指南编写专家组.常规心电图检查操作指南（简版）[J].江苏实用心电学杂志,2019,028（001）:1-6.

[6]吴祥,鲁端.心电学工作者不可不读的专著——评何方田《临床心电图详解与诊断》[J].心电学杂志,2011,30（6）:510-510.

[7]薛松维.临床实用心电图入门第三讲:心电图的测量要点[J].中国乡村医药,2011,18（02）:83-85.

[8]刘凡.QRS 心动过速的心电图鉴别诊断[J].现代电生理学杂志,2011,18（3）:166-166.

[9]吴杰.心电图判读常见争议解答[J].诊断学理论与实践,2013,12（06）:666-667.

[10]吴优,杨健威,姚沄,等.基于 SPOC 模式的心电图临床实训课程混合式教学探索[J].广西中医药大学学报,2021,24（1）:104-106.

[11]王立新.心电图实习中快速记忆方法探讨[J].广东职业技术教育与研究,2010,5（05）:100-101.

[12]贾永美.心电散点图在快速诊断动态心律失常中的临床应用分析[J].影像研究与医学应用,2020,4（13）169-171.

急性 ST 段抬高型心肌梗死溶栓治疗要点

丽江市人民医院　陈宗宁

剑川县人民医院　张俊华　杨　旭

丽江市古城区人民医院　木　瑾

丽江市古城区西安社区卫生服务中心　和嘉鹏　陈萧羽

1 概　述

　　心肌梗死患者的死因，多数是由于泵功能衰竭或与其相关的致命性心律失常或心脏破裂，显然，这些情况都是大面积心肌坏死的后果。业已证明，心肌坏死的数量是决定患者预后最主要的因素。限制心肌坏死范围的最有效方法是早期恢复冠状动脉血流。如能在急性心肌梗死早期将冠状动脉再通，使心肌重新得到充足的血液灌注，就能阻止梗死范围的扩大。基于上述想法，溶栓疗法应运而生。就是溶解血栓的治疗方法，即在急性心肌梗死的早期使用具有溶解血栓作用的药物，将血栓溶解，使冠状动脉再通，使心肌重新得到血液灌注。溶栓药物能通过不同的途径溶解血液中的纤维素原及纤维素，从而使血栓溶解。

　　溶栓疗法根据用药途径可分为冠状动脉内溶栓及静脉内溶栓两种。冠状动脉内溶栓是先用导管经动脉插入冠状动脉再注射尿激酶或链激酶，使冠状动脉内的血栓溶解，其成功率为 68%~89%。但是由于冠状动脉内溶栓需要进行动脉插管，可能会延搁一定时间，因此近年来多采取静脉内溶栓。静脉内溶栓治疗不需插管，而且可在一般医院内进行，甚至可在救护车中进行，因此使用更为广泛。它是在短时间内，一般为 30min 内将 50 万~150 万单位链激酶由静脉滴入，有效率为 50%~90%不等。

　　溶栓治疗成功的病人，胸痛症状迅速减轻或消失，心电图好转，心功能恢复过程加快，心肌梗死范围明显缩小。溶栓治疗成功与否最关键的是要及早开始，越早越好，一般认为如心肌梗死已超过 6h，则效果较差。

　　急性冠脉综合征（ACS）主要包括 ST 段抬高型心肌梗死（STEMI）、非 ST 段抬高型心肌梗死（NSTEMI）及不稳定型心绞痛（UA），其中 ST 段抬高型心肌梗死发病率、致残率、致死率均较高。STEMI 早期治疗才能挽救大片心肌，所以如何缩短心肌总缺血时间、尽早达到有效的心肌再灌注是 STEMI 救治的核心。溶栓治疗快速、简便，在不具备 PCI 条件的医院或因各种原因使 FMC 至 PCI 时间明显延迟时，对有适应证的 STEMI 患者，静脉内溶栓仍是较好的选择[1]。

2 常用溶栓药物选择

2.1 非特异性纤溶酶原激活剂

　　常用的有尿激酶、链激酶。无特异性，长期使用容易导致全身性纤溶状态，增加出血的发生风险。

2.2 特异性纤溶酶原激活剂[2]

包括阿替普酶、尿激酶原、瑞提普酶、替奈普酶等。可选择性激活血栓中与纤维蛋白结合的纤溶酶原,血管再通率高,对全身性纤溶活性影响较小,且出血风险低。STEMI 静脉溶栓治疗系一次性、关键性、机会性的时间窗治疗,故应首选特异性纤溶酶原激活剂,仅在无上述特异性纤溶酶原激活剂时应用非特异性纤溶酶原激活剂。

3 溶栓药物怎么用

3.1 尿激酶原

尿激酶原极少消耗纤维蛋白原,半衰期为 1.9 h,具有血管再通率高、脑出血发生率低的特点。用法用量:给予尿激酶原一次用量 50mg,先将 20mg 以 10mL 生理盐水溶解后,3min 内静脉注射完毕,其余 30mg 溶于 90mL 生理盐水,30min 内静脉滴注完毕。

3.2 瑞替普酶

瑞替普酶中度消耗纤维蛋白原,半衰期为 15~18 min。国内多中心研究显示,瑞替普酶血管开通率高于尿激酶,同时其死亡率和出血事件发生率均低于尿激酶。多项研究表明瑞替普酶溶栓效果与阿替普酶相似。

用法用量:18mg 瑞替普酶溶于 5~10mL 无菌注射用水,静脉注射时间>2min,30min 后重复上述剂量。

3.3 替奈普酶

极少消耗纤维蛋白原,对形成较久的血栓具有明显的溶栓效果,具有血管再通率高、使用方便的特点。

用法用量:

ESC(欧洲心脏病学会)指南推荐:30~50mg 替奈普酶溶于 10mL 生理盐水中,静脉注射(如体重<60kg,剂量为 30mg;体重每增加 10kg,剂量增加 5mg,最大剂量为 50mg,患者年龄>75 岁,剂量减半)。

我国自主研发的替奈普酶使用说明建议:将 16mg 替奈普酶以 3mg 无菌注射用水溶解后,在 5~10s 内静脉注射完毕。

3.4 阿替普酶

阿替普酶对纤维蛋白具有特异性的亲和力,故可选择性地激活血凝块中的纤溶酶原,使阿替普酶具有较强的局部溶栓作用。

轻度消耗纤维蛋白原,但由于半衰期短(3~8min),需要持续静脉给药,具有血管再通率高、脑出血发生率低的特点。

全身给药法:静脉注射阿替普酶 15mg,随后以 0.75mg/kg 在 30min 持续静脉滴注(最大剂量不超过 50mg),继之以 0.5mg/kg 于 60min 持续静脉滴注(最大剂量不超过 35mg),总剂量不超过 100mg。

半量给药法:50mg 阿替普酶溶于 50mL 专用溶剂,首先静脉注射 8mg,之后将 42mg 于 90min 内静脉滴注完毕。

3.5 尿激酶

只在无非特异性纤溶酶原激活剂时使用。

用法用量:尿激酶 150 万 U 溶于 100mL 生理盐水或以 2.2 万 U/kg 于 30min 内静脉滴注。

需注意的是,溶栓必须在静脉肝素治疗的基础上进行,确诊 STEMI 后应该即刻肝素化:静脉注射普通肝素4000U（50~70U/kg），继以12U/kg·h静脉滴注。

特异性纤溶酶溶栓后继续维持肝素静脉滴注，应监测APTT或ACT至对照值的1.5~2.0倍（APTT为50~70s），通常需维持48h左右。

而尿酸酶溶栓结后6~12h皮下注射普通肝素7500U或低分子肝素，共3~5d。

4 溶栓效果评估

溶栓开始后应该评估胸痛程度，动态观察心电图ST-T、心率及节律变化，并测定心肌坏死标志物以评价血管再通效果。

4.1 溶栓血管再通成功的临床评价间接指标[2]

（1）抬高的ST段至少回落50%。

（2）cTn峰值提前至发病12h内，CK-MB峰值提前至14h内。

（3）胸痛症状明显缓解，症状不典型者可能难以判断。

（4）出现再灌注心律失常。如加速性室性自主心律、室性心动过速甚至心室颤动、房室传导阻滞或束支传导阻滞突然改善或消失，或下壁心肌梗死患者出现一过性窦性心动过缓、窦房传导阻滞伴或不伴低血压。

上述指标均为判断溶栓再通效果的间接指标，需要与STEMI患者心电图ST段自然回落和症状自然缓解过程相鉴别。

4.2 直接指标

通常上述多项指标同时或先后出现者，再通可能性较大。确切评价溶栓再通效果及心肌再灌注水平仍要依靠冠状动脉造影检查。

5 溶栓常见并发症及处理[3]

溶栓治疗的主要风险是出血，尤其是颅内出血和内脏器官出血。

（1）对高危出血风险的STEMI患者，应避免连续、同时、同步、重叠且非减量应用抗栓、抗凝药物。

（2）应用肝素时规范监测APTT/ACT，选用桡动脉入路，联合质子泵抑制剂（PPI）治疗等均可降低出血风险。

（3）对于消化道出血高危患者建议使用对CYP2C19抑制作用弱的PPI——泮托拉唑，与氯吡格雷联用不增加再次发生心肌梗死的危险。

（4）一旦发生颅内出血，应立即停止溶栓、抗栓、抗凝治疗。颅内高压者应用甘露醇降颅压。

（5）对于4h内使用过普通肝素的患者，推荐用鱼精蛋白中和（1mg鱼精蛋白可中和100U普通肝素）。

（6）其他脏器出血者，应减量或停用抗凝、抗栓药物及输血等必要对症治疗。

参考文献：

[1]国家卫生计生委合理用药专家委员会,中国药师协会.急性ST段抬高型心肌梗死溶栓治疗的合理用药指南(第2版)[J].中国医学前沿杂志(电子版),2019,11(1):40-65.

[2]中华医学会心血管病学分会等.急性ST段抬高型心肌梗死诊断和治疗指南(2019)[J].中华心血管病杂志,2019,47(10),766-783.

[3]国家卫生计生委合理用药专家委员会,中国药师协会.冠心病合理用药指南(第2版)[J].中国医学前沿杂志(电子版).2018,10(6):1-130.

急性左心衰的诊断及现场急救要点

丽江市人民医院急救医学部　李君鑫

急性心力衰竭（acute Heart failure, AHF）是指由急性心血管病变所引起心脏排血量急骤降低，引起组织器官灌注不足和急性肺淤血综合征。可表现为急性新发或慢性心衰急性失代偿。

1 类型：

1.1 临床分类：

（1）急性左心衰竭：急性发作或加重的心肌收缩力明显降低、心脏负荷加重，造成急性心排血量骤降、肺循环压力急骤升高、周围循环阻力增加，导致出现急性肺淤血、肺水肿，可伴有组织器官灌注不足，甚至心源性休克的临床综合征。

（2）急性右心衰竭：右心室心肌收缩力急剧下降或者右心室的前后负荷突然加重，导致右心排血量骤降的临床综合征。

（3）非心源性急性心衰：常由高心排量综合征、严重肾脏疾病（心肾综合征）、严重肺动脉高压等疾病所致。

1.2 严重程度分类

AMI 出现 AHF 可应用 Killip Kimball 分级，其与患者的近期病死率相关，见表 1。

表 1　AMI 的 Killip 分级

分级	表现	近期病死率（%）
Ⅰ级	无明显心功能损害，肺部无啰音	6
Ⅱ级	轻~中度心衰，肺部啰音和 S3 奔马律，及 X 线肺淤血	17
Ⅲ级	重度心衰，肺啰音超过两肺野的 50%，X 线肺水肿	38
Ⅳ级	心源性休克，伴或不伴肺水肿	81

临床上最为常见的 AHF 是急性左心衰，急性右心衰虽较少见，但近年有增加的趋势。本文主要述及急性左心衰竭的相关内容。

急性左心衰时是常见急症，常危及生命，必须快速诊断、紧急抢救。目前，绝大多数急性左心衰时患者在急诊科首诊和救治。

2 AHF 的病因和诱发因素

（1）急性弥漫性心肌损害引起心所收缩无力，如急性心肌炎、广泛性心肌梗死等。

（2）急起的机械性阻塞引起心脏压力负荷加重，排血受阻，如严重的瓣膜狭窄、心室流出道梗阻、心房内血栓或黏液瘤嵌顿，动脉总干或大分支栓塞等。

（3）急起的心脏容量负荷加重,如外伤、急性心肌梗死或感染性心内膜炎引起的瓣膜损害,健索断裂,心至乳头肌功能不全,间隔穿孔,主动脉窦动脉瘤破裂入心腔,以及静脉输血或输入含钠液体过快或过多。

（4）急起的心室舒张受限制,如急性大量心包积液或积血、快速的异位心律等。

（5）严重的心律失常如心室颤动(简称室颤)和其他严重的室性心律失常、心室暂停、显著的心动过缓等,使心脏暂停排血或排血量显著减少。

3 病史与临床表现

（1）病史:既往基础心脏病史和(或)心力衰竭史。

（2）临床表现:呼吸困难:突然出现的发作性呼吸困难、呼吸频率增快,常在30~40次/min,可出现鼻翼翕动、吸气时肋间隙和锁骨上窝凹陷。根据心脏排血功能减退的程度、速度和持续时间的不同,以及代偿功能的差别有下列四种不同表现:

①晕厥:心脏本身排血功能减退或障碍,心排血量减少引起脑部缺血,从而发生短暂意识丧失,称为心源性晕厥(cardiogenic syncope)。晕厥持续数秒时可有四肢抽搐、呼吸暂停、发绀等表现,称为阿斯综合征(Adams Stokes syndrome)。发作大多短暂,发作后意识常迅速恢复。主要见于急性心脏排血受阻或严重心律失常。

②休克:因心脏排血功能低下导致心排血量不足而引起的休克,称为心源性休克(cardiogenic shock)。心排血量减少突然显著时,机体无法调整增加循环血量进行代偿,但通过神经反射可使周围及内脏血管显著收缩,以维持血压并保证心脑的血液供应。临床上除了一般休克的表现外,多伴有心功能不全,肺楔嵌压升高,颈静脉怒张等表现。收缩压<90mmHg持续30min及以上、或平均动脉压<65mmHg持续30min及以上,或需要血管活性药物才能维持收缩压>90mmHg;心脏指数显著降低,存在肺淤血或左室充盈压升高;组织器官低灌注表现之一或以上,如神志改变、皮肤湿冷、少尿［尿量<0.5mL／（kg·h）］、血乳酸升高。

③急性肺水肿:为急性左心功能不全或急性左心衰的主要表现。多因突发严重的左心室排血不足或左心房排血受阻引起肺静脉及肺毛细血管压力急剧升高所致。当肺毛细血管压升高超过血浆胶体渗透压时,液体即从毛细血管漏到肺间质、肺泡甚至气道内,从而引起肺水肿。典型表现为:强迫体位、端坐呼吸、面色灰白、发绀、大汗淋漓、烦躁不安,同时有频繁咳嗽,咳粉红色泡沫痰。可出现呼吸衰竭的症状:由于心力衰竭、肺淤血或肺水肿所导致的严重呼吸功能障碍,引起动脉血氧分压($PaCO_2$)降低,静息状态吸空气时<60mmHg,伴或不伴有动脉血二氧化碳分压($PaCO_2$)增高(>50mmHg)而出现一系列病理生理紊乱的临床综合征。

若为慢性心力衰竭急性加重,则除有肺循环淤血的症状和体征外,还可有体循环淤血的症状和体征:颈静脉充盈、外周水肿(双侧)、肝淤血(肿大伴压痛)、肝颈静脉回流征、胃肠淤血(腹胀、纳差)、腹腔积液。

发作时心律、脉搏增快,血压在早期可有升高,如果病情持续进展,血压可持续性下降直至休克。听诊时双肺可闻及弥漫性湿性啰音和哮鸣音,心尖部第一心音减弱,心率快,同时可闻及舒张早期第三心音奔马律,肺动脉瓣第二心音亢进。

4、心脏骤停:为严重心功能不全的表现,需立即争分夺秒给予心肺复苏、气管插管、开通静脉,规律定时静脉注射肾上腺素(1~2mg/次,一般可每5min重复1次),若出现室颤,需立即给予电除颤。持续进行上述方案抢救,直至抢救成功,或者抢救无效死亡。

3.1 辅助检查资料

（1）胸部 X 线:20%左右的急性心衰患者 X 线胸片可正常,胸部 X 线检查对急性左心衰的诊断仍很重要,早期间质水肿时,上肺静脉充盈、肺门血管影模糊、小叶间隔增厚;肺水肿时表现为蝶形肺门;严重肺水肿时,为弥漫性满肺的大片阴影。胸部 X 线检查还能为肺炎、气胸等疾病的鉴别诊断提供依据。但仰卧位胸片的诊断价值有限。患者情况与检查条件许可,也可尽早行肺部 CT 扫描,以进一步全面了解心肺病理状况。

（2）心电图:急性心衰患者的心电图极少完全正常,因此其阴性预测价值较高。虽然心力衰竭患者的心电图无特征性表现,但心电图异常对于识别基础心脏病(陈旧心肌梗死、高血压心脏病、肥厚型心肌病等)和心力衰竭的诱因(心律失常、急性心肌缺血等)都很有帮助。

3.2 心脏生物学标记物检查

（1）利钠肽(NPs)血浆 B 型钠尿肽（BNP）或 N 末端钠尿肽前体（NT-proBNP）或中段心房利钠肽前体（MRproANP）有助于鉴别心源性和非心源性呼吸困难,所有怀疑急性左心衰的呼吸困难患者均应进行检测。利钠肽敏感性较高,阴性预测价值突出[1],当血 BNP<100pg/mL、NT-proBNP<300pg/mL、MRproANP<120pg/mL 基本可排除急性左心衰。目前利钠肽可在床旁快速检测，操作便捷,其在急性左心衰的诊断与鉴别诊断中的价值日益重要。NPs 还有助于心力衰竭严重程度和预后的评估,心力衰竭程度越重,NPs 水平越高。但许多病理状况如缺血性卒中、肾功能不全、肝硬化伴腹水、肺血栓栓塞症、甲状腺疾病、严重感染与脓毒症等都可引起血浆利钠肽升高,一些药物如 β 受体阻滞剂、血管紧张素转换酶抑制剂等也可影响血浆利钠肽浓度。因此,要充分结合临床,做出合理分析。也需注意的是,有极少数失代偿的终末期心力衰竭、急性右心衰竭患者的利钠肽水平也可以不升高。

（2）肌钙蛋白 I/T(cTnI/T)对 AMI 的诊断有明确意义,也用于对肺血栓栓塞危险分层,可作为急性左心衰的常规检测项目。虽然多数肌钙蛋白升高的急性左心衰患者没有明显的心肌缺血或急性冠脉事件,但提示存在进行性心肌损伤[2]。重要的是,心肌细胞损伤与心功能恶化或加重往往互为因果,研究认为,与低的 cTnI/T 患者相比,增高的 cTnI/T 患者的病死率和再住院率明显增高。还有一些反映炎症、氧化应激、神经内分泌紊乱、心肌和基质重构的生物标志物,如 sST2[3]copeptin（和肽素）等,研究证实对 AHF 的诊断和预后评估有价值,部分已应用于临床。

3.3 超声心动图与急诊肺部超声

超声心动图可准确评价心脏形态、结构、运动与功能,尤其可清晰甄别收缩功能还是舒张功能异常。对于首发 AHF 的所有患者和心脏功能不明的患者,应当早期（最好在入院 24~48h 内）检查;但对血流动力学不稳定特别是心源性休克的患者或是怀疑有致命的心脏结构和功能异常的患者(如机械并发症、急性瓣膜反流、主动脉夹层),应紧急行床旁超声心动图检查。床旁急诊肺部超声可发现肺间质水肿的征象(增多的 B 线,呈现肺"火箭征"),对于临床诊断有良好价值,且操作便捷。

3.4 动脉血气分析

急性左心衰时,PaO_2 常不同程度降低,并且由于组织缺氧产生无氧代谢，致代谢性酸中毒;$PaCO_2$ 在病情早期多因过度换气而降低,但在病情晚期升高可出现混合性酸中毒。血气分析不能直接用于急性左心衰时的诊断,但对于确定呼吸衰竭有不可替代的价值,并提供酸碱平衡失调等关键信息, 是判断急性左心衰时病情严重程度、指导治疗的必要检查之一。临床多功能监护的SpO_2虽能及时获得动脉氧供的资料,但在循环(灌注)不良和(或)休克的状况下不能真实反映动脉氧饱和度(SaO_2)水平,应以直接测动脉血气为准。

3.5 其他实验室检查

(1)除上述外还应进行以下实验室指标的常规检测,辅助检出可能的急性左心衰病因和诱因,以及综合评价患者病情与预后:全血细胞计数、血乳酸、尿素氮(BUN)、肌酐(Scr)、电解质、肝功能、血糖、甲状腺功能与促甲状腺激素(TSH)。怀疑肺血栓栓塞的患者还应完善D-二聚体,怀疑合并肺部感染的患者尚需完善降钙素原(PCT)检测。

(2)乳酸检测:乳酸是葡萄糖无氧酵解的产物。高乳酸血症提示患者病情危重,往往提示存在组织缺氧,且在器官功能障碍早期即可出现,是急重症患者的早期预警指标。增高的血乳酸水平与急重症的严重程度和不良预后密切相关,血乳酸越高,病情越严重,患者的预后越差。组织缺氧与低灌注虽不能等同视之,但多数情况下二者是直接关联的,临床上,与尿量和部分体征相比较,血乳酸是更好反映组织低灌注的替代指标[4]。伴有肾功能不全的急性左心衰时或是急性左心衰时治疗中出现急性肾损伤是预后不良的危险因素。最好在住院期间定期(每 1~2d)测定肌酐、尿素氮和电解质,可以根据病情的严重程度调整检测频次。与血肌酐相比,半胱氨酸蛋白酶抑制剂 C(胱抑素 C)不受年龄、性别、肌肉含量等因素的影响,能更好地反映肾小球滤过率以及敏感地反映早期肾损害,是有前景的理想生物学标记物之一。近期的研究还证明,中性粒细胞明胶酶相关脂质运载蛋白(NGAL)也是急性肾损伤的早期标志物,有良好价值。由于血流动力学紊乱(心排血量减少和静脉充血增多),肝功能通常是受损的。肝功能检查异常可识别存在预后不良风险的患者,对优化管理可能有用。甲状腺功能减退和甲状腺功能亢进都可并发急性左心衰时,尤其对新诊断的急性左心衰时应检测甲状腺功能。

4 诊断和鉴别诊断

根据典型症状与体征,结合辅助检查资料,一般不难作出诊断。

鉴别诊断:

(1)支气管哮喘:反复发作胸闷、气急或咳嗽,大多与接触变应原、冷空气、物理、化学性刺激、病毒感染、运动有关。发作时双肺可闻及散在或弥漫性,以呼气相为主的哮鸣音,呼气相延长。上述症状可自行缓解或经治疗后缓解。

(2)其他原因引起的肺水肿,如化学或物理因素引起的肺血管通透性改变(感染、低蛋白血症、过敏、有毒气体吸入和放射性肺炎等)或胸腔负压增高(胸腔穿刺放液过多或过快)、支气管引流不畅等,根据相应病史和体征不难与急性心功能不全引起的肺水肿鉴别。但心脏病患者可由非心源性原因引起肺水肿,而其他原因引起的肺水肿合并心源性肺水肿也不少见,应全面考虑、分析,作出合理判断。

5 治疗

急性左心衰时的缺氧和严重呼吸困难是致命的威胁,必须尽快缓解。

5.1 治疗原则

(1)原则为减轻心脏前后负荷、改善心脏收缩与舒张功能、积极去除诱因以及治疗原发病变。

急性左心衰危及生命,对疑诊急性左心衰的患者,在完善检查的同时即应开始药物和非药物治疗。

(2)治疗原则:①降低左房压和(或)左室充盈压;②增加左室心搏量;③减少循环血量;④减少肺泡内液体渗入保证气体交换;⑤去除诱因。

5.2 具体措施

(1)体位:使患者取坐位或半卧位,两腿下垂,使下肢静脉回流减少。

(2)吸氧:立即高流量鼻导管给氧,由于肺充血与肺顺应性降低,使肺水肿患者呼吸作功与耗氧量增加,而黏膜充血、水肿又妨碍了气体在终末呼吸单位交换。面罩给氧较鼻导管给氧效果好。对常规治疗无效,临床症状严重并且氧分压显著降低的患者应予加压给氧:即应用 PEEP(呼气末正压呼吸)或 CPAP(持续气道正压呼吸)。不仅能纠正缺氧,还可通过增高肺泡和胸腔内压力减少静脉回心血量,肺泡内的正压亦可减轻肺泡水肿的形成或进一步恶化。同时静脉回流受阻还使周围静脉压增高,有利于液体自血管内漏入组织间隙,循环血量也因此减少。但肺泡内压力过高可能影响右心室搏出量,引起心搏量减少,血压降低。此时宜调整给氧的压力,缩短加压给氧的时间,延长间歇时间。故在应用 PEEP 时应注意:对血容量不足的患者,应补充足够的血容量以代偿回心血量的不足;但又不能过量,否则会加重肺水肿;使用 PEEP 须从低水平开始,先用 3~5cmH$_2$O 逐渐增加至合适的水平。

(3)救治准备:静脉通道开放,留置导尿管,心电监护及经皮血氧饱和度监测等。

(4)镇静:吗啡 3~5mg 静脉注射,可迅速扩张体静脉,减少静脉回心血量,降低左房压。还能减轻烦操不安和呼吸困难,降低周围动脉阻力,从而减轻左室后负荷,增加心排血量。皮下或肌内注射在周围血管收缩显著的病人,不能保证全量吸收。

(5)降压:舌下或静脉滴注硝酸甘油,可迅速降低肺楔嵌压或左房压,缓解症状的效果常很显著,但有引起低血压可能。确定收缩压在 100mmHg 或以上后,舌下首剂 0.3mg,5min 后复查血压,再给 0.3~0.6mg,5min 后再次测血压。如收缩压降低至 90mmHg 或以下,应停止给药。静脉滴注硝酸甘油的起始剂量为 10μg/min,在血压测定监测下,每 5min 增加 5~10μg/min,直至症状缓解或收缩压下降至 90mmHg 或以下。继续以有效剂量维持静脉滴注,病情稳定后逐步减量至停用,突然中止静滴可能引起症状反跳。

(6)快速利尿:静脉注射呋塞米 40mg 或依他尼酸钠 50mg(以 50%葡萄糖液稀释),前者在利尿作用开始前即可通过打张静脉系统降低左房压,减轻呼吸困难症状。给药后 15~30min 尿量开始增多,60 min 达高峰,大量利尿减少血容量,可进一步使左房压下降。对血压偏低的病人,尤其是急性心肌梗死或主动脉狭窄引起的肺水肿应慎用,以免引起低血压或休克。

(7)其他辅助治疗:①静脉注射氨茶碱 0.25g(以 50%葡萄糖 40mL 稀释,15~20 min 注完)可解除支气管痉挛,减轻呼吸困难。还可能增强心肌收缩,扩张周围血管,降低肺动脉和左房压;②洋地黄制剂对室上性快速心律失常引起的肺水肿有显著疗效。洋地黄减慢房室传导,使室率减慢,从而改善左室充盈,降低左房压。静脉注射毛花苷 C 或地高辛,对一周内未用过地高辛者首次剂量毛花苷 C 0.6mg,地高辛 0.5~0.75mg;一周内用过地高辛者则宜从小剂量开始;③高血压性心脏病引起的肺水肿,静脉滴注硝普钠,可迅速有效地减轻心脏前后负荷,降低血压。用法 15~20μg/min 开始,每 5min 增加 5~10μg/min,直至症状缓解,或收缩压降低到 100mmHg 或以下。有效剂量维持至病情稳定,以后逐步减量、停药。突然停药可引起反跳。长期用药可引起氰化物和硫氰酸盐中毒,因而近年来已渐被硝酸甘油取代。酚妥拉明静脉滴注 0.1~1mg/min,也有迅速降压和减轻后负荷的作用,但可致心动过速,且降低前负荷的作用较弱,近年来已较少采用。乌拉地尔为 α1 受体阻滞剂,可降低心脏负荷和平均肺动脉压,改善心功能,对心率无明显影响[5],通常静脉注射 25mg,如血压无明显降低,可重复注射,然后予 50~100mg 于 100mL 液体中静脉滴注维持,速度为 0.4~2mg/min,根据血压调节滴速。尼卡地平为二氢吡啶类钙通道阻滞剂用于高血压急症治疗剂量为:静脉滴注从 0.5μg/(kg·min)开始,密切观察血压,逐步增加剂量,可用至 6μg/(kg·min)。副作用有心动过速、面部充血潮红、恶心等;④伴低血压的肺水肿患者,宜先静脉滴注多巴胺 2~10μg/(kg·min),保持收缩压在 100mmHg,再进行扩血管药物治疗;⑤静脉穿刺放血 300~500mL,可用于上述治疗无效的肺水肿患者,尤其是大量快速输液或输血所致的肺水肿;⑥透析疗法。

5.3 机械辅助治疗

主动脉内气囊反搏术(IABP)可用于冠心病急性左心衰患者。对极危重患者,有条件的医院可采用 LVAD 和临时心肺辅助系统[6]。

5.4 病因治疗

根据条件适时对诱因及基本病因进行治疗。

参考文献:

[1]Roberts E, Ludman AJ,Dworzynski K,et al. The disagnostic accuracy of the natriuretic peptides in herrt failure:systematic review and diagnostic meta–analysis in the acute care setting [J].BMJ, 2015,350:h910.

[2]Felker GM,Mentz RJ,Teerlink JR,et al.Serial high sensitivity cardiac troponin T measurement in a–cute hear failure:insights from the RELAX–AHF study[J] .Eur J Heart Fail,2015,17(12):1262–1270.

[3]胡振,张新超.血清可溶性 ST2 评价老年急性心力衰竭患者 病情与预后的研究[J].中华急诊医学杂志,2016,25(8): 746–749.

[4]Casserly B, Phillips GS, Schorr C,et al. Lactate measurements in sepsis–induce tissue hypoperfusion: results from the Surviving Sepsis Campaign database [J].Crit Care Med,2015,43(3);567–573.

[5]He JY,Wang J,Hua Q,et al.Safety and efficacy of urapidil and nitroglycerin in the treatment of elder–ly patients with acute heart failure:a randomized multicenter parallel–control study in China [J].Int J Clin Exp Med,2017,10(6):9729–9739.

[6]Priori SG,Blomstro..m –Lundqvist C,Mazzanti A,et al.2015 ESC Guidelines for the management of patients with ventricular arrhythmias and the prevention of sudden cardiac death:The Task Force for the Management of Patients with Ventricular Arrhythmias and the Prevention of Sudden Cardiac Death of the Europe [J].Eur Heart J,2015,36:2793–2867.

急性冠状动脉综合(ACS)的护理

丽江市人民医院儿科　杨丽花

1 概述

急性冠状动脉综合(acute coronary syndrome, ACS)[1] 是一组由急性心肌缺血引起的临床综合征,主要包括不稳定型心绞痛(unstable angina, UA)、非 ST 段抬高型心肌梗死(non-ST-segment elevation myocardial infarction, NSTEMI)、ST 段抬高型心肌梗死(ST-segment elevation myocardial infarction, STEMI)[2,3]。动脉粥样硬化不稳定斑块破裂或糜烂导致冠状动脉内急性血栓形成,被认为是大多数 ACS 发病的主要病理基础。血小板激活在其发病过程中起着非常重要的作用

2 不稳定型心绞痛和非 ST 段抬高型心肌梗死

由于动脉粥样硬化斑块破裂或糜烂,伴有不同程度的表面血栓形成、血管痉挛及远端血管栓塞所导致的一组临床症状,合称为非 ST 段抬高急性冠状动脉综合征。

2.1 护理诊断/问题及措施

2.1.1 疼痛:胸痛　与心肌缺血、缺氧有关

(1)休息与活动:心绞痛发作时应立即停止正在进行的活动,就地休息。

(2)心理护理:安慰病人,解除紧张不安情绪和顾虑,以减少心肌耗氧量。

(3)给氧:有呼吸困难、发绀或其他高危表现者应予给氧,监测血氧饱和度,维持血氧饱和度在90%以上。同时积极处理可能引起心肌耗氧量增加的疾病,如感染、发热、甲状腺功能亢进、贫血、低血压、心力衰竭、肺部感染和快速型心律失常(增加心肌耗氧量)和严重的缓慢型心律失常(减少心肌灌注量)。

(4)病情观察:评估病人疼痛的部位、性质、程度、持续时间,观察病人有无面色苍白、大汗、恶心、呕吐等伴随症状。疼痛发作时测血压、心率,做心电图,为判断病情提供依据。

(5)用药护理:①心绞痛发作时给予舌下含服硝酸甘油(嚼碎后含服效果更好),用药后注意观察病人胸痛变化情况,如服药后 3~5min 仍不缓解可重复使用。对于心绞痛发作频繁者,可遵医嘱给予硝酸甘油静滴,但应控制滴速,并告知病人及家属不可擅自调节滴速,以防低血压发生。部分病人用药后出现颜面潮红、头部胀痛、头晕、心动过速、心悸等不适,应告知病人是由于药物所产生的血管扩张作用导致,以解除顾虑;②应用他汀类药物时,应严密监测转氨酶及肌酸激酶等生化指标,及时发现药物可能引起的肝脏损害和肌病。采用强化降脂治疗时,应注意监测药物的安全性。

(6)不稳定型心绞痛病人应卧床休息,遵医嘱给予止痛药物治疗,观察止痛效果及药物不良反应,在抗凝(栓)治疗中严密观察有无出血等药物不良反应。

2.1.2 潜在并发症:心肌梗死

严密心电监护,根据疼痛持续的时间、有无诱因、心电图改变、心肌标志物变化动态判断病情

危险程度。对于高危患者,需备好抢救器材与药品或做好急诊血管重建的准备,警惕病情演变为急性心肌梗死。

2.2 健康指导

2.1.1 疾病知识指导

生活方式的改变是冠心病治疗的基础。应指导病人:

(1)合理膳食:应摄入低热量、低脂、低胆固醇、低盐饮食,多食蔬菜,水果和粗纤维食物如芹菜、糙米等,避免暴饮暴食,注意少量多餐。

(2)戒烟限酒。

(3)适量活动:运动方式以用氧运动为主,注意运动的强度和时间因病情和个体差异而不同,必要时需要在监测下进行。

(4)心理平衡:调整心态,减轻精神压力,逐渐改变急躁易怒性格,保持心理平衡。可采用放松技术或与他人交流的方式缓解压力。

2.1.2 避免诱发因素

告知病人及家属过劳、情绪激动、饱餐、用力排便、寒冷刺激等都是心绞痛发作的原因,应注意尽量避免。

2.1.3 病情监测

教会病人及家属心绞痛发作时的缓解方法,胸痛发作时应立即停止活动或舌下含服硝酸甘油。如服用硝酸甘油后不缓解,或心绞痛发作频繁、程度加重、疼痛时间延长,应立即到医院就诊,警惕心肌梗死的发生[7.8]。不典型心绞痛发作时可能表现为牙痛、上腹痛等,为防止误诊,可先按心绞痛发作处理并及时就医。告知病人应定期复查心电图、血压、血糖、血脂、肝功能等。

2.1.4 用药指导

指导病人出院后遵医嘱服药,不擅自增减药量,自我检测药物的不良反应。外出时随身携带硝酸甘油以备急需。硝酸甘油见光易分解,应放在棕色瓶内存放于干燥处,以免潮解失效。药瓶开封后每 6 个月更换一次,以确保疗效。

3 急性 ST 段抬高型心肌梗死

是指急性心肌缺血性坏死,大多是在冠脉病变的基础上,发生冠脉血供急剧减少或中断,使相应的心肌严重而持久地急性缺血所致。通常原因为在冠脉不稳定斑块破裂或糜烂基础上继发血栓导致冠状动脉血管持续、完全闭塞。

3.1 护理措施

3.1.1 疼痛:胸痛

(1)休息:发病 12h 内应绝对卧床休息,保持环境安静,限制探视,并告知病人和家属,卧床休息及有效睡眠可降低心肌耗氧量和交感神经兴奋性,防止病情加重。对那些心肌梗死发作时疼痛并不剧烈的患者更应强调卧床休息的重要性,绝对卧床期后,根据患者病情、耐力情况逐渐增加活动量。

(2)饮食:起病后 4~12h 给予流质饮食,以减轻胃扩张。随后过渡到低脂、低胆固醇清淡饮食,提倡少量多餐。

(3)给氧:对有呼吸困难和血氧饱和度降低者,最初几日间断或持续通过鼻导管、面罩吸氧,以增加心肌氧的供应,减轻缺血和疼痛。

（4）止痛药物的护理:遵医嘱给予吗啡和哌替啶止痛,注意有无呼吸抑制等不良反应,给予硝酸酯类药物时应随时监测血压的变化,维持收缩压在100mmHg以上。

（5）监测:在冠心病监护室进行心电图、血压和呼吸的监测,除颤仪应随时处于备用状态。对于严重泵衰竭者还需监测肺毛细血管和静脉压。密切观察心律、心率、血压和心功能的变化,为适时采取治疗措施,避免猝死提供客观资料。监测人员必须极端负责,既不要放过有任何意义的变化,又保证病人的安静和休息。

（6）溶栓治疗的配合和护理

①协助评估病人是否有溶栓禁忌证。

②溶栓前先检查血常规,出凝血时间的血型。

③迅速建立静脉通路,遵医嘱应用溶栓药物,注意观察有无不良反应:a 过敏反应表现为寒战、发热、皮疹等;b 低血压(收缩压低于90mmHg);c 出血,包括皮肤黏膜出血、血尿、便血、咯血、颅内出血等,一旦出血,应紧急处理。

④溶栓疗效观察:可根据下列指标间接判断溶栓是否成功:a 胸痛2h内基本消失;b 心电图ST段于2h内回降大于50%;c 2h内出现再灌注性心律失常,如窦性心动过缓、加速性室性自主心律;d cTnI或cTnT峰值提前至发病后12h内,血清CK-MB峰值提前出现(14h以内)。上述4项中b和d最重要。也可根据冠状动脉造影直接判断溶栓是否成功。

3.2 活动无耐力

（1）评估进行康复训练的适应证:住院期间开始康复的指征包括:过去的8h内没有新的或再发胸痛;肌钙蛋白水平无进一步升高;没有出现新的心衰失代偿先兆(静息呼吸困难伴湿啰音);过去8h内没有新的明显的心律失常或心电图动态改变;静息心率50~100次/min;静息血压90~150/60~100mmHg;血氧饱和度大于90%。

3.3 有便秘的危险

（1）评估排便情况:如排便的次数、性状及排便难易程度,平时有无习惯便秘,是否服用通便药物。

（2）指导病人采取通便措施:合理饮食,及时增加富含纤维素的食物如水果、蔬菜的摄入;无糖尿病者每天清晨给予蜂蜜20mL加温开水同饮;适当腹部按摩(按顺时针方向)—促进肠蠕动。一般在病人无腹泻的情况下常规应用缓泻药物,以防便秘时用力排便导致病情加重。床边使用坐便器比床上使用便盆较为舒适,可允许病人床边使用坐便器,排便时应提供隐蔽环境,如屏风遮挡。一旦发生排便困难,应立即告知医护人员,可使用开塞露或低压盐水灌肠。

3.4 恢复期护理

对于AMI患者不仅在急性期从思想上高度重视,在恢复期也要求提高警惕,不能麻痹大意,因许多并发症可发生在疾病的恢复期,责任护士要做好患者及家属的指导工作,多向患者讲解AMI的有关知识及注意事项,预防并发症的发生[4]。

患者病后活动耐力的恢复是一个逐渐的过程,应按照患者病情进行活动,如果因担心病情而卧床不活动,会增加血栓形成、肌肉萎缩、肺部感染的机会,但另一方面,也不能不顾自身情况,操之过急,过分活动,患者的活动安排一般包括以下阶段:①急性心肌梗死后1~3 d绝对卧床休息,进食、排便、洗漱、翻身等活动由护士协助完成;②4~6 d 卧床休息,鼓励患者在醒时每小时呼吸及伸屈两足数次,也可做轻缓的四肢主动和被动,无并发症的患者可开始由床上坐起,开始起坐时动作要缓慢,预防直立性低血压,有并发症者根据情况延长卧床时间;③1~2 周,开始在床边病室内走动,在床边完成洗漱等个人卫生活动,3~4 周可试着进行上下楼梯的活动,有并发症者应酌情延长;④合理安排每日的活动计划,保证患者充足的睡眠。避免过度劳累,避免重体力劳动、精神过度紧张的工作和过长的工作时间,避免剧烈运动或竞赛性的活动。在任何情况下,心绞痛发作时应立即停止活动就地休息;经常参加一定量的体力劳动及适当的活动,即可帮助神经系统从疲劳中恢复,又有助于侧支循环的建立。若患者在活动后出现呼吸加快或呼吸困难,脉搏过快或在活动停止3min 后仍未恢复,血压有异常改变、胸痛、眩晕或精神恍惚等反应,则应停止活动,并以此作为限制最大活动量的指征[5,6]。

3.5 潜在并发症:心律失常、休克、急性左心衰竭、猝死

(1)严密心电监测:及时发现心率及心律的变化,在 AMI 溶栓治疗后 24h 内易发生在灌注心律失常,特别是在溶栓治疗即刻至溶栓后 2h 内应设专人床旁心电监测。发现频发室性期前收缩,成对出现或呈非持续性室速,多源性或 RonT 现象的室性期前收缩及严重的房室传导阻滞时,应立即通知医生,遵医嘱使用利多卡因等药物,警惕室颤或心脏骤停、心脏性猝死的发生。监测电解质和酸碱平衡状况,因电解质紊乱或酸碱平衡失调时更容易并发心律失常。

(2)严密监测血压:动态观察病人有无血压下降,一旦发现病人有血压下降趋势应及时汇报医生,遵医嘱给予升压、补液等处理。

(3)心衰的观察与护理:AMI 病人在起病最初几天,甚至在梗死演变期可发生心力衰竭,特别是急性左心衰竭。应严密观察病人有无呼吸困难、咳嗽、咳痰、少尿、颈静脉怒张、低血压、心率加快等,避免情绪激动、饱餐、用力排便等可加重心脏负担的因素。必要时做好血流动力学监测,一旦发生心力衰竭,则按心力衰竭进行处理。

(4)准备好急救药物和抢救设备如除颤仪、起搏器等,随时做好抢救准备。

3.6 健康指导

(1)疾病知识指导:告诉病人 AMI 的疾病特点,树立终身治疗的观念,坚持做好危险因素控制将有利于延缓疾病进展,改善预后,提高 AMI 患者疾病知识水平[9]。饮食原则是低饱和脂肪和低胆固醇饮食,要求饱和脂肪占总热量的 7%以下,胆固醇小于 200mg/d。

(2)心理指导:AMI 后病人焦虑情绪多来自对今后工作能力和生活质量的担心,应给予充分理解并指导病人保持乐观、平和的心情,正确对待自己的病情。告诉家属对病人要积极配合和支持,并创造一个良好的身心修养环境,生活中避免对其施加压力,当病人出现紧张、焦虑或烦躁等不良情绪时,应给予理解并设法进行疏导,必要时争取病人工作单位领导和同事的支持。

(3)康复指导:康复运动前应进行医学评估与运动评估,确定运动康复的指征。心肺运动试验是测定运动耐力的重要标准,与病人一起制定个体化运动处方,指导病人出院后的运动康复训练。个人卫生活动、家务劳动、娱乐活动等也对病人有益。病人康复分为住院期间康复、门诊康复和家庭持续康复几个阶段:①运动原则:有序、有度、有恒;②运动形式:以行走、慢跑、简化太极拳、游泳等有氧运动为主,可联合静力训练和负重等抗阻运动;③运动强度:根据个体心肺功能,循序渐进,一般选择 60%~70%Vo2max 靶心率(即最大心率的 70%~85%)范围控制运动强度;④持续时间:初始

是以 6~10min/次，含各 1min 左右的热身活动和整理活动；随着病人对运动的适应和心功能的改善，可逐渐延长每次持续时间至 30~60min；⑤运动频率：有氧运动每周 3~5d，最好每天运动，抗阻运动每周 2~3d，至少间隔 1d。无并发症的病人，AMI 后 6~8 周可恢复性生活。经 2~4 个月的体力活动锻炼后，酌情恢复部分或轻工作。以后部分病人可恢复全天工作。但对重体力劳动、驾驶员、高空作业及其他精神紧张或工作量过大的工种应给予更换。

（4）用药指导：AMI 后病人应用药多、用药久、用药贵等，往往用药依从性低。需要采取多形式多样的健康教育途径，健康教育时间应强调药物治疗的必要性，指导病人按医嘱服药，列举不遵医行为导致严重后果的病例，让病人认识到遵医嘱用药的重要性。告知药物的用法、作用和不良反应，并教会病人定时测脉搏、血压，发个人用药手册，定期电话随访，使病人"知、信、行"统一，提高用药依从性。若吸痰发作频繁、程度较重、时间较长，服用硝酸酯剂疗效较差时，提示警惕心血管事件[10]，应及时就医。

参考文献：

[1]葛均波,徐永健,王辰.内科学[M].人民卫生出版社.2018:229.

[2]聂桂萍,刁素娟,雷金花,等.临床急救护理路径在急性冠状动脉综合征患者中的应用[J].护理实践与研究,2017,14（5）:34-36.

[3]逢玉霞.双心护理模式对提升急性冠状动脉综合征患者生活质量的效果观察[J].中国医药指南,2017,15（8）:270.

[4]杨琦.老年人急性心肌梗死的临床特点（附 48 例分析）[J].临床荟萃,2018,33（7）.394.

[5]刘玉花,张维开.老年急性心肌梗死患者的护理体会[J].中国现代医生,2018,56（2）:93.

[6]陈国伟,王鸿利.现代急诊内科学[M].广东:广东科学技术出版社,2011:237-24.

[7]陈天喜,沈红五,崔秋霞,等.全球急性冠状动脉事件注册评分与非 ST 段抬高型急性冠状动脉综合征患者急诊危重度指数的相关性分析.实用心脑肺血管病杂志,2018,26（8）:78-80.

[8]逢锦,张静萍,柏晓玲.护士对非 ST 段抬高型急性冠状动脉综合征认知度的分析.上海护理,2018,18（2）:30-33.

[9]张东宁,林小娟.优化护理急救流程在基层胸痛中心 AMI 患者救治中的应用[J].齐鲁护理杂志,2018,24（5）:112-114.

[10]赵琳琳,王婧.吸烟对急性 ST 段抬高型心肌梗死患者直接经皮冠状动脉介入治疗预后的影响[J].中国实用医药,2013,8（4）:96-97.

心肺复苏技术

丽江市人民医院创伤中心　许文玉

1 技术概述

心肺复苏,是指针对因心脏疾病、颅脑外伤、过敏反应、药物中毒、气道异物、溺水、电击、自缢等种种原因引发心脏骤停与呼吸停止问题而采取合并胸外按压与人工呼吸,以达到急救目的一种技术[1]。作为一项急救技能,世界各国都普遍重视这项技术的全民普及。其急救的主要步骤为:首先是要将口鼻予以清理,运用仰头抬颌方式或则是托颌的方式来将气道打开,确保肺部、气道以及口腔的顺畅性;其次,人工以口对口、口对鼻等方式来辅助性通气,将外界的气体输送到病患的肺部之中,确保病患肺部有充分的氧和。虽然抢救者所呼出气体中的氧含量相对较少,但是在施救的过程之中要尽量确保病患肺部和关键脏器的氧和;最后则是要进行胸外按压,确保病患在心脏骤停之后构建人工循环,在短期内来为人体的关键器官进行血供地提供,其原理就是建立在胸泵机制与新泵机制之上。

心肺复苏最重要的意义在于挽救生命,这也是它的本质功能。当人们因自身疾病或意外事故而呼吸、心脏骤停时,患者的心音及大动脉搏动会消失,伴随着的是意识的丧失。如果患者得不到抢救复苏,人体心搏呼吸停止后,全身器官组织出现缺血缺氧,会使大脑和其他人体重要器官组织产生不可逆的损害。且这种发病具有突发性、无先兆性,只有少数患者在发病前会有胸闷、乏力、短时的头晕、心悸等非特异性症状,而且发病的场所和时间又有任意性。时间就是生命,如果患者不能得到及时且正确的心肺复苏救助,其生命有很大可能无法挽救。正确的心肺复苏操作是抢救心搏骤停主要的手段,可以为重要脏器供血提供含氧血流,为某些可逆的病因处置争取时机,从而降低脑细胞的受损程度,挽救患者的生命。

2 心肺复苏技术适应证

(1)心源性心搏骤停由突发的严重心电紊乱导致的心搏骤停(如无脉室速或室颤等),是实施心肺复苏的最佳适应证。多数情况下,这类患者的心电紊乱来自心脏的急性缺血造成的局部心肌代谢紊乱,最常见的疾病就是急性冠状动脉综合征(ACS)。其他情况还有触电导致的室颤。此外遗传性心律失常综合征(患者离子通道功能障碍)发生的恶性心律失常也在此列。

(2)创伤导致的心搏骤停创伤是外部暴力原因导致的机体机械性损伤,它导致的死亡位居儿童和青壮年死亡的第一位[2]。创伤患者一旦出现心搏骤停,说明创伤非常严重。多见于严重颅脑损伤(指令系统严重损害)、重要脏器如心脏损伤(动力系统损坏)、大血管损伤(容纳系统损伤)及严重失血(传送介质缺失)。对严重创伤患者,有条件时应争分夺秒,尽快送患者去医院,纠正导致心搏骤停的可逆原因(如低血容量、心包填塞、张力性气胸等)后,部分患者可以生存。

(3)应激状态下发生的心搏骤停应激是机体在重大应激源的刺激下做出的适应性反应[3]。尽管是适应性反应,但结果可能适得其反。应激源是引起应激反应的各种因素,包括化学因素(各种严重的中毒、脓毒症、心肌抑制因子等)、物理因素(低温等)、自主神经因素(如交感风暴、交感及迷走神经机能亢进等）、机械因素（如心脏震击综合征、颅脑损伤等）、代谢因素（如缺氧、低血糖、高血钾等电解质紊乱）以及中枢神经系统的急性疾病、剧烈运动时都可以成为心搏骤停的应激源。这类心搏骤停多属于继发性，按照预后可以把患者分为两类：①病情严重，不可逆转；②一过性的打击，如果能扛住这个严重的打击，并通过心肺复苏建立血液循环，找到并消除其导致心搏骤停的原因，同时迅速纠正恶性心律失常，部分患者可以康复。

3 使用方法

器材准备：除颤仪、面罩球囊、呼吸机、心电监护仪、急救药物等。

结合临床实际情况，一旦发生心搏骤停，当班护士快速判断患者意识丧失后，同时评估脉搏、呼吸，即可通过心肺复苏铃（针对紧急情况心肺复苏时的报警呼叫铃），启动急救医服疗务（EMS）系统[4]。以 100~120 次/min，深度 5~6cm 进行胸外心脏按压；同时快速通过除颤仪分析心律，如为心室颤动立即以双相 120~200J 或单相 360J 实施电除颤。胸外心脏按压 30 次后，给予面罩接球囊呼吸 2 次，如呼吸机已准备好，经面罩接呼吸机无创通气，通气频率设置为每 6s1 次（10 次/min）。实施首次电除颤后接心电监护仪，并做好再次除颤准备。开放静脉通道，给予肾上腺素。完成抢救记录。保证在较短时间内完成胸外心脏按压建立人工循环，开放气道，进行人工呼吸（CAB）[5]。

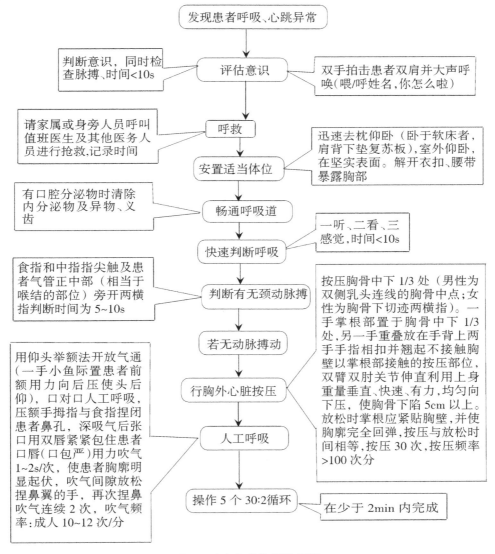

图 1　院内复苏抢救流程图

4 护理及观察要点

（1）持续心电监护，以便及时发现和处理心律失常，防止再次发生心脏骤停。并准备好抢救药品和抢救器械以备急用。

（2）脑损害的观察及护理部分患者获心肺复苏成功，但终因不可逆性脑功能损害而致死亡或遗留有严重的后遗症，因此脑复苏至关重要。

①首先降温，降低体温可降低颅内压和脑代谢，提高脑组织对缺氧的耐受性，减轻或预防脑水肿，因此降温宜尽早实施。以头部降温为主，可用冰帽或冰袋物理降温或加用冬眠药物，一般以降至 32℃为宜，不能低于 31℃以免诱发室颤[6]。

②脱水疗法，遵医嘱应用 20%甘露醇（1~2g），联合使用呋塞米。脱水治疗时严密观察尿量、血压，防止脱水过度造成血容量不足，维持血压稳定。

③轻的脑损害自主呼吸均在 30min 内恢复，随之意识约在数小时内恢复，较重的脑损害，其中枢神经系统功能恢复缓慢，可达数日至 10 余日，同时出现惊厥或不自主动作。严重脑损害表现反射消失，四肢痉挛，并可产生失语、失明、麻痹、痴呆或癫痫等，应注意观察。

（3）急性肾衰竭的观察

①心肺复苏的患者，其肾脏亦必然受到缺氧的损害，部分复苏较晚或复苏后循环功能不良，休克时间过长的患者可出现急性肾功能衰竭。因此必须观察尿量的变化。宜留置尿管，记录尿量，如心功能和血压正常但每小时尿量<30ml，应用呋塞米 40~100mg 静脉注射，处置后仍无尿或少尿，提示肾衰竭[7]。

②由于已使用大剂量脱水剂和利尿剂，临床可表现为尿量正常甚至增多，但血肌酐升高，表示属非少尿型急性肾衰竭，通知医生按急性肾衰处理。

（4）血压观察和护理严密监测血压，应用升压药时要严格控制滴数，使血压维持在正常或稍高，做好记录。

5 呼吸观察与保持呼吸道通畅

（1）当出现呼吸深大、表浅、双吸气、点头样呼吸及潮式呼吸，为中枢缺氧性损害、呼吸系统不畅、肺部感染、代谢紊乱、脑水肿引起呼吸功能不全。无自主呼吸是由于缺氧、脑水肿影响延髓呼吸中枢的结果。呼吸困难、面色发绀为呼吸系统阻塞症状，肺部感染而致。

（2）保持呼吸道通畅的方法是反复吸痰，清除呼吸道分泌物。

（3）感染的预防：复苏后的整个病程中常并发感染，最常见的是肺部感染、泌尿系感染、气管切口感染、口腔炎，无力咳出及昏迷者给予吸痰。加强皮肤、口腔护理、气管切口护理等。

6 注意事项

（1）快速反应，加强团队协作，院内急救应以团队形式实施心肺复苏。复苏开始时如只有 1 个施救者，应通过心肺复苏铃，立即求救，使团队其他人员尽快到达，以团队形式实施心肺复苏能提高复苏的时效性。

（2）应早期除颤，于 CPR 开始同时准备除颤仪，一旦除颤仪准备就绪立即进行除颤。

（3）按压深度为 5~6cm，该深度可一定程度上避免按压过度造成胸骨、肋骨骨折，是保证 CPR 成功的重要指标。胸外按压频率 100 次／min 是满足按压深度并减少施救者手部疲劳的最佳频率。常规 CPR 应每隔 2min 轮换 1 次。

（4）每次按压后应待胸廓充分回弹，按压间隙避免对患者胸壁施压。

（5）避免操作中断，以保证 CPR 期间重要器官的血流灌注。每次中断必须控制在 10s 内，按压操作时间在整个 CPR 过程中不得低于 60%。任何胸外按压的中断（包括实施必要人工呼吸间歇过长）都可降低 CPR 有效性。

（6）对于实施高级气道措施患者，通气频率设定为每 6s1 次（10 次／min）。

（7）每 3~5min 重复静脉注射 1mg 肾上腺素等血管活性药物，其仍适用于无脉性室性心动过速、心室颤动、无脉心电活动及心脏停搏所引起的心搏骤停。

（8）对于施救顺序，应先开始胸外按压再进行人工呼吸，减少首次按压延时；30 次胸外按压后行 2 次人工呼吸。

7 前景及进展

2015 年 10 月 15 日，时隔 5 年，美国心脏学会（AHA）更新了《美国心脏学会 CPR 和 ECC 指南》。强调如何做到快速行动、合理培训、使用现代科技及团队协作来增加心脏骤停患者的生存概率。每年有超过 326000 人发生院外心脏骤停，大约有 90% 的患者最终死亡。[8]快速有效的心肺复苏能够有效避免心脏骤停者的死亡率。对 2015 年心肺复苏新指南做了以下更新梳理。

7.1 AHA 成人生存链分为两链

一链为院内急救体系，另一链为院外急救体系。手机时代，充分利用社会媒体呼叫施救者，手机等现代化电子设备能够发挥重要作用；以团队形式实施心肺复苏：早期预警系统、快速反应小组（RRT）和紧急医疗团队系统（MET）[9]。

7.2 非专业人士的做法

（1）继续强调简化后的通用成人基础生命支持（BLS）流程施救者在不离开患者的情况下紧急反应（通过手机等电子设备），未经培训的旁观者应该立即急救（中国为"120"）。

（2）建议在有心脏骤停风险人群社区执行公共场所除颤器（PAD）方案，可在社区、健身房、运动场等场所配备除颤器。

（3）鼓励非专业人士进行心肺复苏：快速识别心脏骤停，立即向呼叫者提供心肺复苏指导（调度员指导下的心肺复苏）。

（4）单一施救者的施救顺序：应先开始胸外按压再进行人工呼吸（C-A-B），减少按压的延时。

（5）非专业人员在指导下自行对心脏骤停的成人患者进行单纯胸外按压（Hands-Only）式心肺复苏，指导自动体外除颤仪或有参加过训练的施救者胸外按压；不必进行口对口人工呼吸，仅在胸部中心进行快速有力的按压，频率为 100~120 次/min。若有能力，则应按照 30 次按压给予 2 次人工呼吸的比例给予人工呼吸。

（6）高质量的心肺复苏，足够的速率和按压幅度：按压速率为 100~120 次/min；幅度至少是 2 英寸（5cm）。不超过 2.4 英寸（6cm）。

（7）患者有疑似生命危险，或与阿片类药物相关的紧急情况，应给与纳洛酮：在相关人员指导进行纳洛酮治疗。

7.3 专业人员的做法

（1）基本原则：施救者应同时进行几个步骤，如同时检查呼吸和脉搏，以缩短开始按压的时间；由多名施救者形成综合小组，同时完成多个步骤和评估（分别由施救者实施急救反应系统；胸外按压、进行通气或取得球囊面罩进行人工呼吸、取回病设置好除颤器同时进行）。

表 1　不同年龄段人群的心肺复苏要点

内容	成人和青少年	儿童 （1 岁至青春期）	婴儿 （不足 1 岁,除新生儿以外）
现场安全	确保现场对施救者和患者均是安全的		
识别心脏骤停	检查患者有无反应 无呼吸或仅是喘息（即呼吸不正常） 不能在 10 秒内明确感觉到脉搏 （10 秒内可同时检查呼吸和脉搏）		
启动应急反应系统	如果您是独自一人 且没有手机,则离开患者 启动应急反应系统并取得 AED, 然后开始心肺复苏或者请其他人 去,自己则立即开始心肺复苏;在 AED 可用后尽快使用	有人目击的猝倒 对于成人和青少年,遵照左侧的步骤 无人目击的猝倒 给予 2 分钟的心肺复苏 离开患者去启动应急反应系统并获取 AED 回到该儿童身边并继续心肺复苏; 在 AED 可用后尽快使用	
没有高级气道的按压—通气比	1 或2 名施救者 30:2	1 名施救者 30:2 2 名以上施救者 15:2	
有高级气道的按压—通气比	以 100 至 120 次每分钟的速率持续按压 每 6 秒给予 1 次呼吸（每分钟 10 次呼吸）		
按压速率	以 100 至 120 次/min		
按压深度	至少 2 英寸（5 厘米）	至少为胸部前后径的 1/3 大约 2 英寸（5 厘米）	至少为胸部前后径的 1/3 大约 1/2 英寸（4 厘米）
手的位置	将双手放在胸骨的下半部	将双手或一只手 （对于很小的儿童可用放在 胸骨的下半部）	1 名施救者 将 2 根手指放在婴儿胸部 中央,乳线正下方 2 名以上施救者 将双手拇指环绕放在婴儿 胸部中央,乳线正下方
胸廓回弹	每次按压后使胸廓充分回弹;不可在每次按压后倚靠在患者胸上		
尽量减少中断	中断时间限制在 10 秒以内		

　　* 对于成人的按压深度不应超过 24 英寸（6 厘米）。

　　缩写:AED,自动体外除颤器;CPR,心肺复苏。

7.4 高质量的心肺复苏

（1）每次按压后胸廓充分回弹,施救者必须避免在按压间隙倚靠在患者胸上。

（2）减少按压中断:胸外按压在整体心肺复苏中的目标比例至少为 60%。

（3）若紧急医疗系统采用包括持续胸部按压的综合救治干预,对院外心脏骤停者可以考虑在综合救治中使用被动通气技术。

（4）对正在进行持续心肺复苏且有气道的患者,通气速率建议简化为每 6s 一次呼吸（每 min 10 次呼吸）。

（5）足够的速率和按压幅度:按压速率为 100~120 次/min;幅度至少是 2 英寸（5cm）。不超过 2.4 英寸（6cm）。最新数据提示过度按压的速率与深度起到的急救效果更差,所以最新指南对心脏的按压深度、速率都进行了上限设定。

（6）为帮助患者预防大脑退化损伤,目标温度管理方面,最新证据显示温度范围可以扩宽到 32~36℃并维持至少 24h。

随着医学的不断进步和发展,心脏复苏的理论与观念在不断地充实、完善与更新,方法在不断地改进与规范。为减少心脏停搏／心肺复苏期间所产生的各种有害因子对机体的危害,我们应尽最大努力做到:坚持"时间就是生命,生命在你手中"的抢救理念;以基本心肺复苏技术为基础,以脑复苏为最终最高目标;及时有效地对心脏停搏患者进行院前急救;确保呼吸道通畅;及时进行电击除颤;寻找更为安全有效的复苏药物;重视复苏后综合征的治疗与护理。作为护理人员必须不断更新知识正确施行 CPR 提高 CPR 的救治成活率。同时做好科普知识的健康教育,加强公众自救和互救意识,让更多人掌握基本知识和操作步骤,提高公民急救素质[10]。

参考文献:

[1]黄哲思,陈蜜柔,周艳红,李玉.医护人员基础生命支持培训现状与研究进展[J].中西医结合心血管病电子杂志,2020,18:28-29.

[2]冯庚.心肺复苏的适应证和非适应证[J/CD].中华卫生应急电子杂志,2017,3（5）:262-265.

[3]2016 中国心肺复苏专家共识[J].王立祥,孟庆义,余涛.中华危重病急救医学. 2016（12）.

[4]何爱文,陈寿权.心肺复苏研究的最新进展[J].中华危重症医学杂志,2012,05（4）:218-223.

[5]2015 美国心脏协会心肺复苏和心血管急救指南更新[J].中国全科医学 2015 年 32 期.

[6]陈永强.《2010 年国际心肺复苏和心血管急救指南及治疗建议》解析[J].中华护理杂志,2011,46（3）:317-320.

[7]叶任高.内科学（第 5 版）[M].北京:人民卫生出版社,2000,225.

[8]陈寿权.心肺复苏研究热点与最新进展[J].中华急诊医学杂志,2015,01:10-13.

[9]王树苓.心肺复苏进展及护理[J].中国煤炭工业医学杂志,2011,01:109-111.

[10]姜金霞,彭幼清,施雁.多元化心肺复苏培训结合督查考核在临床护士保持心肺复苏技能中的作用[J].中华护理杂志,2014,49（1）:57-60.

救护车溶栓的途中观察和护理

急救医学部(急诊科)　赵春仙

1 概　述

心肌梗死(AMI 简称心梗)是指急性心肌缺血性坏死,通常多为在冠状动脉不稳定斑块破裂、糜烂及内皮损伤基础上继发血栓形成导致冠状动脉急性、持续、完全闭塞,血供急剧减少或中断,从而导致心肌细胞缺血、损伤和坏死过程的临床综合征[1]。由于该疾病病情危急、病情发展迅速,需要及早予以施治,避免引起心肌组织的不可逆损伤。常并发心力衰竭、休克和心律失常,是心脏猝死的主要原因。溶栓治疗已成为挽救患者生命的重要途径和方法。溶栓的目的是尽早、尽快使相关梗死血管再通。

经流行病学调查发现,急性心肌梗死死亡的病人中有 50% 在发病后 1h 内于院外猝死,死因主要是可救治的致命性心律失常。显然,AMI 病人从发病到治疗存在时间延误。其原因:①病人就诊延误;②院前转运、入院后诊断和治疗准备所需的时间过长。因此,院前急救护士应协助医生识别AMI 高危病人,院前工作的核心内容:挽救生命、缓解症状、稳定病情、安全转运,以便尽早开始再灌注治疗,重点是缩短病人就诊延误的时间和院前检查、处理、转运所需的时间[2]。急诊科院前急救护士应在 AMI 病人诊断、救治、康复等各方面发挥作用。

为进一步缩短院前再灌注时间,提升院前溶栓规范性及成功率。中国医师协会胸痛专业委员会及中国医学救援协会心血管急救分会发布了《ST 段抬高型急性心肌梗死(STEMI)院前溶栓治疗中国专家共识》。共识指出,院前救护车接诊到 STEMI 患者后选择何种再灌注治疗策略时应依据以下原则,若附近有可行急诊介入治疗的医院,且能在 120min 内将患者转运至医院并完成急诊介入治疗,优先选择急诊介入治疗策略。

否则,应迅速评估以下几个重要因素:①症状发生的时间;②STEMI 相关并发症的风险;③药物溶栓发生出血的风险;④休克或严重心力衰竭;⑤转运至可行急诊介入治疗医院的时间。共识强调院前溶栓治疗效果优于入院后溶栓,有条件时可在救护车上开始溶栓治疗[3]。

2 溶栓的适应证及禁忌证

2.1 适应证

(1)起病时间小于 12h,年龄小于 75 岁者确立 STEMI 诊断后,无禁忌证应立即予以溶栓治疗。

(2)患者年龄大于等于 75 岁,经慎重权衡缺血或出血利弊后考虑减量或半量溶栓治疗。

(3)发病时间已达 12~24h,如仍有进行性缺血性胸痛或血流动力学不稳定,ST 段持续抬高者也可考虑溶栓治疗。

(4)院前溶栓需具备以下 4 个条件:

①急性胸痛持续 30min 以上,但未超过 12h;

②心电图相邻 2 个或更多导联 ST 段抬高在肢体导联大于等于 0.1mV、胸导联大于等于 0.2mV 或新出现的完全性左(或右)束支传导阻滞;

③年龄小于等于 75 周岁;

④不能在 120min 内完成直接经皮冠状动脉介入治疗[4]。

2.2 溶栓禁忌证

2.21 绝对禁忌证

(1)既往任何时候脑出血病史。

(2)脑血管结构异常(如动静脉畸形)。

(3)颅内恶性肿瘤(原发或转移)。

(4)3 个月内缺血性脑卒中或短暂性脑缺血发作(TIA)史。

(5)可疑或确诊主动脉夹层。

(6)活动性出血或出血性素质(不包括月经来潮)。

(7)3 个月内的严重头部闭合性创伤或面部创伤。

2.2.2 相对禁忌证

(1)慢性、严重、未得到良好控制的高血压(收缩压大于等于 180 毫米汞柱或舒张压大于等于 110100mmHg),需要控制血压的基础上(收缩压小于 160~100mmHg)开始溶栓治疗。

(2)心肺复苏胸外按压持续时间大于 10min 或有创性心肺复苏操作(肋骨骨折、心包积血)。

(3)痴呆或已知其他颅内病变。

(4)3 周内创伤或进行过大手术或 4 周内发生过内脏出血。

(5)2 周内进行不能压迫止血部位的大血管穿刺。

(6)感染性心内膜炎。

(7)妊娠。

(8)终末期肿瘤或严重肝肾疾病。

(9)活动性消化性溃疡。

(10)正在使用抗凝药物,国际标准化比值水平越高,出血风险越大。

3 救护车溶栓技术运用方法

(1)首先救护车到达现场立即评估生命体征,施行现场急救护理。

(2)绝对安静休息,取平卧位。有心力衰竭者取半卧位,减轻心脏负担。

(3)立即吸氧:一般患者氧流量 2~4L/min,伴有急性左心衰、休克时氧流量 4~6/min,严重缺氧时面罩给氧气,甚至高频喷射通氧,意识不清可行气管插管及辅助呼吸。

(4)维持生命体征的稳定,包括吸氧、心电监护、开放静脉,救护车上医生给予早期药物急救止痛、镇静、溶栓等药物治疗。舌下含服硝酸甘油 0.3~0.6mg,注意用药的速度和剂量,观察疼痛有无缓解,有无头痛、头晕、血压下降等不良反应;对于持续胸痛大于 15min 和心电图 ST 段抬高无禁忌证的患者,即刻给予阿司匹林 300mg 嚼服,氯吡格雷 300mg 或替格瑞洛 180mg 口服。在此基础上,患者接受早期治疗,给予重组人尿激酶原 20mg+10ml 生理盐水,并在 3min 内推注完毕。推完后,立即给予重组人尿激酶原 30mg+生理盐水 90ml 静脉滴注,以 60~70 滴/min 的速度,30min 内滴完[5]。

(5)救护车院前溶栓流程。

①救护车基本条件:心电图记录设备(心电图机或 12 导联以上心电监护设备)、监护仪(心电、血压、SaO₂ 等)、除颤仪,车载供氧、各类抢救药品及溶栓药物。

a.特异性纤溶酶原激活剂适合院前溶栓治疗使用,双联抗血小板治疗与之配合;阿托品、利多卡因、多巴胺等是最常用的处理再灌注性心律失常和再灌注损伤的急救药物;甘露醇可处理溶栓治疗的颅内出血并发症。

b.溶栓前应建立心电、血压及 SaO₂ 监测,溶栓过程中及转运途中要保持监护仪的信息在医师和(或)护士的视野范围内,以便及时发现再灌注性心律失常和(或)血流动力学紊乱。溶栓后进行全程监护。

c.溶栓/抗凝治疗药物常规置备。

②人员条件:救护车上应配备经过心肺复苏训练的 1 名医师和 1 名护士,其中至少一人熟练掌握高级心肺复苏技术。

③院前溶栓工作文件:溶栓筛查表、院前溶栓知情同意书、溶栓操作规程。

④远程支持条件:区域协同共享信息平台、由心内科医师和急诊医师参与决策的远程支持团队以及一键启动电话,以确保溶栓治疗前的确诊、发生紧急情况时的远程指导救治以及转运目的地的指引与联络等。

a.所有溶栓治疗前的患者必须由院前急救医师进行逐项询问。该筛查表包括两部分:

第一部分是适应证的筛查,要求满足全部条件,即全部问题的回答均为"是"才能考虑溶栓治疗;

第二部分是禁忌证筛查,要求全部问题的回答均为"否"才能安全地进行溶栓治疗。另外溶栓治疗前应进行知情同意,医患双方要在知情同意书上签署姓名并签署时间,并要精确到分钟。

b.临床评估溶栓治疗成功的标志是在溶栓治疗后 60~90min 内:Ⅰ 抬高的 ST 段回落≥50%;Ⅱ胸痛症状缓解或消失;Ⅲ出现再灌注性心律失常;Ⅳ心肌坏死标志物峰值提前。

(6)溶栓后如何处理?

溶栓后常规早期冠状动脉造影和必要时实施 PCI 可以减少再发心肌梗死和再发缺血,并且不增加不良事件的风险(卒中或严重出血)。为此,开展院前溶栓治疗的救护车应在开始溶栓治疗后尽快将患者转运至就近能够实施 PPCI 的医院(优先选择建立了胸痛中心的 PPCI 医院)。

如果溶栓治疗失败,或有提示血管再闭塞或再发心肌梗死的证据如 ST 段再次抬高,则应立即行冠状动脉造影和补救性 PCI。即使溶栓治疗可能成功,在没有禁忌证时同样建议常规在 24h 内进行冠状动脉造影。只有当溶栓后患者生命体征极不稳定,需要进行紧急心肺复苏,预期无法安全转运至 PPCI 医院时,才推荐将患者运至最近的非 PCI 医院实施紧急心肺复苏。

4 护理及观察要点

护理方法:对照组患者在早期溶栓治疗的基础上,采取常规的护理措施,

加强对患者的心电监护,根据患者的临床表现,对症予以处理。

4.1 溶栓前护理

(1)病情评估:急性心肌梗死早期溶栓治疗的时间窗与治疗的密切关系。患者在接受早期溶栓治疗前,护理人员需要对其进行心电图心律的变化、心肌坏死血清生物标志物等全面的检查,心电监护并密切监测患者的生命体征。

(2)给予心理护理。

4.2 溶栓中护理

溶栓中应密切观察患者胸痛程度、神志,动态观察心电图ST-T、心率和节律变化,并测定心肌坏死标志物。同时监测心电监护,注意心律失常情况,及时了解血压、呼吸、动脉血氧饱和度情况,同时予以语言安慰、心理疏导。除颤仪充电处于准备状态,必要时备好床旁漂浮导管电极临时起搏。一旦发生颅内出血,应立即停止溶栓、抗栓、抗凝治疗,应用甘露醇降低颅内压。

4.3 溶栓后护理

4.3.1 护理

绝大多数溶栓药物均要求在30min内静滴完成。溶栓结束后根据要求,需在溶栓结束后0min、30min、60min、90min依次予以床旁心电图检查(建议最好18导心电图)。并于60min时心电图检查发现抬高的ST段回落至基线水平,患者胸痛明显缓解,回顾心电监护可见一过性加速性室性自主心律,评估溶栓成功。

4.3.2 溶栓成功与否的临床评价指标

(1)溶栓后60~90min内抬高的ST段至少回落50%。

(2)cTn峰值提前至发病12h内,CK-MB酶峰值提前至14h内。

(3)溶栓后2h内胸痛症状明显缓解。

(4)溶栓后2~3h内出现再灌注心律失常[6]。

强调,上述指标均为判断溶栓再通效果的间接指标,需要与STEMI患者心电图ST段自然回落和症状自然缓解过程相鉴别。冠脉造影是溶通与否的金标准。

溶栓后应继续坚持双重抗血小板治疗,阿司匹林75~100mg每次,每日1次;氯吡格雷75mg每次,每日1次;或替格瑞洛90mg每次,每日2次。对于阿司匹林不耐受或胃肠道反应较大者,可考虑使用吲哚布芬100mg每次,每日2次。

5 前景及进展

急性心肌梗死起病急,病情发展迅速,并发症多,有着极高的死亡率。在最短时间内最大限度地开通梗死相关血管,尽早恢复冠状动脉血液灌注,减少心肌损害是抢救和治疗的关键[7]。护理人员能否及时准确地识别病情,迅速有效地给予处理,是患者获得及时救治、改善预后的重要因素。因此患者入院后优先对其进行分诊和评估,联系医疗团队进行紧急处理,启动绿色通道,联系相关医技科室和临床科室,迅速协助患者完成各项检查和治疗,并做好转运和交接护理。整个急救过程中以严密观察、保证患者舒适为基本原则,改变了传统急救过程中的随意性,每位护士明确自身职责,增强自身责任感,有条不紊地开展各项工作,确保了抢救效果[8]。

中国城乡居民急性心肌梗死发生率一直呈上升趋势,STEMI年死亡率应当更高,而绝大多数患者无法在有效的120min内将患者转移至医院并实施PPCI(直接冠脉介入治疗),采取其他及时有效的再灌注治疗手段对这些地区有着重要的意义。目前面临的重要问题是STEMI患者接受及时再灌注治疗率低,院前溶栓治疗是及时再灌注治疗的重要组成部分,有条件时可在救护车上开始溶栓治疗。相比于院内溶栓,院前溶栓治疗的早期死亡率降低17%,尤其是发病时间<120min的患者。我国胸痛中心建设的核心理念是通过将区域医疗资源整合,建立能在最短时间内将急性胸痛患者送至具有救治能力的地点接受最佳治疗,对于STEMI患者,就是要在最短时间内实现再灌注治疗。通过学习中国医师协会胸痛专业委员会及中国医学救援协会心血管急救分会专门组织有关

专家制订的 ST 段抬高型急性心肌梗死院前溶栓治疗共识，院前医疗急救人员可以为急性心肌梗死患者选择最佳的治疗策略。

参考文献：

[1]王俊仙,李维芬.急性心肌梗死急救护理路径研究进展[J].现代诊断与治疗,2020,31（08）:1304-1305.

[2]孟庆义。急诊护理学[M].北京:人民卫生出版社,2015:55.

[3]颜红兵,向定成,刘红梅,等.ST 段抬高型急性心肌梗死院前溶栓治疗中国专家共识[J].中国医学前沿杂志(电子版),2018,10（4）: 1-10.

[4]金静芬,刘颖青。急诊专科护理[M]。北京:人民卫生出版社,2018:76.

[5]王亚君.护理干预对急性心肌梗死患者急诊静脉溶栓的影响[J].系统医学,2020,5（12）:132-134.

[6]范丹丹,吴晓宁,尚澜,于明珠.冠心病并急性心肌梗死患者溶栓治疗后心功能与心电图指标的变化[J].中国现代药物应用,2020,14（18）:135-137.

[7]曾辉,蒋秋燕.优化急救护理流程路径在急性心肌梗死（AMI）患者急救中的效果[J].中西医结合心血管病电子杂志,2019,7（29）:100.

[8]眭秋芳,吕琪.标准化急救护理流程在胸痛中心急性心肌梗死患者中的应用[J].实用临床护理学电子杂志,2020,5（08）:102.

深静脉穿刺及置管的临床应用

普外烧伤科 陈 静

1 摘 要

深静脉置管以其操作简便、保留时间长、输液种类广泛、导管弹性好、是一条安全、可靠的血管通路等优点,在输液、输血、血液透析、胃肠外营养支持、中心静脉压监控及危重患者的抢救等方面得到广泛应用,其具有较高的应用价值。

2 关键词

深静脉穿刺置管术;临床应用;并发症及护理;治疗与应用

深静脉穿刺置管术主要是用于以下几种情况:

(1)需要接受长时间输液治疗,且外周静脉穿刺难度较大或者存在外周穿刺禁忌证[1]。

(2)需使用强效化疗药物或刺激性药物的患者。

(3)胃肠外营养供给患者。

(4)病情不够稳定,患者需要接受急救等情况,需随时对患者使用药物或测量患者的中心静脉压等。

(5)需接受心导管造影、心内起搏器以及血透患者[2]。

(6)测量患者的中心静脉压,通过测量中心静脉压,能够了解患者的血容量、心功能以及血管张力,进而为医务人员提供更多的判断[3]。随着医疗技术的迅速发展,深静脉穿刺被广泛用于临床治疗中,特别是急危重症的患者,可以显著减少患者的救治时间,提高救治成功概率。

3 临床应用

3.1 用于重症抢救或大手术患者

此类患者,治疗时间长、输液量大、使用药物种类多,3~5d 血管即变硬成条索状,导致点滴不畅。而深静脉血流量大、药液很快被稀释,避免了药液对血管的刺激而至的静脉炎,且液体滴入顺畅,可直接注入大量液体进入血循环,满足长期静脉输液、静脉高营养的治疗需求。同时,深静脉置管监测中心静脉压或股静脉压力,对于判断慢性右心功能不全和血容量不足也能提供可靠依据。

3.2 作为血液透析的通路

使用中心静脉置管,需严格执行无菌操作,保持置管管腔的无菌和皮肤隧道开口的清洁干燥,可使其保留时间延长,加上中心静脉置管血流量大、不增加心脏额外负担等优点,对于心肺功能不全、糖尿病、过度肥胖等难以耐受内瘘或内瘘失败者有很大的优势;深静脉留置套管针取代 Quinton-mahurlar 双腔导管,留置深静脉进行血液透析,血流量充分,取材方便,无血流动力学紊乱,不易发生堵管、血肿及感染,且拔管易止血,可反复使用,是紧急血液透析时较好的选择。

3.3 用于癌症化疗

肿瘤患者由于反复化疗、长期输液、静脉高营养,反复穿刺易造成血管损伤,导致药物外渗、静脉穿刺困难、静脉炎。肿瘤患者可行 PICC 穿刺置管,为肿瘤患者提供了一条无痛性治疗途径,保证了化疗全过程的顺利进行。

3.4 用于各种引流

深静脉导管质地柔软、组织兼容性好、刺激性小、操作简单、可减轻反复穿刺给患者带来痛苦,亦可根据病情控制引流速度,并可多次腔内直接给药。经改良的 Seldinger 法穿刺,留置钢丝,循导丝置入 16G 深静脉留置导管约 15cm,退出导丝。此方法操作简单,并发症少,导管纤细、柔软,刺激性小,即使碰到心肌,也不会损伤心肌,不会引起心律失常,并能及时排除心包积液。深静脉导管同时可作为胸腔闭式引流管,方法简便,血管损伤小,导管弹性好,患者改变体位或离床活动不会引

3.5 用于静脉高价营养

深静脉置管与周围静脉穿刺比较,具有留置时间长、输注速度快、减少静脉炎的发生等优点。可适用于无法从胃肠道吸取食物者或大量液体丢失需要补充高浓度葡萄糖、氨基酸、脂肪乳等高热量、高营养以及电解质者。

3.6 用于血流动力学监测和心脏临时起搏

深静脉导管可沿导管插入漂浮导管进行血流动力学监测,可直接测定各个部位的压力、监测中心静脉压(CVP)、计算心脏指数(CI)和肺毛细血管嵌压(PCWP),协助诊治,还可用于各种心脏病并发心功能不全患者,并在心脏停搏或高度房室传导阻滞患者,可沿套管插入临时起搏器进行临时起搏,挽救生命。

4 穿刺方法

深静脉穿刺主要包括三种不同的置管措施:

(1)颈内静脉置管:患者处于仰卧位状态,若患者穿刺后需要接受插管,则需要选择患者的右侧颈内静脉部位,其是有效的置管措施。随后,把患者的头部偏向另一侧,并让患者向后仰。医护可以在患者的肩膀下方垫一个小枕头,将患者的胸锁乳突肌充分暴露。医护需要对患者使用碘附进行消毒,等待消毒干燥之后。置管人员需要佩戴无菌手套,并配置无菌巾。穿刺部位需要使用 2% 的利多卡因溶液对其进行麻醉。采用 5ml 的注射器与皮肤形成 45° 进行穿刺,且穿刺的方向需要指向患者同侧的乳头。等待穿刺成功之后,需要将其置于细双腔中心静脉置管内,且置管深度为 13cm,保证回收血液顺畅。采用肝素生理盐水对患者进行封管,并对其进行缝扎固定。

(2)锁骨下静脉置管:患者取仰卧位,于患者的穿刺肩下放置一个小枕头,并将患者的头部转向另一侧。对患者进行穿刺的肩膀,需略微对其进行上提、外展等措施,进而让患者的上臂三角肌膨出部位变为平缓,便于后续穿刺。同时,医护也可以提升患者的床尾,帮助患者实现静脉回流,预防空气进入患者的静脉内,降低患者出现空气栓塞的可能性。将穿刺点作为消毒中心,对患者进行碘附消毒,消毒范围需要超过患者的孔巾口。手术者需要穿戴无菌衣,并佩戴无菌手套。应用 5ml 的注射器抽取生理盐水 5ml 后,排掉针筒内的空气。选择穿刺点,对患者进行局麻之后,需要对患者实现缓慢进针的措施。针尖需要指向患者的锁骨以及第 1 肋骨之间的间隙,并紧贴患者的锁骨背面缓慢刺入。刺入大约 3~4cm 之后,患者会出现一定的穿透感,随后可以对患者持续进针。对患者进行第二次减压穿透感之后,需要对患者进行抽动活塞。若患者出现静脉血流入注射器后,则说明已经刺入患者的锁骨下静脉部位。随后,从患者的皮肤至锁骨下静脉部位,成人穿刺距离大约为 4~7cm,儿童则为 1~3cm。将穿刺针缓慢推进之后,手术者需要右手持注射器,使用左手拇指堵住针口部位,叮嘱患者暂时屏住呼吸,并将存在生理盐水的硅胶管插入。成人通常插入 10~15cm,儿童置管位置则在 5~10cm,保证导管可以达到右心房入口部位,随后固定患者的导管,缓慢退出穿刺

针。当导管再次证明回血通畅之后,需对其进行局部覆盖纱布,合理调节静脉滴液的流速,并协助患者常处于舒适的卧位。

(3)股静脉置管:患者取仰卧位状态,并将下肢伸直外旋。对患者进行局部的消毒措施。手术者需要佩戴无菌手套,站于患者穿刺一侧。在患者腹股沟韧带中点下方 2~3cm 股动脉搏动最显著的部位内侧大约 1cm 左右,分开左手的食指以及中指,固定上下端。右手拿注射器,从股动脉内缘垂直或者与皮肤形成 30°~45°角带有负压刺入患者的股静脉内,抽到暗红色静脉血液之后,需要沿着穿刺针的末端针孔,将指引钢丝植入,随后将穿刺针退出,并沿着指引钢丝应用扩张器扩张患者的皮肤,最终放入深静脉置管,并将钢丝拔除,固定置管,连接静脉输液设备。叮嘱患者需要屈曲大腿,观察患者局部不存在出血为止。

5 并发症及护理

5.1 穿刺置管过程中的并发症

5.1.1 心律失常

是深静脉置管常见的并发症,由于引导钢丝进入血管过深、钢丝远端刺激心房、三尖瓣环、心室所致。行锁骨静脉和颈内静脉穿刺置管时,导引钢丝进入 10cm 即成功置管,一般不会出现心律失常。如果出现心律失常,回抽钢丝后心律失常可自行消失。置管后导管刺激窦房结诱发心律改变,经周静脉和肘正中静脉置管因路径较头颈脉短,在测量置管长度时,应考虑不同穿刺血管的因素。

5.1.2 误穿动脉

误穿动脉是锁骨下静脉穿刺常见的并发症。由以下原因引起:技术不够熟练经验不足,进针角度过大或过深;患者肥胖;穿刺部位手术史或疤痕;同一部位再次留置中心静脉置管,均有可能增加误穿动脉的风险。以胸锁乳突肌锁骨头与锁骨所成夹角之角平分线距角顶点 1.0~1.5cm 处,针与额平面为 10°~15°角,进针方向指向同侧胸锁关节,进针深度 2~4cm,置管成功率高,易固定。另外,中心静脉解剖位置异常也是造成误穿动脉的原因之一。如考虑可能存在血管畸形,应该在 B 超引导下置管,了解中心静脉是否变异,5%~10%的患者可能出现颈内静脉位置和结构的异常,反复盲目穿刺容易损伤静脉及邻近的颈内动脉和股动脉。

5.1.3 气胸

进针角度过大或过深,则易刺入胸膜和肺组织,导致气胸。少量气胸(肺压缩少于20%)可在几天内自行吸收,不必处理,量多时应行胸腔闭式引流。如发生气胸后,患者采取半卧位、吸氧,并稳定患者情绪,床边射片,如气胸量少,可自行吸收。

5.2 导管留置期间的并发症

5.2.1 导管相关性感染

中心静脉置管患者如无不明感染灶而发生的高热、寒战或导管置入部位红肿、触痛,应考虑由导管引起的感染。而感染的途径是细菌通过导管外、导管内、经管输入的液体及血液进行传播;避免导管相关性感染的关键是预防,操作前严格培训,严格消毒,备皮时为防止剃须刀划伤皮肤,采用剪刀剪除毛发。同时,导致导管相关性感染的危险因素有高龄、营养不良、危重症、糖尿病、免疫抑制疾病等内在因素及医生操作水平、操作环境、入住危重病房时间长、置管时间、置管后护理等外在因素。如何降低导管相关性感染发生率,应做到如下几点:严格无菌操作,避免细菌经皮肤隧道侵入;尽量选择经锁骨下静脉置管,避免股静脉置管;提高一次性穿刺成功率,减少细菌侵入;导管定期用肝素液冲管,避免导管内血栓形成;缩短导管留置时间;缩短重症病房的住院时间;加强穿刺部位的护理,使用透气的辅料覆盖,保持局部干燥。减少经中心静脉导管的输入旁路操作,定期更换装置,尽量不使用三通管可有效预防感染。

5.2.2 导管不畅或阻塞

导管长期使用后常出现导管阻塞或滴注不畅等问题,堵塞的原因有:静脉高营养物质或粉状及颗粒状药物的输入,渐堵塞导管;非正压封管,血液返流形成栓子;患者血液处于高凝状态,血小板易形成血栓堵塞导管。预防导管阻塞,点滴速度应≥80 滴/min,液体点滴不畅,滴速<50 滴/min 多为药物沉积,先回抽血液,血液回抽畅通后以生理盐水 5~10ml 推注,再连接液体。当发生堵塞,先以肝素盐水液(封管液 31U/ml)试通,如果不能融通,说明已形成血块,则用肝素原液试通,仍不能融通,说明形成纤维素血栓,此时改用链激酶或尿激酶 5000U/ml,边推边拉缓慢轻柔注入 1ml,保留 15min 后,回抽药物和凝块,重复灌注至导管通畅。一旦发生导管相关性血栓导致导管堵塞,导管抢救性的处理应优于导管的更换。将导管血栓的处理分为一线和二线方案:前者依次为压力性冲管、血栓溶解酶灌注溶解和机械性取栓;后者包括导管更换和纤维素鞘剥除术。其中压力性冲管以 10ml 的注射器较佳,10ml 的注射器在冲管压力和容量间能取得较好的平衡,1ml 和 5ml 的注射器冲管时压力较大有导致导管破裂的危险。血栓溶解酶中,以尿激酶和组织源性纤溶酶应用较多,效果也较为确切。

6 治疗与应用

随着临床医学的迅速发展,深静脉穿刺技术逐渐成为临床治疗肾衰竭患者,为其建立血液通路的主要措施[4]。同时,静脉置管还能为化疗患者提供良好的输液通路,对心包积液患者进行引流,对患者实施血流动力学检测、建立心脏临时起搏等情况。与此同时,血管通路作为肾衰竭患者的关键治疗,临床针对诸多需接受血液透析的患者,均选择为其建立动静脉瘘,进而维持患者的血液治疗。动静脉内瘘主要的运用范围在外科手术中,常见于治疗慢性肾衰竭中的血液透析环节。它属于血管吻合型小手术,是将手臂前段部位靠近手腕附近的动脉血管与相邻的静脉血管作缝合性手术,切口愈合之后会形成一个动静脉内瘘,呈现一种静脉中流淌着动脉血的现象[5]。建立出一条血液循环良好的血管,是维持血液透析治疗的前提。

动静脉内瘘是肾衰竭患者的主要治疗手段,患者借助这条动静脉通路来维持生命的延续与病情的治疗。血液透析工作通常是冗长的,治疗一旦开始患者家属便需要大量的时间、金钱与精力来维护患者的生命,通过治疗仪器将身体中额血液引出体外,在血液透析仪器中将患者自身血液,与人体浓度相近的透析液做物质等量交换,达到清除血液中废物的目的,维持血液的良好健康状态。恢复身体中的酸碱平衡并排出体内因代谢不良所多出的水分,如此循环往复的过程便是血液透析的主要流程,为患者体内"不良"血液做清洁工作。此项工作方便快捷,不会对患者的生命造成威胁,通常情况下内瘘可以使用 4 到 5 年,穿刺简单,感染几率也非常低,是需要做血液透析患者首选的治疗方法。除此之外,动静脉内瘘的成长期限大约是 21d 到 24d 左右,在此期间属于内瘘的成熟生长期,静脉扩张的会非常明显,不适合做血液透析术。如果过早的使用这条刚搭建好的血管,会极容易受到损伤并且导致血管壁过度纤维化,还会发生管腔变窄的等不良现象,致使动静脉内瘘的使用期限大大减少。若个别患者在实行内瘘手术之后的 3 个月之内,血管还未迈入成熟期,则在临床上被判定为手术失败,需要进一步观察后考虑重新制作一条新的内瘘通道。

而针对动静脉瘘技术不够成熟的患者,常需对其进行深静脉血管置管术,为患者建立临时或者长期的血管通路,以此提高治疗效果。深静脉穿刺置管作为一种先进的治疗方式,其主要是应用导管所具有的柔软性,避免导管长时间放于患者体内出现脱落的情况,进而减少对应液体的外漏等情况,降低患者出现静脉炎症的可能性,保护患者的血管。浅静脉穿刺置管虽然操作较为简单,对患者产生的创伤性比较小。然而,患者穿刺部位及出现渗血、感染、渗液等情况,进而导致患者出现一系列的并发症。针对临床出现感染的患者,患者的置管时间越长,患者出现感染的可能性越高。随着患者置管时间小于1周的患者,感染率大约为0.79%,导管置管时间为1周至两周的患者,其感染发生率为2.36%,导管留置时间超过两周的感染率为14.17%。针对这一情况,在对患者进行锁骨穿刺的时候,需要避免在股静脉穿刺。对患者进行置管的过程中,需要严格按照无菌展开操作,并对穿刺点进行消毒。护士需要定期为患者更换输液装置,连接外部设备,对其进行常规的消毒。尽可能选择透明的敷料以及聚氨酯敷料,减少纱布敷料的应用数量。

当患者对深静脉置管患者进行封管操作不正确或者冲管不彻底时,都会导致患者出现血栓等情况,进而导致患者的导管堵塞。针对这一情况,护士需要熟练掌握正确的封管措施,并应用肝素作为封管液。无法使用肝素的患者,则需要应用刺激性比较小的原液对其进行封管。患者封管之后,并进行留置导管,随后抽回血,并再次接通液体。如果患者的导管发生堵塞,则需要使用尿激酶对导管进行溶栓处理,必要时可以更换导管。

若患者的穿刺针较粗或者对同一部位进行反复的穿刺,极易导致患者发生出血或者血肿等情况。根据患者实际解剖结构,选择合适的穿刺进针点。护士需尽量选择小一号的导管对其进行穿刺,针对出现血肿的患者,需要立即使用明胶海绵或无菌纱布对患者进行覆盖以及按压,按压时间在5~10min,并在24h内使用冰袋对其进行压迫止血。除此之外,由于患者上腔静脉压比较低,当患者深吸气的过程中较为接近负压状态。当患者的肝素帽发生脱落,或者导管没有及时夹紧、输液装置脱落的时候,空气极易进入人体血液内,进而导致人体发生空气栓塞情况。针对这一措施,护士对患者进行置管的过程中,需要让患者的头部处于较低且偏向左侧的体位,并选择使用导管夹将导管夹闭,将肝素帽拧紧。针对出现空气栓塞的患者,则需要提高患者的左侧倾斜仰卧位,为患者使用高纯度的氧气进行吸入治疗。

综上所述,对深静脉置管患者进行治疗的过程中,需要显著提升患者的治疗效果,并降低患者发生并发症的概率。深静脉穿刺可以将导管置管悬浮在血管内,为患者后续治疗创造良好的条件,值得临床推广应用。

参考文献:

[1]徐世茹,段严雅,阿地拉·阿布里孜,罗慧,依力夏提·依麻木,姜鸿.无线超声引导下颈内静脉穿刺置管术在血液透析患者中的应用[J].国际泌尿系统杂志,2020,(01):127-130.

[2]蒙世泽,杨秀林.超声引导下颈内静脉穿刺置管术的临床应用价值分析[J].临床医药文献电子杂志,2019,6(30):152+154.

[3]高万露,汪小海.右颈内静脉置管术前穿刺点超声定位的可行性分析[J].中国继续医学教育,2018,10(32):72-74.

[4]黄仁燕,郑德,徐菲,吴凡,高志玲,何峥.经直肠超声引导下穿刺置管引流治疗高位肛周脓肿的临床观察[J].第二军医大学学报,2018,39(11):1230-1234.

[5]黄建晖,江蓉蓉.耳内镜下鼓膜置管或穿刺治疗慢性分泌性中耳炎的疗效比较[J].深圳中西医结合杂志,2018,28(02):139-140.

PCI 术后冠状动脉再狭窄机制
及防治研究进展

丽江市人民医院耳鼻咽喉头颈外科　李晓菊

摘　要：近些年来，随着冠心病患者不断增加，临床中对该病研究不断深入，治疗效果愈加理想，而经皮冠状动脉介入（percutaneous coronary intervention，PCI）治疗作为临床中一种常用方式，已经在临床中得到普遍应用，利于改善冠状动脉狭窄状况。PCI 术使用中不仅可挽救冠心病患者生命，而且可改善患者生活质量。但在实际治疗后易引发支架内再狭窄，为提升 PCI 术治疗效果，应采用适合方式进行防止。而本文主要围绕 PCI 术后冠状动脉再狭窄进行探讨，阐述 PCI 术后出现再狭窄机制，并探讨有效预防再狭窄发生措施。

关键词：PCI 术后；冠状动脉；再狭窄机制；防治措施

前　言：目前医学领域中公认的治疗冠心病方面疾病最为有效手段是 PCI 术，但术后患者冠状动脉间狭窄率较高，会对 PCI 术临床治疗效果产生一定影响。而随着近年来对再狭窄研究，药物、涂层支架等治疗及预防方式得到广泛应用，进一步提升了对冠状动脉再狭窄发生率控制效果。同时大量相关临床研究结果显示，在实际进行 PCI 手术治疗后，依旧存在约 5%再狭窄率。因此，还应做好 PCI 术后再狭窄防治工作，对此需要加强对其形成机制了解，以此为基础展开研究[1]。而本文对支架术后完善动脉再狭窄机制以及防治措施展开综述。

1 PCI 术简述

1.1 定义

PCI 术后再狭窄指的是冠状动脉造影复查结果显示，支架或支架厚 5mm 范围内，患者血管管腔狭窄，狭窄程度超过 50%，相较于支架远端正常，血管明显变窄。

1.2 类型

冠状动脉狭窄可分为多种不同类型，根据狭窄与支架关系以及狭窄区域长度，通常可分为局灶型、弥漫型、闭塞型、激进型和增殖型几种。其中闭塞型会导致靶血管出现完全堵塞，属于最为严重类型[2]。

1.3 诊断方式

在对 PCI 术后冠状动脉再狭窄患者进行诊断中，临床中常用方式有血管内超声和冠状动脉造影。其中，血管内超声相较于冠状动脉造影，该诊断方式在特异性和敏感性方面具有更高使用优势。但随着近年来相关研究发现，使用 64 排螺旋 CT 冠状动脉造影，可在极大程度上提高再狭窄诊断准确率，已经成为支架术后随访诊断的主要方式[3]。

1.4 诊断标准

根据中华心血管病杂志编辑委员会等,在中华心血管病杂志上,发表的"经皮冠状动脉介入治疗指南"[4],PCI术后冠状动脉再狭窄诊断标准主要有以下方面:①随访时患者靶血管直径狭窄程度超过50%;②随访时管腔丢失超过术后管腔净获得的1/2;③随访时,与术后即刻血管内支架最小内径相比,相较于之前丢失超过0.72mm。符合上述3条中任意1条即可判断为PCI术后再狭窄。

2 PCI术后冠状动脉再狭窄危险因素

现阶段,关于PCI术后发生再狭窄危险因素,国内外相关专家认为,主要表现在3个方面:①患者因素。与患者高血压、糖尿病、药物服用情况、过敏体质、吸烟行为、服用阿司匹林等药物以及遗传因素等相关;②冠脉病变因素。与血管病变位置、长度以及狭窄程度等因素存在极大关联性;③手术因素。关于PCI介入治疗术方面相关因素,随着该项治疗技术逐渐成熟,临床医师经验不断积累,药物涂层支架以及放射性支架得到广泛应用,术后再狭窄率明显降低。但手术期间受支架扩张、展开、置入和种类等PCI术后再狭窄相关因素影响,会发生再狭窄情况[5]。

近年来,国内外有关专家研究发现,支架断裂也会导致冠状动脉发生再狭窄,已经成为术后出现冠状动脉再狭窄并发症的重要危险性因素。在支架断裂后,会导致支架中局部药物释放,断裂端会对患者血管壁进行刺激,导致发生再狭窄。此外,斑块性质、分叉病变、射血分数、不稳定性心绞痛、高凝状态、高龄、急性心肌梗死以及肾功能衰竭等,也会在不同程度上导致支架术后患者造成影响,导致发生再狭窄风险上升[6]。

3 PCI术后冠状动脉再狭窄发生机制

现阶段,关于冠心病患者PCI术后再狭窄发生机制尚未完全明确,多数研究人员认为,与早期血管发生弹性回溯,晚期出现血管重塑,形成新生内膜、血栓,以及平滑肌细胞增生、炎性反应等相关,且机制较为复杂,不同机制之间存在密切联系。其中,血管内膜炎性以及增生反应最为关键。PCI作为一种有创操作,不可避免的会导致血管内皮损伤,暴露胶原组织。激活凝血,使得血小板凝聚,诱发血栓,激活炎性反应,促使血管平滑肌细胞发生增生迁移现象,最后不可避免的会导致在支架区域内发生再狭窄现象[7]。

3.1 血管内皮损伤

在冠状动脉疾病治疗中,即便当下PCI手术方式已经得到优化改进,然而PCI微创操作中难以避免的会引发血管内损伤,如血管壁牵拉损伤、支架机械性挤压血管、撕裂等,进而导致PCI术后发生再狭窄。但此狭窄属于一种局部血管损伤后修复反应,这种反应存在多种参与因素,包括血小板沉积、血栓形成、血管弹性回缩、炎症反应、血管重塑、血管平滑肌过度增殖凋亡减少以及基质沉积等。而其发生机制具体表现在以下方面:①分泌血小板,源性血管内皮生长因子等细胞因子,会促进患者血管平滑肌细胞发生过度增生,加快恢复速度,导致形成血栓;②内皮发生机械性损伤,造成血液中前列环素、一氧化氮等炎性介质分泌量增加,促使血小板等物质凝聚;③异物植入会对血管内壁造成损伤,内膜下基质暴露引发凝血系统激活,形成血栓,导致出现血管狭窄[8]。

3.2 血管内皮细胞增殖性迁移

血管内皮细胞出现增殖迁移表现,会覆盖支架并形成保护屏障,能够有效将减少血管内狭窄发生风险。但在实际治疗中,由于很多患者进行PCI术后,本身存在基础性病变,在受高血压、糖尿病、血脂异常等疾病影响,会导致内皮细胞动员数量降低,但平滑肌细胞增殖能力增强,进而导致内皮细胞只能进行部分修复[9]。

3.3 平滑肌细胞增殖、迁移和表型转换

一般而言,血管中平滑肌细胞主要位于中模,此类细胞由蛋白酶、细胞外基质合成。在患者血管发生损伤后,受炎性反应影响,其基质金属蛋白酶会大量分泌,导致包裹平滑肌细胞的细胞外基质发生降解,促使血管中平滑肌细胞开始不断增加,并开始向由中模向内膜移动,引发表型转换,逐渐由收缩型发展为分泌型,产生胶原成分,进而引发 PCI 术后再狭窄。

3.4 炎性反应和细胞因子

在冠状动脉病变治疗中,PCI 手术属于有创性操作,主要是将支架等异物植入到血管中,该治疗方式可起到良好效果,但会对血管内皮造成一定机械性损伤,导致内皮下胶原基质暴露,进而激活机体炎性系统以及凝血系统,使得凝血因子以及炎症因子分泌量不断增加,促使 C 反应蛋白、黏附分子、肿瘤坏死因子以及体内基质金属蛋白等处于增加状态。而患者机体开始处于急性、慢性持续炎性反应状态中,并且患者血管中白细胞、血小板等会聚集或附着于血管内,进而导致血管出现在狭窄现象。C 反应蛋白作为人体炎症反应的一种标志物,是当前急性心血管疾病诊断最具典型标志物,对相关疾病检测具有重要意义。有关调查表明,冠心病 PCI 术前通过对患者 C 反应蛋白水平进行检查,可预测患者 PCI 术后发生再狭窄风险[10]。

4 PCI 术后冠状动脉再狭窄

4.1 药物治疗

在对 PCI 术后再狭窄患者防治治疗中,常用方式有多种,其中,药物治疗属于最为常用方式,但药物可分为多种不同类型,目前临床中最为常用,主要包含以下几种:

(1)抗血小板抗凝药物。当下临床中对防治 PCI 术后狭窄最为常用抗凝和抗血小板药物为阿司匹林、氯比格雷等,已经成为心血管领域公认有效治疗方式,且两种药物通常联合使用。此外,肝素与低分子肝素组合,以及西洛他唑等也是较为常用药物。

(2)降脂药物:他汀类药物在调脂中具有良好效果,通常用于稳定粥样硬化斑块,改善内皮功能,抑制平滑肌细胞迁移、抗血栓和抗炎症等方面,将其应用于术后再狭窄预防方面,可起到良好效果。

(3)其他药物:卡维地洛等非选择性受体阻滞剂对术后血管新生内膜形成具有抑制效果,同时对抗氧化、抗自由基,以及血管平滑肌细胞增殖进行抑制,利于降低 PCI 术后发生在发展狭窄可能性[11]。

4.2 支架治疗

药物涂层支架治疗,为 PCI 术后发生再狭窄控制和预防提供了新路径,该方式在血栓预防方面得到了多数专家认同,对多种复杂性病变可起到良好效果。目前备受关注且证实有效的是雷帕酶素和紫杉醇涂层支架。大量临床试验研究显示,支架治疗可有效降低单支简单病变得再狭窄,利于提升患者预后治疗效果[12]。

4.3 基因治疗

基因治疗指的是将目的基因导入靶细胞中,通过转录、翻译成有生物功能的蛋白,以此进行治疗,可取得良好效果。近年来,随着基因工程技术应用以及不断发展,已经取得良好应用效果,将其

应用于血管内导入目的基因中,可促进内皮细胞增生,加快血栓溶解,能够有效抑制血管平滑肌增殖,可预防血管发生再狭窄效果。当下在预防血管再狭窄中,通过基因逆转录病毒,转传染血管内皮细胞过平滑肌细胞,能够起到促进内皮细胞损伤修复,以及抑制平滑肌细胞增殖等作用。当下基因治疗在心血管系统方面已经取得了较大进展,但实际治疗中,在基因载体安全性、特异性、可控性等方面依旧存在一定问题,基因转移和表达效率较低,且基因修复和替换等方面依旧存在亟待解决问题[13]。

4.4 放射治疗

放射治疗指的是借助射线进行集中照射,并在局部通过放射适量电离辐射生物效应,对酶蛋白质合成进行阻滞,进而干扰细胞分裂,减少细胞坏死,抑制新生内膜形成,可对血管重塑进行改善,利于降低再狭窄发生风险。临床中使用放射源主要为 β 源。有关临床研究表明,支架内再狭窄治疗中,该放射源具有良好效果,且使用方便安全性高,具有良好有效性和可行性。目前关于 β2 射线能量再狭窄研究已经取得了令人满意成就,并在临床中得到实验,将其应用于血管内照射预防再狭窄中,在极大程度上降低了支架后再狭窄发生风险,提升了手术预后效果。但实际进行放射治疗中,依旧存在一定问题,如核素类型、照射剂量、照射方式等,在一定程度上制约了放射治疗技术应用,为此还应进一步加强研究[14]。

结　论:大量相关研究表明,导致 PCI 术后发生再狭窄的危险因素以及形成机制表现在多个方面。为保证手术治疗效果,并有效预防术后发生再狭窄可能性,应采用适合方式进行综合治疗,加强对危险因素以及形成机制研究,在此基础上,深入了解并研究各种有效预防治疗方式。当下常用治疗方式包括药物涂层支架、血管内近距离放射治疗、基因治疗和口服药物等,均可在不同程度上起到 PCI 术后再狭窄预防作用,对改善患者病情,加快 PCI 后恢复速度具有重要作用。

参考文献:

[1]杜高波,等.阿托伐他汀对比瑞舒伐他汀对 PCI 术后远期心功能及不良心血管事件影响的 Meta 分析[J].药物评价研究,2021,44(05):1088-1096.

[2]宋彦君.冠心病患者 PCI 术后支架内再狭窄的风险因素探究及防治措施[J].中国医学创新,2020,17(20):31-34.

[3]杜丹,董利平.急性冠状动脉综合征患者经皮冠状动脉介入术后血清 microRNA-224 水平变化及与支架内再狭窄的关系[J].中国动脉硬化杂志,2021,29(04):317-321.

[4]中华医学会心血管病学分会,中华心血管病杂志编辑委员.经皮冠状动脉介入治疗指南[J].中国循环杂志,2009,37(002):55-64.

[5]郭徽.多层螺旋 CT 对冠心病 PCI 术后支架内再狭窄的预测价值[J].现代诊断与治疗,2021,32(01):68-69.

[6]林碧秀,王萍,彭启龙,等.中医药防治冠心病 PCI 术后再狭窄研究进展[J].湖南中医杂志,2020,36(04):166-168.

[7]邵艳奇,邵艳肖,李福菊.冠心病患者 PCI 术后血清 NO、ET-1 水平与心血管事件及支架内再狭窄的关系[J].中国实用医刊,2020,47(21):49-51.

[8]吴建萍.冠心病 PCI 术后再狭窄患者危险因素、中医体质及证候要素分析[D].湖北中医药大学,2019.

[9]王正东,李平,林智海,等.血管损伤及 PCI 术后再狭窄机制的研究进展和相应对策[J].医学综述,2016,22(02):280-283.

[10]江世猛.冠心病 PCI 术后再狭窄临床影响因素分析[D].新乡医学院,2019.

[11]邓婵翠.冠心病 PCI 术后再狭窄的相关因素临床分析及其光学相干断层成像研究[D].遵义医学院,2016.

[12]戴龙圣,于洋.冠状动脉旁路移植术后大隐静脉桥血管再狭窄机制及防治策略研究新进展[J].心肺血管病杂志,2020,39(03):357-359.

[13]史佩.他汀类药物代谢相关基因多态性与 PCI 术后再狭窄的相关性研究[D].延安大学,2016.

[14]胡松涛.再次植入药物洗脱支架与血管成形术对治疗冠心病 PCI 术后再狭窄的研究[D].泰山医学院,2016.

床旁快速心肺功能检测

丽江市人民医院普外烧伤科护师　王　亮

1 技术概述

（1）可检测 VC、FVC、MV、MVV、舒张、激发六大项目。

（2）采用全中文 WindowsXP 操作系统。

（3）投标产品须具有符合劳动部颁发的"职业卫生标准及规范"等相关法规的用于职业病体检的检测系统。

（4）关键部件传感器具有自动恒温功能，恒温范围：（37±1）℃。

（5）有可存储千万人次肺功能检测资料的中文数据库，该数据库可按编号、姓名、年龄、日期等七种不同的方式进行查询、比较、统计、打印。

（6）具有适合疾控中心（健康体检中心）等进行大规模人群体检的专用测试系统。

（7）产品须具有肺功能检测报告考核意见的自由编辑修改功能。

（8）产品须具有检测精度自检系统。

（9）产品的生产企业须具有生产本投标产品不少于 20 年的生产史，（须出具能证明企业生产史的营业执照、注册证等资质文件）。

（10）产品须是 2012 年"国家科技部'十百千万'创新医疗器械示范工程"指定的肺功能检测仪的品牌。

技术性能参数：①流速传感器：铂-铑合金材料的热丝式流速传感器；②流量范围及精度：0-14L/S；读数值的±3%或±0.01L/S；③最大容量：10 升；④预计值公式：EUROPE、BEIJING、LAM-CHINA、BALDWIN；⑤容量精确度：±3%或 50 毫升；⑥显示屏：5.7 英寸彩色液晶触摸屏；⑦电源：220 / 240V；60VA；⑧诊断：采用 GOLD（2003 年版）对 COPD 的病期分类；测试结果详尽和图表丰富（含有 COPD 诊断图和田字形诊断图和星形图）；⑨存储：可保存多达 200 份完整测试报告；⑩打印机：内置热敏打印；57 毫米宽纸幅；四种报告格式；⑪额外：血氧饱和度传感器测量血氧饱和度和脉搏数；呼吸肌力测试测量呼气和吸气肌力；RS-232C 接口，连接电脑打印 A4 或 B5 输出；USB 接口；⑫其他：国际质量认证 ISO9001:2000ISO13485:2003

2 适应证

①呼吸功能的评价：利用肺功能检测结果可对受试者呼吸功能进行评价，明确其呼吸功能是否减损、减损程度、减损类型等；②疾病的诊断、病情评估、干预策略的制定。如呼吸困难的鉴别、外科术前评估、内科慢性支气管肺病干预治疗后的疗效判断等；③肺切除术及上腹部手术前肺功能评估，规避手术风险；④康复方法的选择或运动处方的确定；⑤职业病伤残等级评估及劳动能力的

鉴定;⑥外科病人的术前检查,特别是全身麻醉和心肺大手术,腹部大手术及脏器移植手术前对肺功能的术前评估;⑦呼吸科、肺科和胸外初次门诊病人的检查;⑧所有呼吸道及肺部有疾患的病人,配合血气检查追踪随访,对通气、换气基本上有一个全面的评估;⑨所有心肺功能有障碍的病人;⑩对哮喘、支气管炎患者使用药物治疗后的疗效考核;⑪对接触粉尘及有害气体的人,作长期的追踪随访;⑫劳动能力的鉴定;⑬配合高空、高原的学术生理研究;⑭使用呼吸器前、或撤除呼吸器时,用肺活量做动态的观察,来决定是否使用呼吸器和撤除呼吸器。

3 使用方法

心肺部病症多种多样,对于心肺功能的检测方式也各有不同。常见的心肺功能检测方法有以下几种:①肺部正位片,是目前非常常见的检查方法,这种检查是针对肺部的早期疾病进行检查,通过检查可以准确检查患者是否有肺部感染,也可以检查患者肺部感染的严重程度;②肺部CT,是一种临床治疗中用途广泛的检查方法,肺部CT检查的效果是不错的,肺部CT是目前最新的检查方法,可以检查出肺部的血管、气管以及肺部的微小病变;③功能测试,也是一种比较常见的检查方法,通过检查可以检测一个人的肺呼吸功能是否仍在正常范围内。

4 护理及观察要点

(1)为患者提供干净、舒适的候诊室,定期为其候诊室开窗通风。在患者进入候诊室后,积极与其进行交流,以了解其心理状况。对于存在不良情绪的患者,对其进行相应的心理疏导。询问患者的病情、病史等信息,以了解其是否存在进行肺功能检查的禁忌证。为患者介绍进行肺功能检查的目的、注意事项等知识,以提高其对进行检查的依从性。

(2)使用清晰的语言和适当的语速为患者讲解进行肺功能检查的方法,并教会其如何配合影像医师完成检查。指导患者使用鼻夹、导管等工具练习平静呼吸、最大吸气及用力呼气等动作,以提高其肺功能检查结果的可靠度。在进行肺功能检查的过程中,使用语言或肢体语言协助患者完成检查。例如,需要患者吹气时,告知其像吹蜡烛一样用力吹气。将手掌心向胸前方靠近,即表示告知患者此时需吸气。将手掌心自胸前方往外推,即表示告知患者此时需呼气。适当使用鼓励的语言与其进行交流,以增强其自信心,提高其对进行肺功能检查的依从性。在协助听力较差的患者进行肺功能检查时,需做到语速要慢、音量要高及字意要清晰等。必要时,可将重要的信息书写下来,让其观看,以方便其理解。在协助语言功能异常或不认识字的患者进行肺功能检查时,可先教会其家属进行检查的方法,以共同协助其完成检查。

(3)在进行支气管激发试验前,先告知患者雾化吸入乙酰甲胆碱的方法。例如,在雾化吸入乙酰甲胆碱的过程中,时刻保持平静的呼吸,通过缓慢深吸气的方法将此药液吸入其下呼吸道内。在进行支气管舒张试验前,先告知患者吸入沙丁胺醇的方法。例如,在吸入沙丁胺醇的过程中,时刻保持头部稍向后倾,嘴部含住吸入器的喷嘴后,手部按压吸入器的推动钮,随之通过缓慢深吸气的方法将此药液吸入其下呼吸道内。在进行肺功能检查的过程中,密切监测患者生命体征的变化情况。患者的病情若出现异常情况,应及时停止对其进行肺功能检查,立即告知医师,并协助医师对其进行急救。

(4)在肺功能检查结束后,将患者送回病房。必要时,可为患者吸氧。告知患者在进行支气管激发试验后出现咳嗽、咽痛及头痛等不适感均属于正常现象,休息半个小时后其上述不适感可自行缓解。

(5)心理疏导。通过评估患者现状而了解患者身心状况,通过观察患者言谈举止而初步评估其性格、耐受力、接受度、配合度,之后耐心讲解肺功能检查步骤、要点及注意事项。

(6)有针对性地处理患者不良情绪。对于过于紧张的患者,通过讲一个轻松的笑话而消除其紧张;对于自信的患者,可采用亲切的态度进行沟通,不时确认其对肺功能检查流程的了解情况;对于自卑的患者则采用鼓励性语言进行沟通。

(7)语速、口令得当。进行用力肺活量(FVC)检查时应大声指挥,确保患者跟随指挥节奏快速完成;进行静态肺活量(SVC)检查时语气则应尽可能地温和,让患者缓缓吹气,完成检查。

(8)个性化交流:对于沟通困难或理解能力较差的患者,应反复示范并辅以指挥手势等;对于耳聋患者,应尽可能地学习在肺功能检查中可能用到的手语,以便于交流,使患者接收到正确的配合指令;听力较差患者应佩戴助听器。

(9)消除紧张情绪。多数患者面对陌生环境、仪器时常不知所措,尤其将行外科手术的患者,检查结果可能影响手术,因此患者常存在忐忑、紧张情绪,易导致检查结果失真,因此护理人员应理解患者,通过安慰、讲笑话等调解气氛,以消除患者紧张情绪等。

(10)方言的合理使用。老年患者常使用方言,因此护士应注意了解其方言并掌握一定的常用方言,以使护患沟通顺畅,提高检查成功率。

5 注意事项

通过正规的检查就可以,要选择正规的医院。心肺功能检查的项目比较多,检查的时间比较长。另外,还是要选择一些有经验的医师可以做到事半功倍的效果。

通常做心肺功能检查需要检查以下的项目,普通的心电图、动态心电图,包括可连续记录 24h 心电信息,克服了普通心电图不能完全记录的阵发性、间歇性,一过性心律失常及 ST 的改变。动态血压包括 24h 中收缩压、舒张压、平均压、心率、平板运动实验、肺功能检查、动脉硬化测定、阿托品实验、肺部的 CT 与纤支镜的检查,具体需要做相关的检查要在医生的指导下进行。

6 前景及进展

1.流速传感器

1.1 发展过程

第 1 阶段:闭合模式技术;第 2 阶段:开放模式技术。

1.2 技术要点

(1)阻力要小。运动过程中的通气量很大,最高可达平静呼吸时的 36 倍,因此流速传感器的阻力略微增大都会给受试者带来不适。

(2)采用开放模式设计并且体积要小、重量要轻。以便于运动,不会给受试者增加负荷和带来负担。

(3)无效腔量要尽量小。以避免因系统无效腔过大而造成测试误差。

(4)对水蒸气不敏感。运动过程中在呼吸面罩内会产生大量水蒸气甚至呼出口水,避免潮气对传感器测试精度产生影响是极其重要的。

(5)自动容积(流速)定标。仪器自动对高流速与低流速进行定标,保证测试的准确性。

2.氧分析器

发展过程:第 1 阶段:差分顺磁技术。代表产品:Oxycon Sigma(1989)、OxyconBeta/Record

（1989）、Oxycon Champion(Gamma)(1991)；响应时间：<40ms；测量范围：0~25%；使用寿命：永久；早期的运动产品采用差分顺磁技术性能稳定、寿命长，目前很多用户依然可以正常使用，如：北大医院。但由于顺磁技术故障率较高现已被淘汰。第2阶段：电化学技术(氧电池：氧化锆)，代表产品：Oxycon Alpha(1993)、Oxycon Delta(1996)；响应时间：<200ms；测量范围：0~25%；使用寿命：1年；前期的电化学技术响应时间较长、采样速度较慢，因此不是真正的每口气测试法，在剧烈运动呼吸频率快时会有延迟和样本点不足。第3阶段：改进式电化学技术(氧电池：氧化锆)，Oxycon Mobile(2003)、CPX(2004)、Oxycon Pro(2007)；响应时间：<80ms；测量范围：0~100%；使用寿命：2年。

应用前景：

（1）有助于鉴别致分流性疾病(Shunt-producingdisease)和致死腔性疾病(Dead-space-producingdisease)，从生理功能角度，可将心肺疾病分为上述两大类。临床常用检测 $P_{(A-a)}O_{2(0.21)}$ 和 $P_{(A-a)}O_{2(1.0)}$ 作为主要的鉴别性指标，对判断低氧血症系因真性分流是有意义的。但吸纯氧测试 PaO_2 极高时，将会出现仪器性能的局限性和技术误差甚大的弊端，使实测值比实际值低得很多，$P_{(A-a)}O_{2(0.21)}$ 的正确性受到影响，难以作出正确的判断。本组由于可同时检测多项指标，进行综合判断，因此能更为正确地鉴别是真性分流还是分流样效应，或者是致分流性还是致死腔性疾病。

（2）区别低氧血症和缺氧症。低氧血症是指动脉血氧水平(PaO_2、SaO_2 和（或）CaO_2)低于正常，是外呼吸功能障碍的结果；而缺氧症则为细胞利用氧量不足而呈现的脏器组织功能异常，是内呼吸障碍。目前尚无直接测试内呼吸的方法。影响组织氧合效能的因素有：①心排血量 $Q \cdot T$；②动脉氧分压含量(PaO_2、CaO_2)；③氧离解曲线的形态与位置；④组织毛细血管灌流状态；⑤组织代谢率。上述诸因素的相互作用才能决定组织的氧合效能。目前认为最好的判断全身组织氧合状态的指标为 $PV-O_2$，它是上述影响组织氧合因素综合后的净作用指标。Mithoefer 报告健康人 $PV-O_2$ 低限为 35mmHg，与本文近似（37.79±2.29）。他建议以 $PV-O_2 \geq 35mmHg$ 作为氧疗纠正组织缺氧症的指示性指标（4）。$CV-O_2$ 既能估计组织氧合状态，也是可靠的疗效判断性指标。对难治的真性分流性低氧血症，吸高浓度氧往往无效，但如设法提高 $CV-O_2$ 将会大见成效。本文支喘组的 PaO_2、SaO_2、CaO_2 均比健康组明显降低，而肺心病组的 PaO_2、SaO_2 比支喘组降低更甚，呈明显低氧血症。$PV-O_2$、$SV-O_2$、$CV-O_2$ 在支喘组和肺心病组均显著低于健康组，但前两病组之间却无差异。

参考文献：

[1]张茂,高玉芝.床旁超声在休克快速评估与处理中的应用[J].实用休克杂志(中英文),2017,1(2):76-78.

[2]武思羽,阎锡新.关于床旁监测心肺交互作用的研究进展[J].国际呼吸杂志,2014,34(z1):84-88.

[3]张萍,赵振刚,杨雪梅,等.中等强度持续训练与高强度间歇训练改善心脏术后人群心肺功能有效性的荟萃分析[J].中国心血管杂志,2021,26(02):179-182.

[4]崔云,刘江斌,徐婷婷,等.体外膜肺抢救儿童危重症合并严重心肺功能衰竭[J].中华急诊医学杂志,2017,26(10):1120-1124.

[5]徐春雷,王大芳,李娜.急诊心肺五项检测联合床旁心脏超声对高危胸痛的诊断价值[J].中国实验诊断学,2018,22(11):1958-1959.

[6]杨靓,张向阳,吴春波,等.急诊床旁超声心动图在急重症心血管疾病中应用[J].中华实用诊断与治

疗杂志,2014,28(003):284-285.

[7]董静思,毛友生.常规肺功能与心肺运动功能检测在胸外科领域的应用[J].中国肿瘤临床与康复,2012,19(2):183-186.

[8]李颖,陈左然,康娇荣.心肺功能五项联检测试板在急诊心胸相关疾病诊疗中的作用[J].标记免疫分析与临床,2016,23(011):1310-1313.

[9]杨淑媛,吕婵.CS-200运动心肺功能测试系统在机能评定中的应用[J].哈尔滨体育学院学报,2010,28(005):97-99.

[10]田先雨,刘纯义.PICU进修见闻,快速心肺功能评估及处理[J].中国社区医师(医学专业),2013,15(7):127-128.

[11]董静思,毛友生,严少平,等.常规肺功能检测联合登楼梯试验在预测非小细胞肺癌患者术后心肺并发症中的作用[J].中华肿瘤杂志,2014,36(001):53-58.